为孕妈妈设计最完美的营养方案

最有效的健康直通车　最关爱女性的家庭必备健康顾问

贾兴[illegible]◎编著

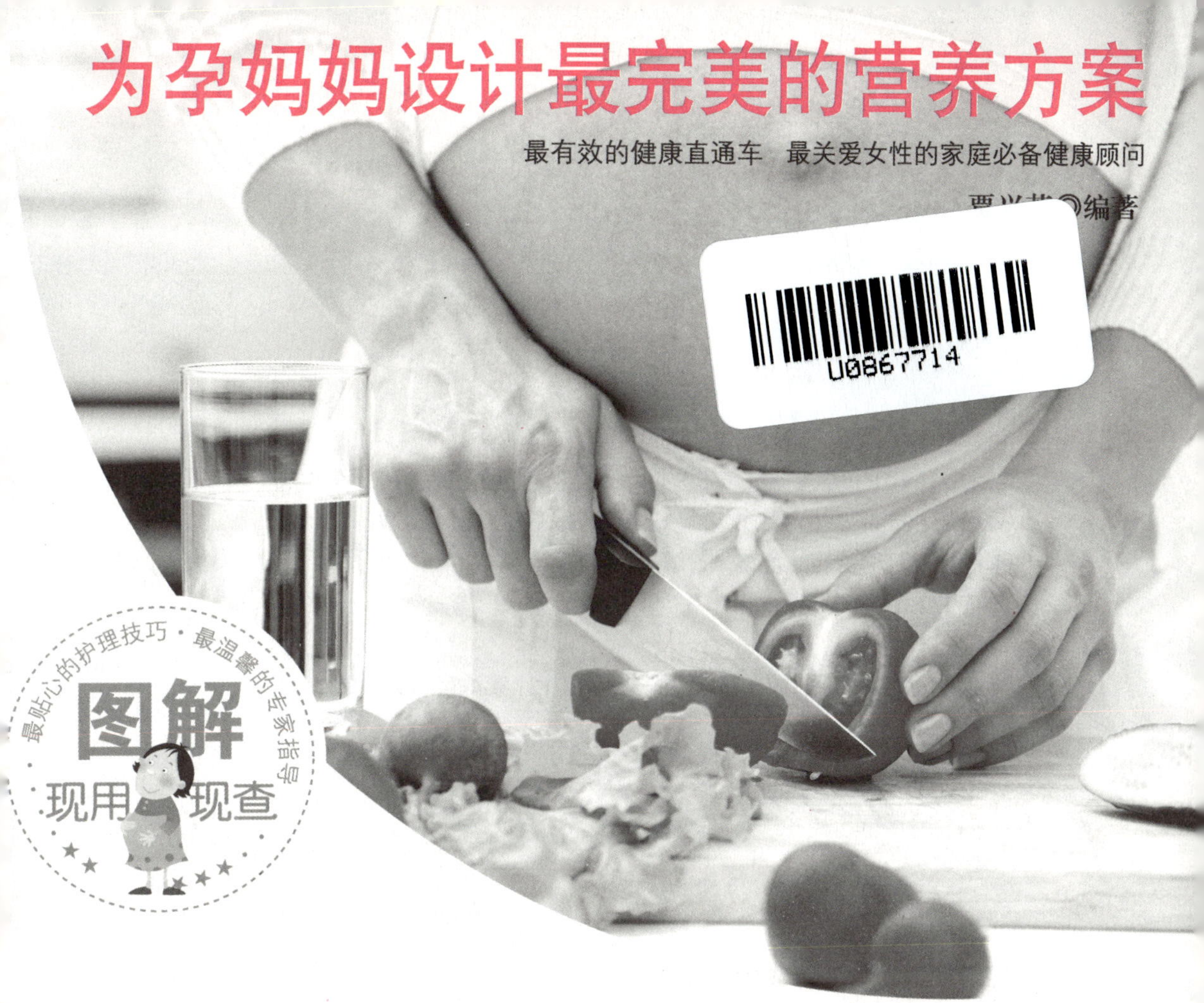

最贴心的护理技巧·最温馨的专家指导

图解

现用现查

孕产期营养饮食全程指导

全方位同步营养安胎宝典

母婴健康专家**鼎力推荐**

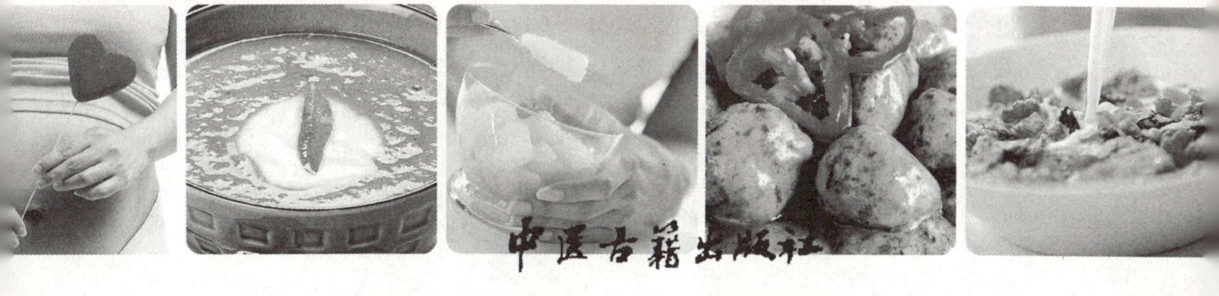

中医古籍出版社

图书在版编目(CIP)数据

图解孕产期营养饮食全程指导 / 贾兴芳编著. -- 北京：中医古籍出版社，2013.5

ISBN 978-7-5152-0381-2

Ⅰ. ①图… Ⅱ. ①贾… Ⅲ. ①孕妇-营养卫生-图解②产妇-营养卫生-图解③孕妇-妇幼保健-食谱-图解④产妇-妇幼保健-食谱-图解 Ⅳ. ①R153.1-64 ②TS972.164-64

中国版本图书馆CIP数据核字(2013)第084919号

图解孕产期营养饮食全程指导

贾兴芳　编著

责任编辑　邓永标
排版制作　腾飞文化
出版发行　中医古籍出版社
社　　址　北京市东直门内南小街16号(100700)
经　　销　全国各地新华书店
印　　刷　北京盛兰兄弟印刷装订有限公司
开　　本　710×1000　1/16
印　　张　17
字　　数　320千字
版　　次　2013年6月第1版　2013年6月第1次印刷
书　　号　ISBN 978-7-5152-0381-2
定　　价　36.00元

前言

怀孕期间，胎儿生长发育所需的一切营养都要由准妈妈提供。均衡的饮食是母婴健康的保证。对于孕妈妈而言，饮食安排得正确，不仅可以使自己顺利地度过孕产期，充分享受孕育生命带给自己的幸福和快乐，还有利于产后身体的恢复；对胎儿而言，在由孕妈妈提供的营养滋润下也会健康成长，尤其大脑会得到更好的发育，并且宝宝出生后身体强健。如果准妈妈营养不足或营养过剩，都会影响腹中宝宝的健康；在孩子顺利出生后，处于婴儿时期的宝宝营养主要来源于母乳，所以，孕产妇和哺乳期妇女的健康水平与营养状况直接决定胎儿和婴儿的生长发育状况。本书从孕前计划开始，详细列出了准爸爸和准妈妈的优生饮食原则，帮助准爸爸、准妈妈及早回归健康的饮食方式。

孕产期如何科学安排饮食的确是一门大学问，本书就是为针对孕产妇科学补充营养、孕育健康宝宝而编的，孕妈妈可要好好学习哦！根据不同孕月中孕妈妈和胎儿所发生的变化，指出各月的营养需求及营养重点。此外，还提供适合各月的安胎养胎食谱，供孕妈妈有针对性地选用。在产后月子里，围绕产后身体恢复和哺乳两大方面为孕妈妈提供最佳的饮食指导，明确指出每周的饮食要点及注意事项。本书语言通俗，实用性强，希望通过阅读本书你能科学安排孕期的一日三餐，为自己和胎儿的健康助上一臂之力！

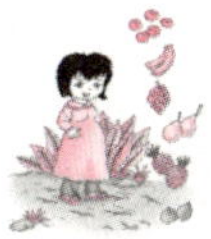

目录

CONTENTS

第一篇 孕产妇营养基础知识

第一章 孕妇营养需求方面的变化

第二章 各种营养物质知识简介

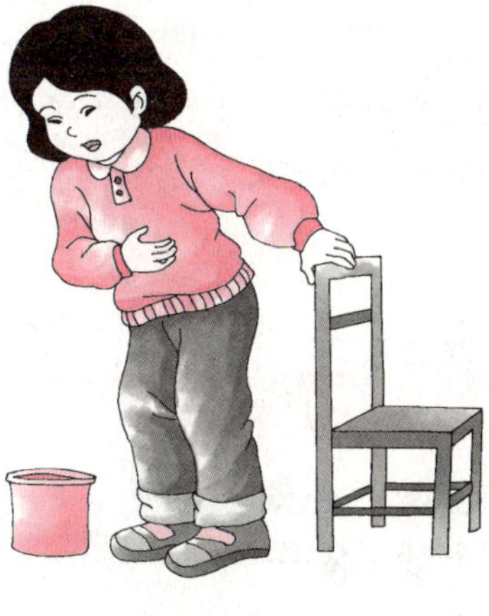

第二篇 怀孕前期营养知识

第一章 孕前饮食营养原则

第二章 孕前饮食营养食谱

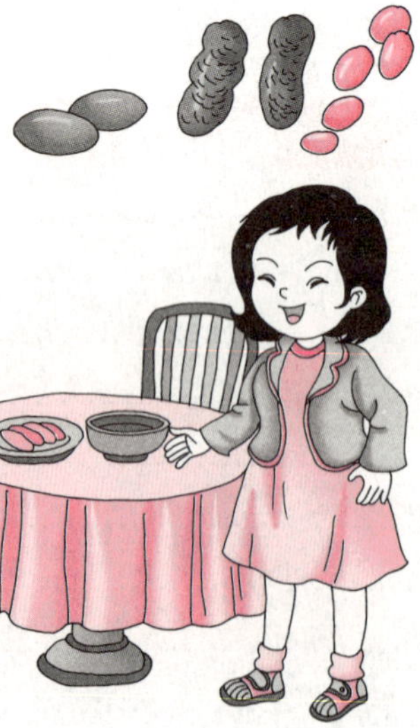

第三篇 怀孕早期营养知识

第一章 怀孕早期饮食营养原则

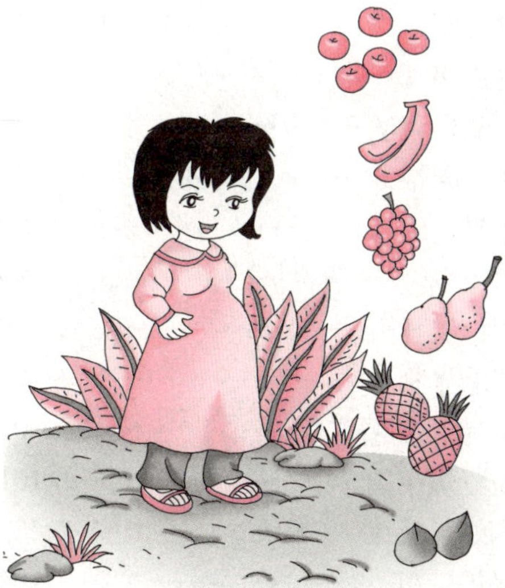

第二章
怀孕早期饮食之忌

第三章
怀孕早期饮食营养食谱

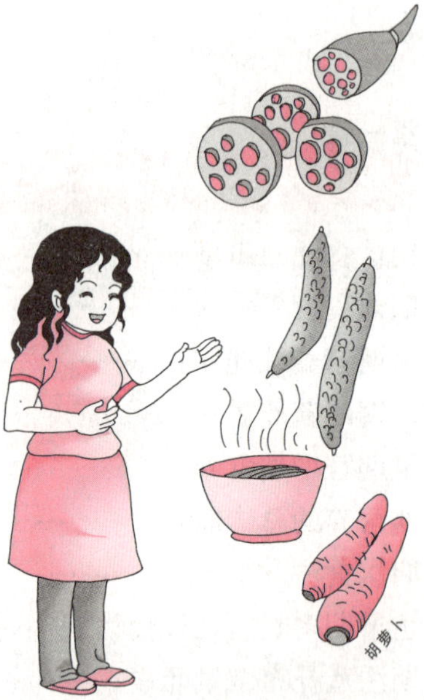

第四篇
怀孕中期营养知识

第一章
怀孕中期饮食营养原则

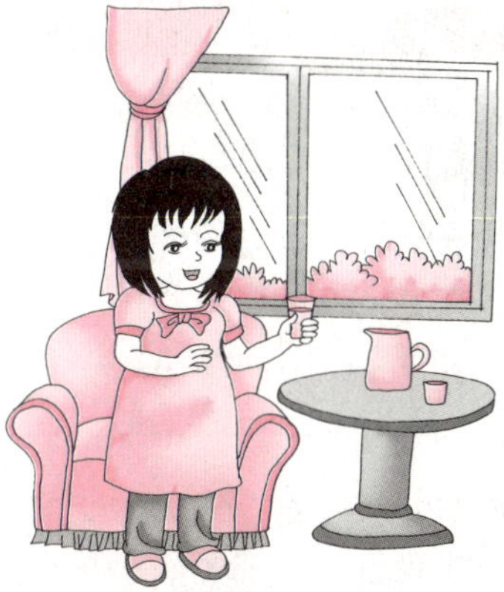

第二章
怀孕中期饮食之忌

第三章
怀孕中期饮食营养食谱

第四章
孕期常见病调养餐

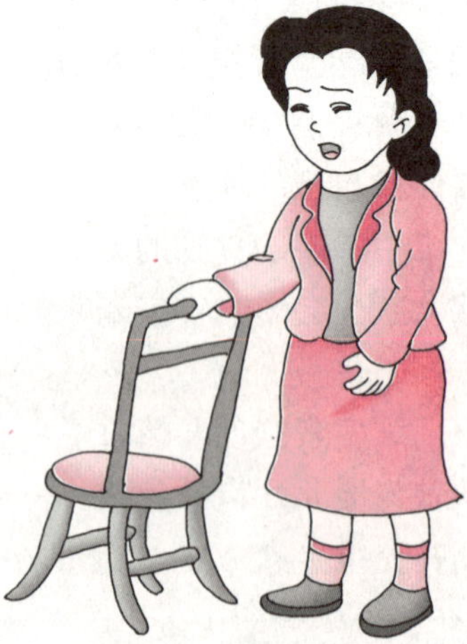

第五篇 怀孕晚期营养知识

第一章 怀孕晚期饮食营养原则

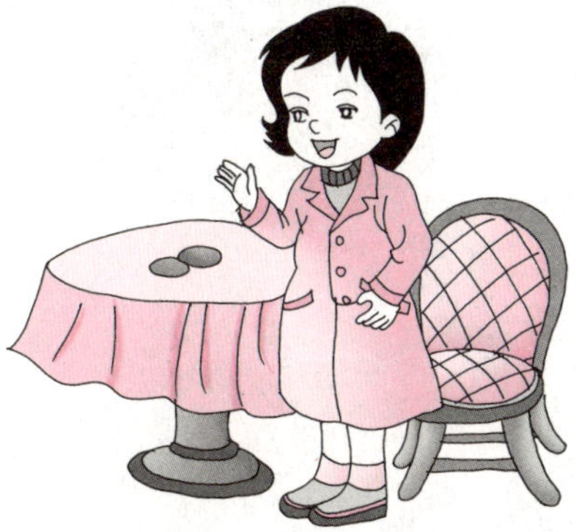

第二章 怀孕晚期饮食之忌

第三章 怀孕晚期饮食营养食谱

第六篇

产褥期营养知识

第一章

产褥期饮食营养原则

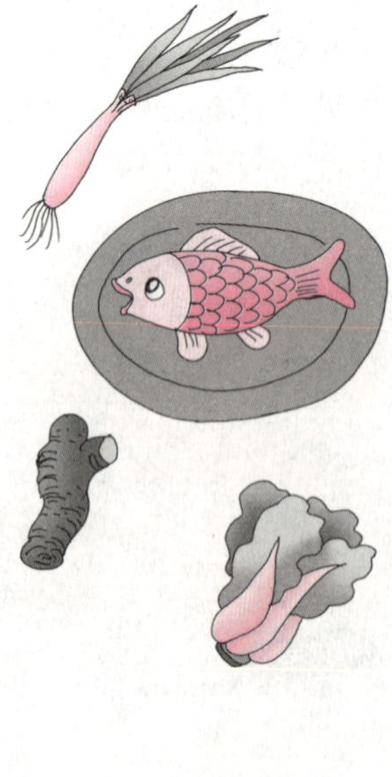

第二章
产褥期饮食之忌

第三章
产褥期饮食营养食谱

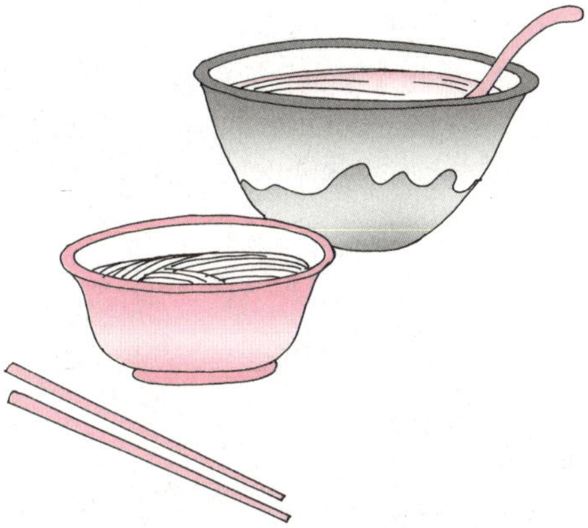

第一篇

孕产妇营养基础知识

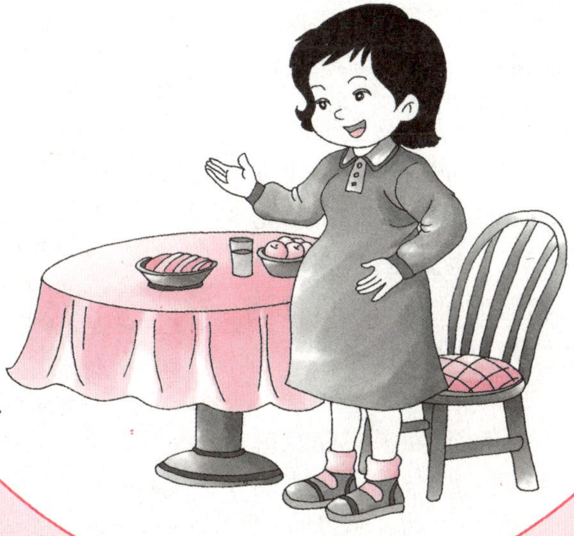

第一章

孕妇营养需求方面的变化

妇女孕期的营养与饮食是否科学、合理，不仅关系到孕妇本身的营养与健康，还关系到胎儿的发育与健康。因此，只有保障孕期营养的需要，避免营养不足或营养缺乏，使孕妇处于最佳的生理状态，才能为胎儿的生长发育提供良好的条件。

营养对母婴的影响

营养对母体的影响

怀孕后的妇女将会面临身体及生理的变化。在怀孕开始时，一个受精卵的重量大约只有0.5微克，而经过40周的孕育过程后，胎儿的体重将达到3千克左右。也就是说，在短短的280天内，从一个受精卵到成熟的胎儿，重量迅速增加。这巨大的变化，是从母体吸收了丰富的营养的结果。

孕妇担负着两个人的营养，如果不能及时而均衡地摄取到必要的营养素，就会直接影响到母亲和胎儿的健康。所以，必须注意孕期的饮食营养。

在妇女怀孕时，胎儿的重量约占3千克，胎盘约占0.6千克，羊水约占0.8千克，子宫增大约占0.9千克，乳房增大约占0.8千克，血液增加约占1千克。这样大幅度的物质积累，全部

>> 准妈妈必知

在未怀孕时，女性每天约消耗(6200千焦)的能量；怀孕后，由于胎儿、胎盘、乳腺等的需要，每天消耗热量将增加到11 300~12 500千焦。孕期营养的重要性：一方面，表现在保障母体的健康方面，充分的营养供给可以使其精力充沛、心情良好，这可以使母亲适应妊娠带来的生理变化和种种不适，还为顺利生产、产后哺育和体能恢复做好充分准备。另一方面，是对胎儿的生长发育的影响。

依靠孕妇在怀孕期间的营养补充。同时，随着胎儿的逐渐发育，孕妇和胎儿自身的能量代谢也在增强。

营养对胎儿的影响

流产为妇产科常见疾病，其主要症状为出血与腹痛。如处理不当或处理不及时，可能遗留生殖器官炎症，或因大出血而危害孕妇健康，甚至危及生命。怀孕期间，母体的营养程度将会影响到胎儿。据研究证明，妊娠期间营养不良造成的流产、早产、死胎、新生儿死亡、畸形等，要比营养正常者高得多。

研究结果表明，人类脑细胞的分化和增殖的旺盛时期是在妊娠的最后3个月和出生后1年左右。由于脑组织的发育过程在很多方面是不可逆的，一旦形成将伴随终生。所以，在妊娠期间一定要保证母体营养，使胎儿的脑发育正常。

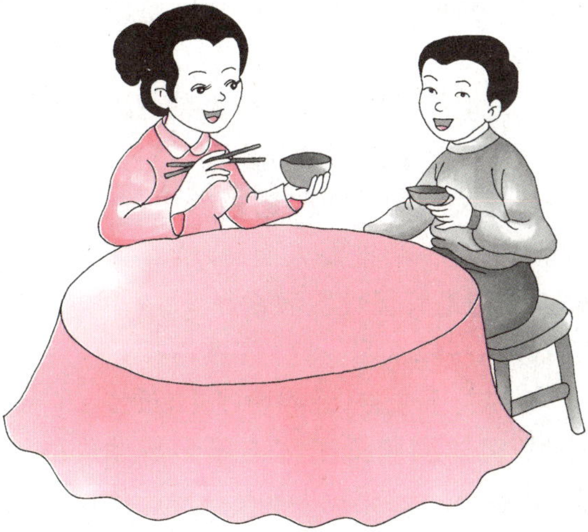

通过孕妇的合理饮食，促进胎儿的大脑组织的正常发育，为胎儿出生后拥有良好的智力奠定基础。医学研究统计资料表明，孕期营养不良会对胎儿的脑发育有遏制作用。

孕期营养的重要性还表现在保证胎盘的正常发育。胎盘是连接母体与胎儿进行能量提供和废物排除的通道。胎盘组织不仅被动转运营养物质，而且进行正常代谢和主动转运。充足的孕期营养是胎盘正常代谢和发挥功能的前提条件，如果孕期营养不足，胎盘的功能出现障碍，就可能导致流产、早产、死胎和低能儿的出生。

>> 营养知识大讲堂

营养对胎儿的发育很重要，而胎儿的营养是依靠胎盘来输送的，母亲供给胎儿生长需要的主要能量物质是葡萄糖，其次是氨基酸。胎儿在母体内是一个独立的机体，其消耗的能量全部来自母体的饮食，母体物质通过血液经胎盘输送给胎儿，同时胎盘将胎儿的代谢产物通过血液送到母体。孕期营养会影响胎儿一般发育、脑发育和胎盘发育等。

每对夫妇及其家庭成员都应该充分认识孕期营养的重要性，要为孕妇提供一个良好的营养计划，充分合理地为孕妇安排饮食，这才能生出一个健康的宝宝，要克服习惯、偏见或者经济状况等原因，不要等事情发生之后再后悔。

孕妇的新陈代谢增强

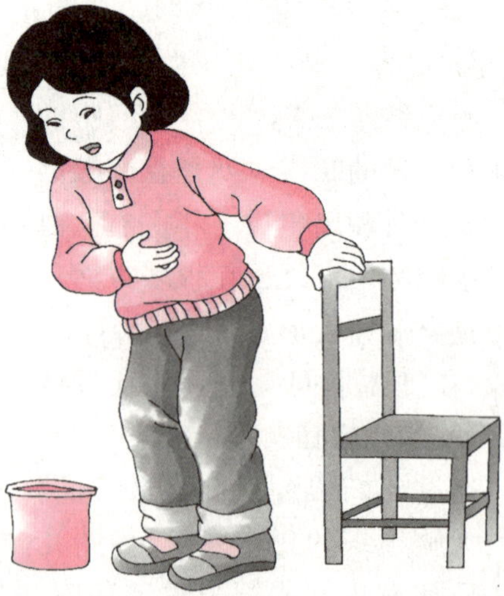

孕妇的新陈代谢增强包括合成代谢增强。因为怀孕后有两方面的合成代谢，一方面是身体合成一个完整的重量为3.2千克的胎儿，另一方面是母体代谢上的适应以及生殖系统的进一步发育。这两方面的合成都需要一定的物质来支持。在代谢改变中，激素的改变是一个重要方面，在受精卵着床后，绒毛膜促性腺激素在50～70天内达到高峰水平。此后，黄体把这个水平维持下去，月经周期停止，黄体分泌的黄体酮刺激子宫内膜形成胎盘。胎盘变大，它将卵巢的内分泌功能接过来，产生大量的黄体酮与雌激素，并维持整个孕期。此外，还有绒毛膜促乳腺激素等发生作用，它们的活动影响母体的代谢及摄食活动。

孕妇的消化系统发生改变

怀孕期由于激素与代谢的改变，往往出现恶心、食欲减退、厌食、消化不良等现象。后又因子宫增大而影响肠道的活动，往往引起便秘，与此同时机体却又需要吸收更多的营养素。

孕妇的各器官负荷量增大

孕妇的各器官负荷量增大，如肾脏、心脏、肺脏、肝脏等负荷量增大。心输出量在怀孕中期以后，每分钟的输出量约增加1升。外周血管增加的扩张又必须使血容量加大，引起一系列的问题。造血器官也因母体血容量的加大和红细胞的增加而加大了生理活动。

>> 营养知识大讲堂

很多学者观察到妊娠营养与母子双方健康之间存在着一定关系。营养不良的母亲往往导致新生儿的体重低于正常新生儿及新生儿的死亡率增高，也易导致胎儿的畸形和胎儿的大脑发育不良或产后胎儿智力低下。在母亲怀孕期的下半段，胎儿的大脑发生了急剧的变化，如果在这一期间的营养不足，或者有其他干扰因素，都不利于胎儿神经系统的正常发育。也有人观察2338名孕妇的膳食，认为在怀孕后半期摄入热量低于6300千焦，及摄入蛋白质低于50克有延长分娩时间和增加胎儿并发症的倾向。

孕妇对热量需求的变化

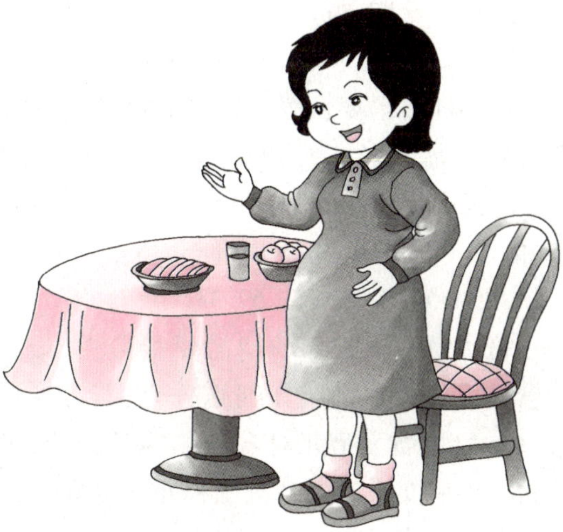

合适的热量对孕妇机体及正在发育的胎儿都很重要，足够的热量也有利于使蛋白质用于组织的维持与合成。故除了在按照不同劳动级相应地供给热量外，还应按照孕期的需要另加热量。单独以母体储备的体脂与蛋白质本身的热量与合成这些物质的热量算在一起，平均每日应另增加约630千焦。所以我国的建议标准除按劳动性质分类所供给的热量之外，每日另加1260千焦。世界卫生组织（WHO）专家委员会建议在怀孕头3个月内，每日增加热量630千焦，而在后6个月内，每日增加热量1470千焦。上述两个数值是接近的，但后者根据阶段的不同而予以不同分量。增加1260千焦热量相当于一个未怀孕的轻体力劳动妇女每日热量需要的12.5%。

第二章

各种营养物质知识简介

怀孕期间，宝宝需要充足的营养供给，所以妈妈本身要增加各种不同食物的摄取，使宝宝获得正常发育。怀孕期间若不注重营养的均衡，不但胎儿生长迟滞、发育不良，妈妈产后也会更加虚弱，有些孕妇顾虑到增加营养后，胎儿生长过大，造成难产，而限制饮食，其实这是错误的观念，增加营养并不是越吃越多，而是注重食物中的营养均衡。

蛋白质

蛋白质日需要量也可根据1985年WHO提出的值做参考，并假设膳食中的蛋白质效价为参考蛋白质的75%，再加上两个标准差的安全摄入量值进行计算，具体计算公式为：蛋白质日需要量（克/日）=（参考蛋白质值+参考蛋白质值×30%）×100/75×体重。例如：一名26岁青年，体重为65千克，其每日的蛋白质需要量为：（0.6+0.6×30%）×100/75×65=69.33（克/日）。

蛋白质是孕妇怀孕期需要量最大、最重要的营养成分。它是胎儿细胞分化、器官形成的最基本的物质。胎儿对身体的成长来说，就像构筑一座坚实大厦的基础一样重要。每克蛋白质能提供相当于16 700焦的热量。根据来源不同，蛋白质可分为动物蛋白和植物蛋白两种。蛋白质的优劣是根据蛋白质的组成成分中氨基酸的种类和含量而决定的。人体所需要的20种必需氨基酸中，有8种氨基酸是人体自身不能合成，必须依靠从食物中或蛋白质中摄取的。因此，含有大量必需氨基酸的蛋白质被称为优质蛋白质，瘦肉、鱼类、禽类、奶制品、

>> 专家指南

营养素对于人体就像肥料对于植物那么重要。人体所需要的营养素主要有蛋白质、脂肪、碳水化合物、无机盐、维生素和水，只有供给全面、充足的营养素，才能保证我们拥有健康的身体。尤其对于孕妇来说，更应当注重加强各种营养素的吸收。

蛋类、大多数坚果和豆类中必需氨基酸含量都很高。正常女性计划怀孕前每天约需蛋白质 46 克，怀孕期每天的需要量应比怀孕前多 2～3 倍。

脂类

营养学所指的脂类包括脂肪和类脂。

脂肪就是通常所说的油脂，各种食物中或多或少几乎都含有一定量的脂肪，但我们从食物中获得的脂肪主要是植物性脂肪（主要提供不饱和脂肪酸）和动物性脂肪（主要提供饱和脂肪酸）。油脂给我们的第一印象是烹调时的需要，日常做菜不论是煎、炸、炒都离不开油脂，因为油脂能使菜肴色、香、味俱全，吃起来味美可口。吃油水大（脂肪含量高）的餐食饱腹感持续时间长，耐饿。除此以外，脂肪对人体还有更重要的功用：

提供能量

脂肪、蛋白质和糖类（碳水化合物）合称三大产能营养素，而脂肪的产能效率远比蛋白质和糖类（碳水化合物）高得多，1 克蛋白质或糖类仅产生 16.7 千焦能量，而 1 克脂肪却能产生 37.7 千焦能量。不仅如此，脂肪在体内"燃烧"产能时放出的二氧化碳也比蛋白质和糖类少。

此外，体内脂肪还是储存能量的主要方式。食物中的产能营养素进入体内，供能后的盈余部分主要以脂肪的形式储存于体内，当身体需要能量时，体内储存的脂肪经过酶的作用分解释放出能量供人体使用。

供给必需脂肪酸

有些脂肪酸如亚油酸、亚麻酸和花生四烯酸等，是促进婴幼儿生长发育和合成具有重要生理功能的前列腺素必不可少的物质，这些物质体内不能合成，只能由食物中的脂肪来供给，营养学把这些脂肪酸称为必需脂肪酸。

作为脂溶性维生素的载体

大家都知道维生素是人体必不可少的物质，有些维生素如维生素 A、维生素 D、维生素 E、维生素 K 等不溶于水而溶于脂肪，因此人体只能通过食用富含脂肪的食物从外界获得脂溶性维生素。

类脂主要包括胆固醇和磷脂。人类社会发展到今天，人体是由无数细胞构成的早已成为无人质疑的事实。细胞又是由什么构成的呢？细胞内有细胞核，核周

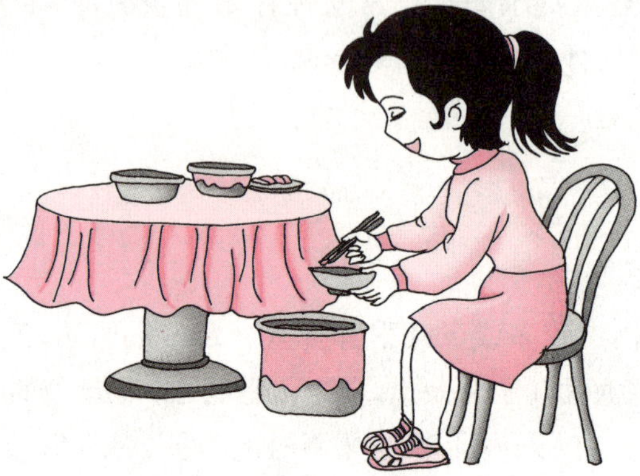

围有细胞质，最外层覆以细胞膜，细胞膜就是由胆固醇和磷脂构成的，胆固醇就镶嵌在磷脂双分子层之间，使细胞膜富有流动性，充分发挥膜结构的生理功能。神经纤维外层的髓鞘也是由胆固醇和磷脂等构成的，以保证神经冲动的正常传导。此外，胆固醇在体内还能转变成胆汁酸盐，以帮助脂肪消化吸收。在酶的作用下，体内的胆固醇还能转变成多种类固醇激素，如肾上腺皮质激素和性激素等。

既然脂类物质对人体如此重要，为什么要说它容易惹麻烦呢？原来脂肪有饱和与不饱和之分。从食物中摄取过多的脂类物质特别是饱和脂肪和胆固醇容易导致肥胖和血液胆固醇、三酰甘油及低密度脂蛋白胆固醇升高，引起动脉粥样硬化的形成，从而增加患心、脑血管疾病的危险性。难道这不是惹麻烦吗？正因为脂类物质能惹麻烦，所以有人怕惹麻烦而谈“脂”色变，不敢吃含脂肪和胆固醇的食物。这个其实完全没必要，只要每天吃的脂类物质适量，对健康是有益的。

>> 专家指南

为了满足人体对脂类物质的需要而又不引起不必要的麻烦，每日膳食中脂肪及胆固醇的量一定要适度，既不能过量，也不能过少。究竟多少才算合适呢？根据多年研究，中国营养学会提出，成年人每日从食物中供给的脂肪以占每日供给总能量的20%～25%为宜。例如，一位26岁从事轻体力劳动的准妈妈，每日需要从食物中获得的总能量为10 460千焦，每克脂肪能产生37.7千焦能量，应从食物中供给56～70克脂肪。

钙

钙是人体内的一种重要金属元素，对人体的新陈代谢起十分重要的作用，一般来讲，成年妇女体内含钙量约1000克，其中99%构成人体的骨骼系统和牙齿，另外1%主要参与机体的多种生理活动。孕期摄钙不足发生轻度缺钙时，可调动母体骨骼中的钙盐，以保持血钙的正常浓度。如果母体缺钙严重，就可能造成肌肉痉挛，引起小腿抽筋以及手足抽搐，还可能导致孕妇骨质疏松，引起骨软化症。由于胎儿骨骼中50%的钙是在妊娠最后1个月内聚积的，倘若妊娠晚期孕妇钙摄入不足或发生早产，就可能引起新生儿缺钙抽搐或造成先天性佝偻病。最近的研究还显示，孕妇缺钙易诱发早产，还可导致妊娠高血压综合征，给母儿带来生命威胁。

若要维持正常的生理功能，人体需要每天摄入一定量的无机盐。钙是生理代谢中需要量比较大的一种无机盐。一个正常的成年妇女，每日需钙600～800毫克。妊娠期间钙的需要量大大增加，整个妊娠期需钙约40克。怀孕期间的妇女，除需满足自身需要外，还要满足胎儿所需，故钙的需要量应增加。中国营养学会推荐，妊娠期头3个月与未怀孕时一样，钙的需要量为每日800毫克。随着胎儿的发育，怀孕中期（第4～6个月）钙的需要量为每日1000毫克，孕后期（第7～9个月）钙的需要量为每日1500毫克，乳母期钙的需要量为每日1500毫克。

目前，世界上奶制品的人均占有量为105千克，其中美国为170千克，欧洲国家为100～150千克，日本为70～80千克，而我国居民奶制品的人均占有量仅为6.6千克。因此有人认为，我国缺钙的根本原因是奶制品摄入过少，增加奶制品的消费是提高国民体质的最好方法，是改善缺钙的最佳途径。

>> 专家指南

牛奶是一种营养丰富的理想食品，科学检测表明，每100克牛奶含热能295千焦，蛋白质3.4克，脂肪3.7克以及维生素B_2、维生素A等。牛奶中的蛋白质具有人体生长发育所必需的各种氨基酸，吸收率在98%以上。100克牛奶中钙含量为125毫克，且容易吸收，是人体钙质的最好来源。

专家们认为，喝牛奶是提高国民健康水平的重要措施之一，是关系到民族素质提高和民族发展的根本大计。他们呼吁消费者、政府、企业都要行动起来，培养喝牛奶的习惯。

糖类

糖类又称碳水化合物，是人体的主要能源，更是准妈妈活动的主要能源。糖类是植物中的叶绿素在太阳光照射下，以二氧化碳和水为原料，通过光合作用制造成的，一般储存在植物的种子或根茎中。我们一日三餐吃的五谷杂粮（统称为谷类）和薯类，就是营养学所指的糖类，能产生很多能量。例如，1千克大米可产生14 477千焦能量，其中98%是糖类产生的；1千克面粉可产生14 811千焦能量，其中88%也是糖类产生的。1克糖在体内可产生16.7千焦能量，虽比脂肪产生的能量少，但富含糖的谷类及薯类食品价格便宜，容易获得。糖在体内释放能量快，甚至在短期缺氧状态下也能通过糖酵解释放能量，以保证脑和心脏等重要器官的能量供给，糖类这一特点是其他产能营养素（如蛋白质和脂肪）所不能代替的。

除提供能量外，糖类也是构成人体结构的物质，如糖与脂肪形成的糖脂，是细胞膜和神经组织的重要成分，对维持神经系统的正常活动有特别重要的作用。糖与蛋白质结合生成的糖蛋白更具有重要的生理功能，体内许多重要生物活性物质如抗体、酶、激素、核糖及脱氧核糖等组成成分中都有糖蛋白。因此，糖也在体内参与了多种生理功能。糖也可以糖原的形式少量储存于体内，例如肝脏储存的肝糖原和肌肉储存的肌糖原都能在紧急情况下迅速分解为人体提供能量，以解体内能量需要的“燃眉之急”。此外，肝糖原还有很强的解毒作用。

在食物中含糖类比较充分的情况下，人体主要靠分解糖提供能量，以减少蛋白质及其代谢产物的消耗，有利于体内氮储存，有节省蛋白质的作用。

>> 准妈妈必知

准妈妈每天应从膳食中获得多少糖类呢？中国营养学会根据我国营养学家多年的研究，结合我国实际情况，提出了我国居民（2岁以下婴儿不包括在内）从膳食中获得的糖类产生的能量应占总能量的55%～65%。例如，一位26岁从事轻体力劳动的准妈妈若每日应从膳食中获得10 460千焦总能量的话，按每克糖在体内能产生16.7千焦能量计算，应从食物中获得344～406克糖类物质。

锌

锌是人体必需的微量元素之一。它参与机体代谢中几十种酶的组成，它与机体的生长发育、免疫功能、细胞分裂、细胞膜正常结构及功能有着密切关系，正常成年男子每天锌需要量为10～15毫克。妇女怀孕后对锌的需要量增加，这是因为妇女怀孕后血浆容量增加，胎盘激素的影响和胎儿的摄取使体内锌代谢加快。此时如果不能及时补锌，很容易造成体内锌缺乏的现象。国外研究也表明，目前人体中锌营养状况欠佳，孕妇缺锌较为严重。孕妇体内锌含量不足，由胎盘供给胎儿的锌量减少，分娩后乳

>> 温馨提示

一般而言，动物性食物含锌量高于植物性食物，人体对动物性食物中的锌也有较好的吸收率，如牡蛎和鲱鱼中锌含量高达每千克1000毫克以上，其他如禽类、肉类、蛋类等都含有较多的锌。植物性食物，如坚果和豆类中锌含量虽然较高，但其中常含有较多的植酸，妨碍人体对其中锌的吸收；全谷类食物中也含有较丰富的锌，但其大部分位于胚芽和麦麸中，在粮食加工中常常流失。

汁中锌的含量也会降低，这不但会影响母体的正常生理状况，同时也会影响胎儿的正常生长发育，这对胎儿的大脑发育也会有不利影响。为此，世界卫生组织建议：孕妇每天锌的需要量为 20 毫克。普通膳食的人，每天从食物中摄取的锌量为 15 毫克左右，孕妇锌摄入量如果要达到 20 毫克，就要另外补充一些富含锌的食物，如牡蛎、牛肉和鱼类等高蛋白食物。

膳食中锌的来源很广泛，普遍存在于各种绿色食品中。但是在动物性食物和植物性食物之间，锌的含量和吸收利用都存在着差别。

铁

人体不仅需要钙，而且也需要铁。体内铁含量虽不如钙多，但铁所起的作用却至关重要，故营养学家把钙称作大量元素，而把铁称作微量元素。成年男性体内含铁量为每千克体重 50 毫克，体内铁总量为 3～3.5 克；成年女性体内含铁量为每千克体重 35 毫克，体内铁总量为 2～2.5 克。人体内的铁大部分存在于血红蛋白中，约占体内铁总量的 65%；肌红蛋白中的铁约占体内铁总量的 6%。体内还有一部分储存铁，其中 13% 以铁蛋白的形式储存，12% 以含铁血黄素的形式储存。此外，还有少量铁存在于转铁蛋白及含铁的酶中。

铁在体内的主要作用是给各器官组织运输氧气。外界空气中的氧经呼吸进入肺泡中，与血液进行气体交换，在气体交换过程中，铁扮演了氧的储运员角色。红细胞中的血红蛋白将结合的二氧化碳卸下来交给肺泡，又与肺泡中的氧相结合，随血液循环到达全身的各器官组织，再将结合的氧卸下来交给器官组织，与器官组织代谢过程中产生的二氧化碳相结合，随血液循环到达肺再交给肺泡。从以上生理过程中不难看出，血红蛋白在运输氧的过程中起了决定性作用，但此种作用却是靠铁来维系的。假如体内没有铁，人体内各器官组织就得不到氧，生命活动也就不能维持。由此可见，铁对于人体的作用是多么重要啊！

除此以外，肌红蛋白中的铁可在肌肉中转运和储存氧，细胞线粒体中的细胞色素、尼克酰胺腺嘌呤二核苷酸脱氢酶和琥珀酸脱氢酶等许多酶类中都含有铁，这些含铁的酶对细胞能量代谢都有重要作用。

既然铁对人体如此重要，那么人每天需要从食物中得到多少铁呢？根据我国营养学家多年的研究，中国营养学会提出成年人每天约从食物中获得 18 毫克铁。准妈妈自怀孕以后，由于自身血容量增加，铁的需要量也增加，再加上胎盘的增长及腹中宝宝生长发育的需要，往往需要从食物中获得更多的铁。动物的血、肝脏、鸡胗、牛肾、大豆、黑木耳、芝麻酱等都含有丰富的铁。研究证明，未孕妇女体内铁总量约2.3克，其中约0.3克为储存铁，准妈妈怀孕期间需储存1克铁，大大超过未孕妇女体内铁储存量。十月怀胎期间准妈妈铁需要量增加是不均衡的，怀孕早期铁需要量增加不甚明显，每天比常人增加约0.8毫克。怀孕期间铁需要量增加，其中的80%在怀孕后期，怀孕最后6周铁需要量每天比常人增加10毫克。为了确保母体及腹中宝宝能够从食物中获得足够的铁，中国营养学会建议准妈妈每天应从食物中获得28毫克铁。

碘

根据不同的观察（包括流行病学观察、尿碘排出量、碘平衡研究、放射性碘进行代谢研究等），发现每人每日碘的需要量从44~75微克到100~200微克不等。由于地区和个体的因素能影响碘的需要量，例如不少食物如萝卜、甘蓝、黄豆、花生、核桃、木薯、栗子等均含有可引起碘需要量增加的致甲状腺肿的物质，由于不同地区膳食中致甲状腺肿的物质的含量不同，故碘的需要量也各异，从而很难提出统一的适宜需要量。但作为一般标准，一些国家已提出作为参考的推荐数字。美国1980年的营养素供应量标准中，提出11~50岁男女均为每日150微克、孕妇175微克、乳母200微克。德国提出10岁以上包括少年、青年、成年、老年男女均为每日150微克，孕妇与乳母均为每日200微克。中国营养学会1988年所提出的营养供给量标准中已将碘的需要量列出：其中建议成人每日的适宜需碘量为150微克，孕妇为175微克。

>> 营养知识大讲堂

海盐和海产食品含碘丰富，是碘的良好来源。其他食品的含碘量则取决于土壤和水中的碘量。碘的分布主要受陆－海－气－陆循环的影响，碘绝大多数分布于海洋中，且含量较稳定；陆地中碘的含量较海洋为低。所以，海洋中的动植物碘含量比陆地上的动植物含量高。碘常见的存在形式为有机态的碘，而且人体对有机碘的吸收利用率较无机碘高很多。

生物体内含碘量由于生物富集作用，往往比无机环境高，而随着食物链营养级的升高，越高级的生物体内的含碘量越高。植物中的含碘量比土壤高，动物中的含碘量比植物高，海洋中的生物含碘量比陆地高。一般植物性食物中海带、海藻、紫菜、昆布等海产品中多；动物性食物的碘含量取决于饲料中的碘含量，陆地及海洋脊椎动物的碘大部分集中于甲状腺内，但鱼的肝脏和脂肪中亦含有高浓度的碘，海鱼的含碘量比淡水鱼要多几十倍到几百倍。碘在生命物质中主要以有机化合物的形式存在。人体碘的主要来源是食物，而食物中的含碘量不均衡，所以食物中的含碘量决定了该地区居民体内碘含量的高低，以及一个地区地方性甲状腺肿的发生率。

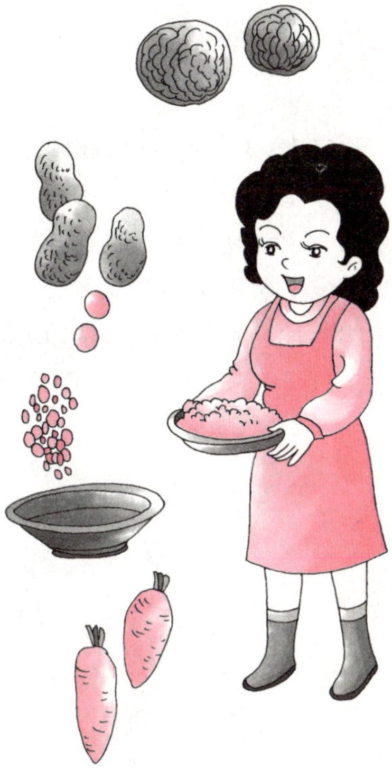

硒

自然界的硒含量甚微，分布又极为分散，是一种稀有元素。人体内的硒更少，总量只有几毫克至十几毫克，却遍布于所有的器官组织中，以肝脏和肾脏浓度最高，而肌肉中硒总量最多，约占人体内硒总量的一半。人体在代谢过程中会产生一些与自由基反应有关的产物如过氧化氢和其他脂质过氧化产物，这些产物犹如埋在体内的“地雷”，时刻威胁着人体健康。但体内同时又存在许多抗氧化酶类，这些酶类就像“扫雷器”一样专门清除埋藏在体内的这些“地雷”。硒就是这些抗氧化酶类的活性结构成分，犹如扫雷器的探头一样，通过清除体内的脂质过氧化产物来阻断活性氧和自由基的致病作用，进而发挥防病作用。人体内几乎所有的免疫细胞内都含有硒，科学家所做的实验证明，给人体补充硒能提高免疫力，增强防病效果。

此外，硒还可以通过脱碘酶来调节甲状腺素代谢，进而影响全身的代谢功能。由于硒在人体内的这些重要作用，20 世纪 70 年代以后，营养学界正式公认硒为人体的必需微量元素。目前，我国营养学会已建议成年人每天应从食物中获得 50 微克硒，准妈妈必须从食物中摄取的硒与普通成年人大致相同。动物的内脏和肌肉、海产品、谷类、奶制品和水果、蔬菜等都是硒的良好来源。

维生素 A

远在1500多年以前,我国梁朝医学家陶宏景和隋朝医学家巢元方就用动物的肝脏治疗雀目,并明确指出肝能明目。古代所说的雀目就是现代所说的夜盲症。后来的科学研究证实,动物肝脏之所以能治疗夜盲症,就是因为其中含有大量维生素 A。维生素 A 又叫视黄醇,还有的文献叫维生素甲或甲种维生素等。维生素 A 的生物活性过去用国际单位(U)表示,现在的文献多用微克视黄醇当量(μgRE)来表示。1U=0.3μgRE,1μgRE=3.33U。

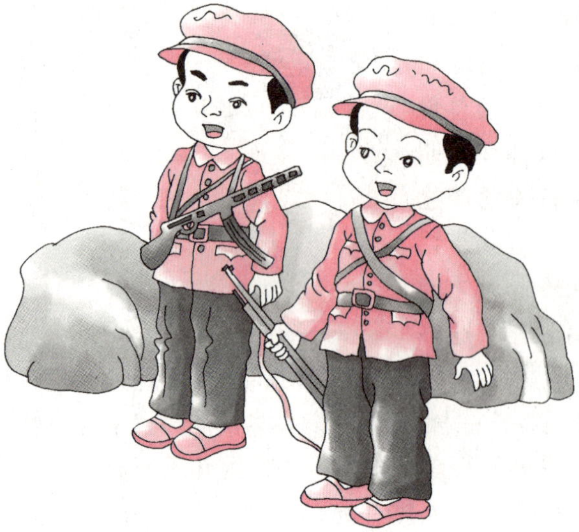

视网膜中的杆状细胞是弱光反应感觉细胞,该细胞中有一种叫作视紫红质的物质。当体内维生素 A 不足时,作为合成视紫红质原料的视黄醇减少,因而杆状细胞功能下降,对暗光的反应变差,使人的暗适应能力减弱。当体内严重缺乏维生素 A 时,人的暗适应能力变得极差,从亮处进入暗处不能很快看清物体,这便是上面所说的夜盲症。抗美援朝战争初期,我志愿军指战员就曾因膳食中缺乏维生素 A 而导致患上夜盲症。

维生素 A 除维护正常视觉功能外,人的生长发育也离不开维生素 A。维生素 A 对细胞分化与增殖,维持人体上皮组织结构完整及功能健全都有重要作用。实验研究已经证实,动物缺乏维生素 A,雄性动物精子形成将受到影响;雌性动物雌激素分泌的周期性变化消失,阴道、子宫、输卵管及胎盘上皮角化,或影响受孕及怀胎,或导致胎儿畸形或死亡。此外,维生素 A 对维护免疫系统功能完整性及骨质正常代谢,预防缺铁性贫血等也有重要作用。

动物性食品如肝脏、蛋类及奶类食品中维生素 A 的含量较多。鱼肝油中含有丰富的维生素 A,可作为补充膳食中维生素 A 不足的良好营养补充剂。绿色和黄色蔬菜如菠菜、韭菜、油菜和胡萝卜中都含有丰富的胡萝卜素，胡萝卜素在人体内可转化成维生素A，是膳食中维生素A的另一重要来源。1微克胡萝卜素约相当于0.167微克视黄醇，相当于0.56U维生素A。维生素A可在体内储存，其中90%储存于肝脏，1%储存于肾脏；胡萝卜素则广泛储存于所有的脂肪组织中。当身体需要维生素A时，储存的维生素A在酶的作用下转化为视黄醇，与视黄醇结合蛋白相结合经血液运输到需要维生素A的器官组织。

维生素 B_1、维生素 B_2 和烟酸

人体是由无数细胞构成的，细胞是构成人体的基本单位。人体细胞内有一种微细结构（细胞器）叫线粒体，它犹如一台微型发电机，将产能营养素（糖类、脂类和蛋白质）中蕴藏的能量转化为生命活动需要的化学能，人体依靠这些化学能维持生命活动。线粒体要实现这一能量转换过程，需要经过许多极其复杂的生物化学反应，这些生物化学反应要靠许多酶来推动，而维生素 B_1、维生素 B_2 和烟酸则分别是这些酶的活性结构成分（或叫作辅酶），离开这些辅酶，则不能正常进行能量转换过程。这些辅酶就好像线粒体这台微型发电机必不可少的“附件”，没有这些“附件”，发电机是不能正常运转的。

维生素 B_1 又叫硫胺素，在人体能量转换过程中以焦磷酸硫胺素的形式构成了几种酶（如丙酮酸脱氢酶、α-酮戊二酸脱氢酶和转酮酶）的辅酶。人类缺乏维生素 B_1 可引起周围神经炎、运动及感觉障碍以及心悸、气短、心跳过速等血液循环系统功能障碍的一系列症状，临床上称为脚气病。中国营养学会根据我国多年的研究成果，提出一个中等劳动强度的成年妇女每天应从食物中获得1.4毫克维生素 B_1。准妈妈怀孕期间母体维生素 B_1 可迅速进入胎儿体内，腹中宝宝血液中维生素 B_1 浓度要比母体血液高1.8倍，因此准妈妈对维生素 B_1 的需要量增加，每天应从食物中获得1.8毫克维生素 B_1。谷类、豆类、瘦肉和动物内脏等都是维生素 B_1 的良好食物来源。

>> 专家指南

中国营养学会根据多年的研究成果，提出我国成年人每天需要从食物中获得800微克视黄醇当量维生素A。对于准妈妈来讲，从食物中摄取的维生素A也必须适量。维生素A供给过量和不足都会对腹中宝宝生长发育产生不利影响。准妈妈每天从食物中获得多少维生素A才算合适呢？中国营养学会建议准妈妈在怀孕的中期和后期每天应从食物中比平时多摄取100~200微克视黄醇当量维生素A。

维生素 B_2 又叫核黄素，在人体能量转换过程中以黄素单核苷酸和黄素腺嘌呤二核苷酸的形式参与生物氧化过程。动物缺乏维生素 B_2 可出现生长停滞、毛发脱落和生殖功能下降等，若进一步发展可出现脂肪肝、贫血甚至胎儿先天畸形等。人类若缺乏维生素 B_2，早期可出现疲倦、乏力、口腔疼痛、眼部瘙痒及烧灼感，进一步发展可出现口腔和阴囊病变如唇炎、口角炎、舌炎、皮炎、阴囊皮炎及眼角膜血管增生等病变。中国营养学会根据我国多年的研究成果，提出中等劳动强度的成年妇女每天应从食物中获得 1.4 毫克维生素 B_2。准妈妈怀孕期间因同时要满足母体和腹中宝宝的双重需要，对维生素 B_2 的需要量增加，每天应从食物中获得 1.8 毫克维生素 B_2。奶类、蛋类、各种肉类、动物内脏、谷类、蔬菜和水果等是膳食中维生素 B_2 的良好来源。

中国营养学会根据我国营养学家多年的研究成果，提出中等劳动强度的成年妇女每天应从食物中获得 14 毫克烟酸。准妈妈怀孕期间由于能量需求量增加，每天应从食物中获得 18 毫克烟酸。烟酸广泛存在于动植物食品中，其中以动物内脏如肝脏以及蔬菜中含量较高，谷类食物中含量也不少。

维生素 B_6

自然界存在的维生素 B_6 有三种形式，即吡哆醛、吡哆醇和吡哆胺。维生素 B_6 存在的这三种形式极为相似，都具有维生素 B_6 的生物活性。人体的肝脏、红细胞和其他组织中的维生素 B_6 以各种形式都被磷酸化，分别转变成磷酸吡哆醛、磷酸吡哆醇和磷酸吡哆胺，因此维生素 B_6 在人体内只能以磷酸化的形式发挥其重要生理作用。

人体缺乏维生素 B_6 的典型病例极为少见，单纯缺乏维生素 B_6 的病例也不多见，维生素 B_6 缺乏通常与其他 B 族维生素缺乏同时存在。轻度缺乏维生素 B_6 可出现眼、鼻及口腔周围皮肤的脂溢性皮炎，有时甚至扩展到面部、耳后、阴囊及会阴等处。目前我国对人体维生素 B_6 需要量的研究工作还不够广泛深入。中国营养学会参考国外的研究成果建议我国成

>> 营养知识大讲堂

烟酸又叫尼克酸，在人体能量转换过程中以辅酶Ⅰ(尼克酰胺腺嘌呤二核苷酸)和辅酶Ⅱ(尼克酰胺腺嘌呤二核苷酸磷酸)的形式参与生物氧化反应。人类缺乏烟酸会引起癞皮病，该病初期有体重减轻、食欲不振、失眠、头痛和记忆力减退等症状，若病情继续发展可出现皮炎、腹泻及痴呆等典型症状，又叫 3D 症状。烟酸缺乏往往与维生素 B_1 和维生素 B_2 缺乏同时存在。

年人每天应从食物中获得1.2毫克维生素B_6。准妈妈怀孕期间由于血液容量增加和一些其他原因，血浆维生素B_6含量下降。为了保障母体健康和腹中宝宝正常发育，准妈妈每天应从食物中获得1.9毫克维生素B_6。维生素B_6的食物来源很广泛，其中维生素B_6含量最高的是白色肉类(鸡肉和鱼肉)，其次为动物的肝脏、豆类和蛋黄等，水果和蔬菜中维生素B_6含量也较多。

>> 准妈妈必知

食物中的蛋白质进入人体以后都被分解成各种各样的氨基酸。人体内各种组织中的氨基酸可以根据自身的需要而相互转换，这种转换过程是靠转氨酶完成的。但转氨酶自身并不能独立完成此项任务，需要维生素B_6帮助才能完成，维生素B_6即是转氨酶的辅酶。人体内还有许多具有生物活性的物质如5-羟色胺、儿茶酚胺、r-氨基丁酸和牛磺酸等，都是由其相应的氨基酸脱去羧基转变成的，完成此种转变需要氨基酸脱羧酶，但此酶也不能独立完成此项任务，同样需要维生素B_6帮助才能完成，因此维生素B_6也是氨基酸脱羧酶的辅酶。人体内维生素B_6的许多重要生理功能都与转氨酶和氨基酸脱羧酶的作用有关。因此可以说，维生素B_6是人体内蛋白质代谢的帮手。

维生素C

人们对人类到底需要多少的维生素C有着不同的看法。各个国家每日供给的差异也很大，每日供给最低的为20毫克，最高则为200毫克。但在已提出供给量的维生素中，维生素C是唯一的一种在供给量上比实际需要量大得多的维生素。当然全国各地有不同考虑，例如，到底这种维生素是维持一个安全量，还是维持机体组织处于饱和水平，或是其他，所得的结果是不一样的。每人每天若有10毫克的维生素C可以改善或治愈坏血病，但这一量是不能满足机体的适当储备的。

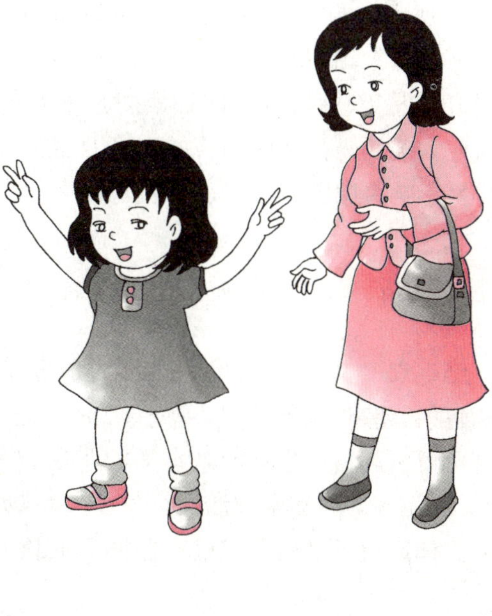

孕妇维生素 C 的日供应量为 70 毫克,可以保证机体维生素 C 营养比较充裕。

需要注意的是,在某些特殊情况下,维生素 C 的需求量会增加:在寒冷条件与高温条件,以及急性应激状态下,如进行外科手术的人,其维生素 C 的需要量增加;采用高营养浓度的全静脉营养也增加维生素 C 的需要,因为在这种情况下,尿中的维生素 C 增加,故适当补充是有益的。

维生素 D

维生素 D 又叫骨化醇,顾名思义,它与人体骨骼形成和发育有着不可分割的联系。维生素 C 和甲状旁腺素共同维持血钙水平稳定。当血钙水平下降时,维生素 D 能促进小肠增加钙吸收,促进肾小管对钙的重吸收;当血钙过高时,甲状旁腺素促进产生降钙素,阻止钙从骨骼动员入血,并促进钙、磷从尿中排出。维生素 D 还具有免疫调节作用,可以改变人体对感染的反应。

>> 准妈妈必知

准妈妈每天从食物中获得多少维生素 D 才算合适呢?中国营养学会建议我国成年人每天应从食物中获得 5 微克(200U)维生素 D,准妈妈怀孕 4 个月以后,每天应从食物中供给 10 微克(400U)维生素 D 比较合适。

人体的表皮和真皮内有一定量的 7-脱氢胆固醇,在阳光和紫外线照射下,7-脱氢胆固醇可转化为前维生素 D_3,然后再转化为维生素 D。人可以从动物性食物如肝脏、蛋类和奶类食品中获得维生素 D。阳光照射不足的人,喂养不当的小儿及中老年人等容易缺乏维生素 D。婴幼儿缺乏维生素 D 容易患软骨病(又叫佝偻病),中老年人缺乏维生素 D 容易患骨软化和骨质疏松症。准妈妈怀孕期间若维生素 D 供给不足,不仅自身容易发生骨软化和抽筋,也容易影响腹中宝宝骨骼正常发育而引起先天性佝偻病。

维生素 E

维生素 E 又叫生育酚,是人体内最重要的抗氧化剂之一。自然界许多因素如电离辐射、超声波、紫外线、臭氧、二氧化氮、乙醇、四氯化碳和多柔比星(阿霉素)等都可以引起与产生自由基有关的脂质过氧化反应,使器官组织的细胞结构遭到破坏,并使许多酶和生物活性物质丧失生物活性。食物中的维生素 E 经消化吸收进入人体后,往往储存于肝脏、脂肪和肌肉等许多器官组织中,并以多种不同的途

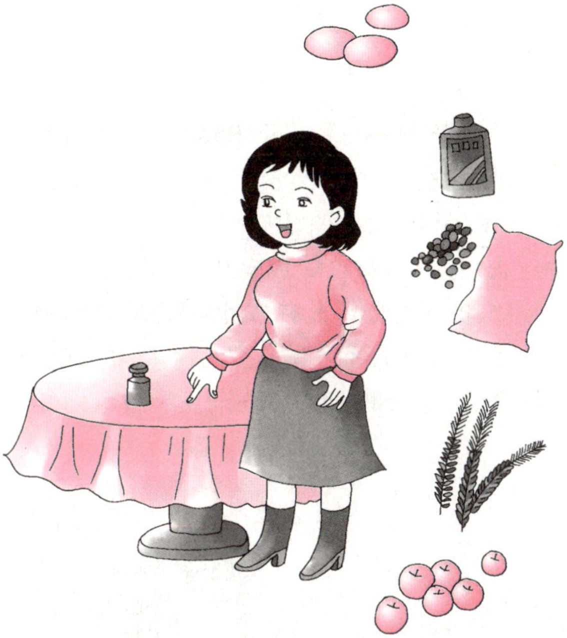

径进入各种组织的细胞膜内，与含有多不饱和脂肪酸的磷脂结合在一起，形成稳定的复合物。当人体组织遭受自由基攻击发生脂质过氧化反应时，维生素 E 便“挺身而出”，首先氧化自己而保护细胞膜结构中的多不饱和脂肪酸、细胞骨架、细胞内的核酸、酶以及其他生物活性物质免受自由基的攻击。维生素 E 这种奋不顾身的牺牲精神堪称细胞“卫士”。

动物若缺乏维生素 E，可出现生殖障碍、肌肉营养不良、神经系统功能异常、血液循环系统受损害、脑软化、肝坏死以及溶血性贫血等。直至 20 世纪 80 年代，科学家才证实，人类缺乏维生素 E 会导致脂肪吸收异常，引起孕妇早产、新生儿极低体重、免疫功能低下以及其他一些老年性疾病等。

准妈妈怀孕期间对维生素 E 的需要量增加，体内储存的维生素 E 被动员出来使血浆维生素 E 含量逐渐升高，此时期血浆维生素 E 可增加到正常水平的 2 倍，而腹中宝宝血浆维生素 E 含量为母体血浆含量的 1/4 ~ 1/3。为了满足胎儿生长发育需要，准妈妈十月怀胎期间应从食物中获得更多的维生素 E。食用植物油、谷类、豆类等都是维生素 E 良好的食物来源。

准妈妈每天应从食物中获得多少维生素 E 才算合适呢？中国营养学会根据营养学家的多年研究，建议准妈妈每天至少应从食物中获得相当于 14 毫克 α-生育酚的维生素 E。

叶酸

20 世纪 40 年代，科学家首先从菠菜中提炼出了一种属于 B 族维生素的物质，这种物质后来被叫作叶酸。自然界各种动植物食品中都含有叶酸，其中在动物的肝脏及肾脏、鸡蛋、豆类、酵母、绿叶蔬菜、水果以及干硬果品中含量比较丰富。叶酸在人体内参与许多重要的生物化学过程，直接影响核酸合成和氨基酸代谢。人体内若缺乏叶酸，细胞增殖速度较快的组织将首先受到影响，如骨髓中幼红细胞分裂增殖速度减慢，使幼红细胞停留在巨幼红细胞阶段而不能成熟，不成熟的红细胞体积增大，血红蛋白合成减少；若不成熟的红细胞不断增多可逐渐发展成巨幼红细胞性贫血病。

准妈妈怀孕以后，胎儿的神经管约在胚胎发育的第 3 ~4 周闭合，此时准妈妈若缺乏叶酸，易引起胎儿神经管未闭而导致腹中宝宝发生以脊柱裂和无脑儿为主要特征的神经管畸形。此外，准妈妈十月怀胎期间缺乏叶酸还容易引起先兆子痫和胎盘早期剥离的危险。准妈妈怀孕期间若缺乏叶酸即便是侥幸未发生如上严重情况，但发生了巨幼红细胞贫血病的母体孕育的宝宝也容易出现宫内发育迟缓、早产及新生儿低体重等大家都不愿意看到的情况。由此可见，叶酸对准妈妈自身及对腹中宝宝的作用是多么重要啊！叶酸能使孕期母子保平安。

>> **温馨提示**

中国营养学会根据多年的研究，建议我国成年人每天应从食物中获得 400 微克叶酸。准妈妈怀孕以后对叶酸的需要量增加，每天应从食物中获得 600 微克叶酸。

膳食纤维

膳食纤维通常是指植物性食物中没有被消化吸收的那部分物质，这些物质实际上是不能被人体利用的多糖类物质，主要是来自植物的细胞壁。谷皮、麸皮、蔬菜的根、茎、叶以及水果等都是膳食纤维的良好来源。膳食纤维本身体积较大，具有很强的吸湿性，进入人的肠道以后能促进肠道蠕动，减少由未被吸收的食物残渣所组成的粪团在肠道停留的时间，促进粪便的排出。另外，膳食纤维在人的大肠内经细菌发酵以后所含的水分增加，使粪团变稀变软，更有利于粪便的排出。此外，膳食纤维饱腹感强，本身不产生热量，又能减少脂肪和胆固醇的肠道吸收，因而有利于降低血脂，减轻肥胖和预防心脑血管疾病。由于膳食纤维具有良好的通便作

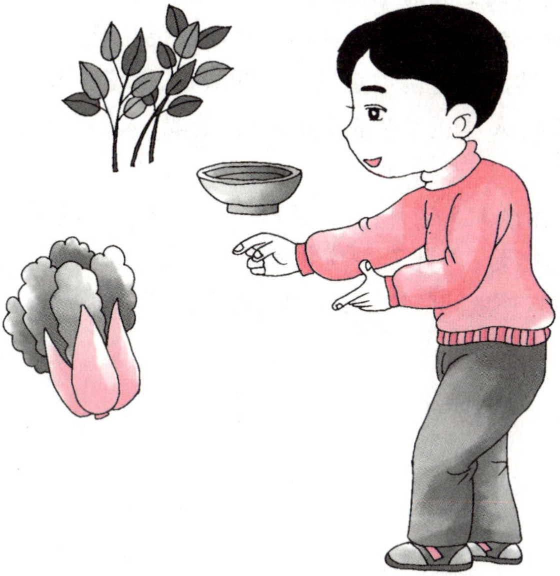

用，对预防结肠和直肠癌以及痔疮也有一定的效果。过去人们常把膳食纤维当成没有营养作用的“废物”而不被重视。近年来，膳食纤维越来越引起人们的普遍关注。实际上，人们已把膳食纤维看作是未列入营养素的“营养素”，有的学者把膳食纤维称为“第七营养素”。

中国营养学会根据多年的研究并参考国外的资料，建议我国从事中等劳动强度的成年人每天应从食物中获得30克膳食纤维。准妈妈怀孕以后，由于消化功能的改变，容易发生便秘，特别是怀孕早期和后期，更容易发生便秘，因此要注意经常吃些富含膳食纤维的蔬菜和水果。

水

水是一切生命的必需要素，尽管未把水列入营养素之列，但水必须从饮食中获得，实际上也是一种未被列入营养素的“营养素”。

水是人体内含量最多的成分，占成年男性体重的60%，成年女性体重的50%～55%。年龄越小，体内含水量越多，胚胎时期的含水量可达98%，新生儿可达80%。

水是人体结构的主要成分，不仅是体液的主要成分，也是维持细胞正常外形所必需的成分。水也是体内营养物质的载体，食物中的营养物质被人体吸收后，要靠血液运送到全身的组织细胞；组织细胞在新陈代谢过

>> 营养知识大讲堂

人体内的水有三种主要来源。第一种来源为饮水，正常成年人每日饮水约1200毫升(1.2千克)；第二种来源为食物中所含的水，包括稀饭、面条、汤以及其他饭菜中所含的水分，总量约1000毫升(1千克)；第三种来源为内生水，为蛋白质、脂肪和糖类等三大产能营养素在人体内代谢产生的水，总量约300毫升(0.3千克)，每克蛋白质代谢约产生0.41毫升(0.4克)水，每克脂肪代谢约产生1.07毫升(克)水，每克糖类代谢约产生0.6毫升(0.6克)水。

程中产生的代谢产物也要靠血液运送到相关部位，或进一步转化，或排出体外。血液的主要成分就是水。水也直接参与物质代谢和人体内各种各样的生化反应。水的热容量大，能调节人体体温，维持体温恒定。水是良好的润滑剂，能滋润皮肤，润滑组织和关节。总而言之，水对维持人体正常生命活动特别重要，人一刻也离不开水。

人对水的需要量为 4.18 千焦能量 1.5 毫升(1.5 克)，一个从事轻劳动强度的成年女性每天需要供给 9623 千焦能量，因此至少应供给 3450 毫升(3.45 千克)水。准妈妈怀孕以后，器官组织细胞外液间隙增加，再加上腹中宝宝的需要以及羊水，每天应供给足量的水。

第二篇

怀孕前期营养知识

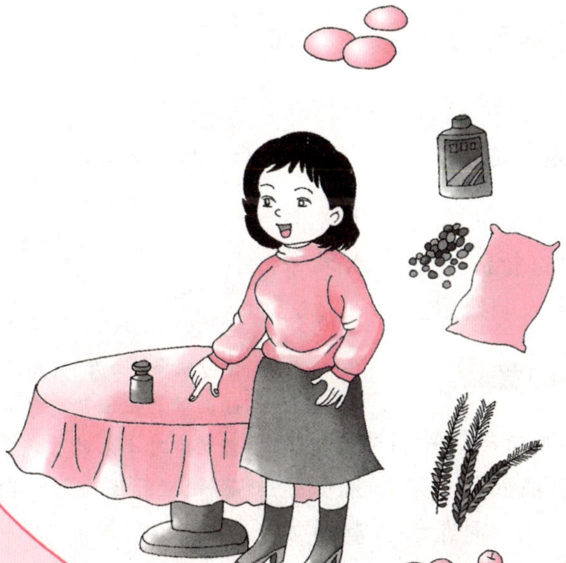

第一章

孕前饮食营养原则

很多孕妇都习惯于在知道怀孕后补充营养，其实宝宝的健康与智力，尤其是先天性体质往往是从成为受精卵的那一刻起就已经决定了，这就对精子和卵子的质量以及受孕时父母的身体状况提出较高的要求。为了保证母婴健康，必须从孕前准备受孕时就开始调整自己的营养结构。

孕前尽量不要吃的食物

避免吃各种“污染”食品

应尽量选用新鲜天然食品，避免食用含食品添加剂、色素、防腐剂的食品、熟食。水果等要洗净后才食用，以避免农药残留。

避免吃含咖啡因的食品

准备怀孕的女性不要过多饮用咖啡、茶以及其他含咖啡因的饮料和食品。某些国外专家研究后认为，咖啡因作为一种能够影响到女性生理变化的物质可以在一定程度上改变女性体内雌、孕激素的比例，从而间接抑制受精卵在子宫内的着床和发育。

>> 准妈妈必知

众多研究表明，酗酒、吸烟会导致低体重儿、流产及产妇在产后的行动障碍。男性若经常饮用葡萄酒、啤酒或烈酒，会降低睾丸激素分泌量，且增加精液中不良精子的数量。而烟草内的尼古丁及醇类物质对睾丸的生精上皮有直接毒性，可引起精子发育畸形，数量减少。这种精子与卵细胞结合所形成的胎儿，其发育也将会受到不同程度的损害。

避免吃腌制食品

这类食品虽然美味，但内含亚硝酸盐、苯并芘等，对身体很不利。

孕前夫妻双方都需注意饮食

很多夫妻从准备怀孕开始，就已经向各类美食进军了，特别是准妈妈们大有为了宝宝的健康而牺牲诱人身材的英勇气概，但是一味地大吃特吃也是不可取的，有时还会适得其反。

她的饮食误区

1. 过量食用辛辣食物

辛辣食物会刺激人的食欲，让人胃口大开，但她如果过量食用，会引起胃部不适、消化不良、便秘、痔疮等症状，身体健康大打折扣。而且，随着怀孕后胎儿的增大，孕妇的消化功能和排便本来就会受影响，如果仍然保持进食辛辣食物的习惯，不仅会影响到营养的供给，也会加重便秘、痔疮等症状。因此在计划怀孕前3～6个月，她应尽量少吃辛辣食物。

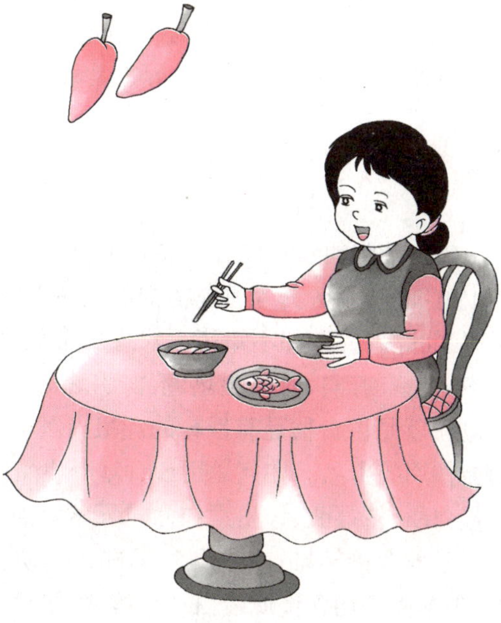

2. 过量食用高糖食物

若经常食用高糖食物，常常会引起糖代谢紊乱，甚至成为潜在的糖尿病患者。如果这种习惯维持到怀孕之后，那就更危险了，极易导致孕期糖尿病。这不仅会危害孕妇本人的健康，还可造成胎儿在母体内发育或代谢发生障碍，出现胎儿高胰岛素血症及巨大儿。

3. 不注意避免食物污染

食物从其原料生产直至食用前的全过程中，会经历很多必需的环节，可能会不同程度地受到污染，给人的身体带来危害。应尽量选用新鲜天然食品，避免食用含添加剂、色素、防腐剂的食品；蔬菜应充分清洗干净，水果最好去皮后再食用，以避免农药污染；尽量使用铁锅或不锈钢炊具，而避免使用铝制品及彩色搪瓷制品，以防止铝元素、铅元素损害身体的健康。

他的饮食误区

1. 忽略叶酸和维生素的补充

通常，医生会建议妻子从孕前就开始补充叶酸，以避免造成染色体断裂而出现畸形儿。其实对准备做老爸的你来说，叶酸同样重要。此外，还建议你多食用一些维生素含量高的食物，主要是新鲜的瓜果蔬菜，以提高精子的成活量。富含叶酸的食物包括：动物肝、红苋菜、菠菜、生菜、芦笋、龙须菜、豆类、苹果、柑橘、橙汁。

2. 忽略优质蛋白质的补充

蛋白质是细胞的重要组成部分，也是生成精子的重要原料。摄入充足的优质蛋白质，可以提高精子的数量和质量。这类食物包括三文鱼、牡蛎、深海鱼虾等海产品，它们不仅污染程度较低，还含有促进大脑发育的 DHA 等营养元素。此外，各种瘦肉、动物肝脏、乳类、蛋类等也是较好的选择。

可以促进生育的饮食

生殖细胞的营养成分主要是优质蛋白质、精氨酸、维生素和微量元素。所以调补生殖细胞，应认真考虑食物中的这些营养含量，以适当进食。人们婚后不孕，常喜服强壮滋补品，却不知药不对症反会使病情加剧。其实，造成不孕、不育的原因很多，有虚、有实，有因湿热、痰淤引起的，盲目乱补反而雪上加霜。古人说“食也，性也”，就是说食物是有性味的。祖国医学记录了很多能补肾、健脾、生精和提高性功能作用的食品。如何运用饮食增补生殖细胞呢？生殖细胞的营养成分主要是优质蛋白质、精氨酸、维生素和微量元素。所以调补生殖细胞，应认真考虑食物中的这些营养含量，以适当进食。①进食优质蛋白与精氨酸。如瘦精肉、猪脊髓、鱼、虾、牛羊肉等均含优质蛋白；鳝、海参、墨鱼、蹄筋等含精氨酸。②补充各种维生素。各类蔬菜中含有大量维生素，如番茄、玉米、萝卜、蛋等富含维生素 C、维生素 B_6、维生素 B_{12} 等。③增加矿物质食物，摄入微量元素。大多贝壳类食物，如蛤蜊、牡蛎、螺蛳、鲍鱼之类，含有微量元素锌、锰等。④适当添加含性激素的食品。如羊肾、狗睾、鸡肝、动物鞭等，都有提高性激素水平的功能。维持正常性功能，保持性腺分泌功能的正常，是不孕、不育患者应时刻注意的，下述食品虽有增强活力的作用，但在使用时还应当结合个体需要，慎重选取。

羊肾补精血

动物的肾、肝都含有丰富的蛋白质、维生素和微量元素。羊为木畜，肾为水脏，故羊肾能补肝肾，益精血。有报道，羊肾有辅助糖代谢的作用，尤其适合胰岛素分泌不足的糖尿病患者食用。

其吃法很多，可以煲、汤、炒、溜、焠服，根据口味和习惯选用不同食用方法。可以促进代谢、消除疲劳和补精血，若与韭菜、大蒜同炒，则其强壮作用更甚。

鹿茸助壮阳

鹿茸，是鹿头上所生的未老化的角，它具有强壮、固精之效。有血片和粉片的不同，特别是鹿角骨化前，所生的呈红色的"血茸"更为珍贵。从前广东富贾饲鸡时，常在芝麻、牡蛎、豆腐渣、谷粉中加鹿茸少许，所生鸡蛋其味特佳，且有助精壮阳作用。

鹿茸，可将其磨粉，1 日服 2 次，每次 0.2 ~1 克，用以强健筋骨。也可将它泡于酒中，浸 24 小时，每天少量稍稍饮之。必须强调指出，鹿茸是辛热壮阳之品，能温补命门，壮督温阳，阴虚之体是不宜食用的。泡酒而欲助兴，则不宜过量，只可酌情饮用，尤其不可醉后入房。

鱼鳔滋肾精

鱼鳔能滋养肾精，填益精髓。中医有"精不足者，补之以味"之说，就是精髓不足的人，应当用味厚的药(食)品来补。清代医家很多填补下焦的方剂就是选用海参、鱼鳔、鲍鱼、牡蛎等重浊、味浓的食品。从营养学角度分析，因这些食品含有大量胶蛋白、氨基酸、维生素、微量元素等营养成分，所以能促进生殖细胞的生长、发育，用于治女性的月经失调、崩中、带下等效果颇佳。

>> 温馨提示

鱼鳔作为食品，是席间珍贵的海味，可以油发、水发，或熬膏汤，或加入虾仁、笋片等，滑、溜、炒，食之，倘若加入菟丝子、枸杞子、沙苑蒺藜一起煲汤，则味美而滋补之力更甚。

莲子治梦遗

莲子性平，味甘涩，有养心安神、健脾、补肾、涩精等功效。含有丰富的淀粉、糖类、蛋白质，脂肪含量也较高，并且有维生素 B_1、维生素 B_2、维生素 A、维生素 C、维生素 E、钙、磷、铁等，可治脾肾虚引起的失眠，男子梦遗、女子带下。食用的方法有：①莲子桂圆粥，莲子、桂圆各 30 克，红枣 10 克，粳米 60 克，共煮成粥，加少许食糖。可安神固涩。②莲心茶，莲子心 1.5 克，开水冲泡，代茶饮。能清心火，固肾精，治女子性情急躁、带下赤白等。③莲子猪肉汤，莲子、芡实各30克，瘦猪肉120克，加水炖汤，食肉、喝汤。能固肾涩精，健脾和胃，治遗精、早泄、女子带下等。④米仁莲子羹，薏苡仁、莲子各30克，煮酥，加香蕉、苹果等水果丁，用淀粉收成羹。能清心和胃，固肾涩精，治女子带下，男子遗精、多梦等。

虾温补肾元

虾有海虾、河虾，其体内所含蛋白质占20.6%、脂肪占0.7%，还含钙、磷、铁、胡萝卜素、维生素B_1、维生素B_2、烟酸等。虾皮中含蛋白质相对较高。虾中还含有微量元素硒。虾性温，味甘，能补肾壮阳，适用于肾虚阳痿、腰膝酸软、倦怠无力、妇女月经量少、乳少等。食用方法甚多。可以“炖大虾”：鲜大虾，淬酒，炖服，每日适量食之，可补肾虚。“虾仁糜”：把虾仁斩成酱，加少量黄酒，炖服，并服猪脚汤，1日3次，能助乳汁。“醉虾”：上好白酒、酱油、姜汁等调料，活虾适量，直接放入调味品中，加盖，约15分钟后，即可食用，能助精补肾。

核桃仁温补

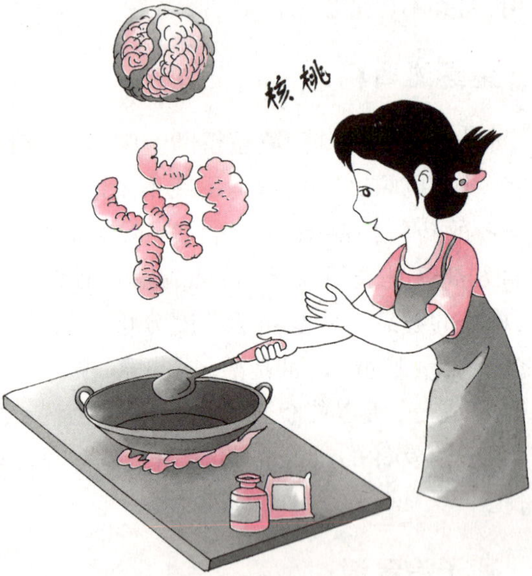

核桃仁又称胡桃仁，味甘，辛温，含有大量具有特殊结构的脂肪油、蛋白质、磷脂、亚油酸、赖氨酸、亚麻酸等，对大脑组织及机体代谢，有很重要的作用。还含有胡萝卜素、维生素A、维生素B、维生素C、维生素E、磷、钙等。核桃仁具补脑、益肾、固精之功，能用治阳痿、遗精、带下、早衰，并有润肠作用。食用方法很多。如“拔丝桃仁”：先将核桃仁炒去衣，再于锅内放糖、油待溶解后，放入核桃仁，炒拌至适当时，待冷却即可食用。“核桃仁芝麻糊”：核桃仁、芝麻、粳米共磨粉，食用时加适量白糖，开水冲调成糊状，可充养肾精。“胡桃冰糖汤”：核桃仁25克，水煮，加冰糖适量，每晨1次，连服1~3个月。有益智壮精、补肾之功，可治阳痿、带下、健忘、失眠、腰痛等。

孕前忌不吃豆类

俗话说:“可一日无肉,不可一日无豆。”大豆含蛋白质40%、脂肪20%,被誉为“田园里的肉”或“优质蛋白质的仓库”。多吃豆类对女性特别是想怀孕的妇女尤为重要,这是因为:豆类是优质蛋白质的主要来源。蛋白质摄入不足,会影响人体的正常发育。另外,豆类还能提供丰富的维生素B,以及钙、铁、锌等矿物质和人体必需的微量元素,能降低人体血液中胆固醇的含量,减少患心脏病的危险。更为重要的是,大豆中富含一种植物雌激素——异黄酮,它作为大豆特有的植物雌激素,其化学结构同己烯雌酚类似,是动物雌激素的前体,对女性,特别是不容易受孕的妇女具有重要的作用,而且没有动物雌激素的不良反应。

多吃豆类,可以预防新陈代谢紊乱、贫血、肌肉萎缩、营养不良性浮肿、脱发等疾病,更重要的是对胎儿的大脑发育有重要作用,能促进胎儿大脑生长。

但是,吃豆类食品时,一定要煮熟、煮透。因为大豆中含有胰蛋白酶抑制素,摄入后会抑制该酶的活性,刺激胃肠道,并且大豆中所含植物凝血素会引起肠炎。

豆类还被加工成各种方便易食的产品,这些产品除去了大豆中胰蛋白酶抑制素、凝血素、皂角甙、肠胃产气因子等所谓抗营养素成分,成为受大众欢迎的食品。

>> **准妈妈必知**

食用棉籽油也能造成不育症。棉籽油是以棉花的种子榨成的油,有些地区食用棉籽油。早在1957年我国学者刘宝善发表文章,回顾他在20世纪30年代曾观察到江苏某农村因食用粗制棉籽油造成男子不育。通过20世纪60年代对湖北、山东、江苏、河北、河南、陕西等产棉区的社会调查,发现许多家庭都因食用粗制棉籽油后造成不育。随着进行深入调查研究,发现引起不育的原因主要是食用粗制棉籽油。

根据调查,至今在有些地区食用粗制棉籽油仍很普遍,一般在食用1年以后,尤其青壮年,就形成不可逆转的不育症。为此,应大力宣传不要食用棉籽油,保持当地人群的生殖健康。

胎儿发育不可或缺的营养物质

缺碘

碘是合成甲状腺素的重要原料,碘缺乏必然导致甲状腺激素减少,造成胎儿发

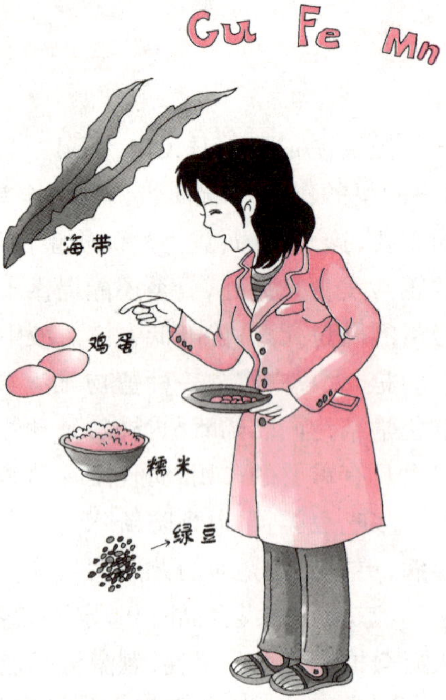

育期大脑皮质中主管语言、听觉和智力的部分不能得到完全分化和发育。婴儿出生后生长缓慢、反应迟钝、面容愚笨、头大、鼻梁塌陷、舌外伸流涎，有的甚至聋哑或精神失常，成年后身高不足 1.3 米。此病名为“呆小病”。患呆小病后，一般尚无特效的治疗方法，因此必须重视预防。缺碘地区的妇女在怀孕以后，应多吃一些含碘较多的食物，并坚持食用加碘食盐。

缺铜

20 世纪 70 年代初期，人们发现一种能致婴幼儿死亡的疾病，患儿以贫血为主症，常因精神异常、运动障碍和全身动脉血管迂曲而夭折。医学家研究发现，这是因为母亲在妊娠期间血中铜含量过低，引起胎儿缺铜，造成机体新陈代谢提供能量来源的三磷酸腺苷缺乏，以致不能满足生命的最低能量，同时可影响胎儿某些酶的活性以及铁的吸收和运转，从而造成贫血。

缺锰

研究表明，缺锰可以造成显著的智力低下，特别是妇女在妊娠期缺锰对胎儿的健康发育影响更大。实验表明，母体缺锰能使后代产生多种畸变，尤其是对骨骼的影响最大，常出现关节严重变形，而且死亡率较高。

缺铁

人体如果缺铁就会出现低血色素性贫血。妇女在妊娠 30 ~ 32 周时，血色素可降至最低，造成“妊娠生理性贫血”，在此基础上如果再缺铁，则可危及胎儿。调查表明，患严重贫血的孕妇所生婴儿的红细胞体积比正常婴儿小 19%，血色素低 20%。因此，建议妇女在孕期应多吃一些含铁丰富的食物，如蔬菜中的黑木耳、海带、芹菜、韭菜；谷类食物有芝麻、大麦

> >> 温馨提示
>
> 一般说来，以谷类和蔬菜为主食的人不会发生锰缺乏，但由于食品加工得过于精细，或以乳品、肉类为主食时，则往往会造成锰摄入量不足。因此，孕妇应适当多吃些水果、蔬菜和粗粮。

米、糯米、小米;豆类食物有黄豆、赤小豆、蚕豆、绿豆;特别是动物肝脏、蛋黄中含量更为丰富。

一般人饮食注意事项

原则上一般人饮食对食物没有限制,但为了使身体更健康,并能过健全的生活,要注意以下几点。这也对防止身体功能失去平衡很有效。

用餐时要注意情绪,不要边吃边想工作,应保持愉快的气氛。例如在桌上放着喜爱的花作装饰,或吃最想吃的食物等。

将水果连皮制成果汁,每次服用 100 ~200 毫升,早晚各饮用 1 次。

早餐和午餐应尽量多吃,晚餐则少吃一点。睡前 3 小时不吃东西,那么隔天早上起床时,脑子会清醒。

偏胖人饮食注意事项

如果吃饭不细嚼慢咽,加上从不中断地每日三餐过量饮食,人体的消化系统长期处于过度负荷的状态,使得肠胃的问题越来越严重,垃圾堆积越来越多。身体无力处理肠胃的问题,则使脾脏的负担也越来越重。预备妈妈要注意,在怀孕前不要让自己偏胖。若你已是肥胖的体形,请按照以下的饮食建议,尽快采取措施。

过去吃得过量的食物,留在体内成为不必要的东西,所以应避免过量的饮食,并减少营养价值高的食物。

要摄取可使身体冷却的食品,使新陈代谢旺盛,这是很重要的。另外,要调整排便的机能,将多余的废物排出。

食物一定要细嚼慢咽,不要因肚子过饿而狼吞虎咽。

素食人饮食注意事项

如果孕妇是一个素食主义者,在日常饮食中,必须确保能吸收均衡而充足的营养素,以供母体及胎儿发育所需。

基本上,要从植物性食品中获得平衡而足够的蛋白质、所有维生素及矿物质,只要依照各类食物的特有营养配搭着吃,力求均衡,亦是可行的饮食方式。以下的饮食建议对素食者有帮助。

芹菜具有一定药理和治疗价值。现代药理研究表明，芹菜具有降血压、降血脂的作用。由于它们的根、茎、叶和籽都可以当药用，故有“厨房里的药物”“药芹”之称。素食孕妇在补充钙质、铁质、维生素 D 及核黄素方面尤需注意。由于不能吃牛奶及鸡蛋，更要多吃海藻类食物、花生、核桃及各类新鲜蔬果，以补充钙及各种维生素；维生素 D 尚可从阳光中大量获得，但维生素 B 的吸收却难以解决，因为它只存在于动物性食品中，虽然身体需要量极小，但如果缺乏容易导致贫血。因此对铁质的吸收更是重要，但是每一份植物性食物中的铁质相当少，即使绿叶蔬菜及豆类亦是如此，而且当中还含有妨碍胎儿吸收铁质的物质，所以吃得太少，作用不大，必须大量进食如海藻、麦片、菠菜、芹菜等。

孕妇奶粉营养多

孕妇奶粉是低乳糖孕妇配方奶粉，富含叶酸、唾液酸 SA、亚麻酸、亚油酸、铁质、锌质、钙质和维生素 B_{12} 等营养素，计划怀孕和哺乳期妇女同样实用。要想使孕妇补充足够的营养，能为胎儿健康成长提供必需的营养元素，同时又要不过量饮食，杜绝肥胖，一个最好的办法就是喝孕妇奶粉。

品质良好的孕妇奶粉含有孕妇、产妇、胎儿必需的各种营养成分，如维生素和各种必需的微量元素等。每天喝一点孕妇奶粉是孕妇最佳的营养补充途径，既方便又有效，每天早晚各一杯，孕妇就可以安心地得到自己和宝宝所需的一切营养成分。

>> 专家指南

食物中有互补的植物蛋白质，只要菜式力求变化，相互搭配，也可以得到全部所需的氨基酸。譬如在吃壳物食品时(如米、麦、玉米)，应兼吃脱水豆类、豌豆或一些硬壳果的果仁；煮食新鲜蔬菜时，亦可加入少许芝麻、果仁或蘑菇来弥补欠缺的氨基酸。

孕前忌多吃腌熏食品

咸肉、火腿、香肠、腌鱼、咸菜以及各种熏烤食品，如羊肉串、鸡肉串、鹌鹑串、肥肠串等有着特殊香味，很是诱人，但在制作过程中会产生强烈的致癌物质——苯并芘和仲胺，这种物质进入胃后在酸性环境中会进一步形成亚硝胺，这两种物质都可使精子和卵子中的遗传物质 DNA 发生畸变，导致形成的受精卵畸形，因此最好不吃或少吃。

孕前忌不彻底清洗果蔬

农药易残留在蔬菜及瓜果上，被摄入体内后会改变身体的内环境，使遗传基因发生变异，损害精子或卵子。因此，吃蔬菜和水果时，可去皮的果蔬尽量去皮，不能去皮的果蔬，可任选以下一种方法进行清洗：

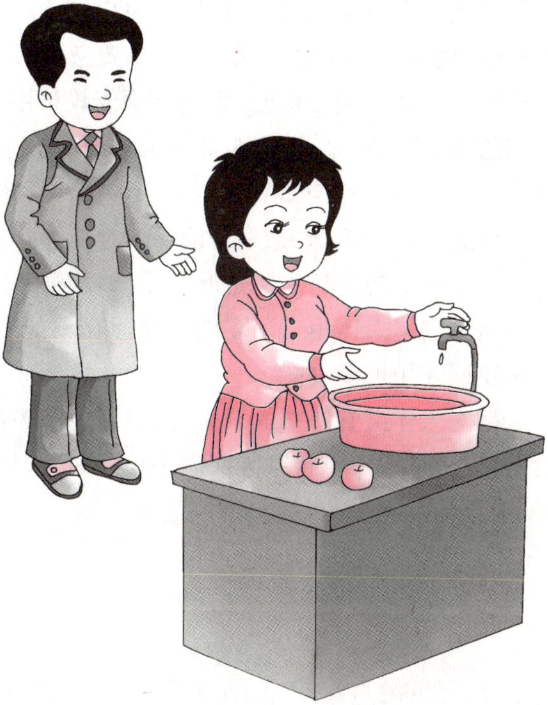

(1)把水果或蔬菜先放在清水里浸泡20～30分钟，让农药充分溶解，然后再用清水反复冲洗。

(2)把水果或蔬菜放在淘米水中浸泡10分钟，淘米水中的生物碱对农药有很好的去除作用，然后倒去浸液，再反复以流动的清水冲洗。

(3)将水果或蔬菜浸泡在80℃以上的热水中约2分钟，使农药快速溶解，再以清水彻底冲净。

(4)把水果或蔬菜放入盆内，随后加入足量的清水，再放入小苏打(碳酸氢钠)搅拌均匀并浸泡10分钟，最后用清水冲净。

>> 温馨提示

减肥一直是女性关注的话题。有些自认为较胖的妇女为了追求形体美，采用各种方法减肥，甚至采取节食的方法，这对于要怀孕的妇女来说是很不利的。

首先，过分节食会引起营养不良和厌食症。人体消耗的热能来自蛋白质、脂肪和糖类三大营养物质，卵巢分泌的雌激素通过血液循环输送到全身，作用于女性的各个器官，多余的雌激素便储存在脂肪里，需要时再释放出来。所以，脂肪能调节雌激素在体内的平衡。如果过度节食，会造成下丘脑—垂体—卵巢轴分泌失调，导致不能按月排卵，月经失调，甚至造成闭经，影响生育。

孕前忌碘摄入不当

碘在整个机体中的唯一作用是作为甲状腺激素的必需成分。甲状腺激素对身体发育是必需的,正常的体格、认知行为和神经、运动系统的发育均依赖于甲状腺激素。甲状腺激素是调节人体物质代谢的重要激素,并且在脑发育的临界时期(从妊娠开始至出生后2岁),神经系统的发育必须依赖于甲状腺激素的存在。妇女在怀孕期间,对碘的需要增加。如果缺碘,将使胎儿的甲状腺激素不足,严重影响胎儿中枢神经系统发育,结果可能会导致智力低下、听力障碍、体格矮小(又称为克汀病)。由于碘在人体内能储存1000天,故在孕前补碘对于整个孕期将有积极的作用。

含碘丰富的食品主要是海产品,如紫菜、虾等。近年来,我国普及加碘盐,可长期稳定地供给人体生理需要的碘量。在不能经常吃到海产食物的内陆地区,应购买和正确使用加碘食盐。

碘对人体虽有特殊的意义,但也不是多多益善。如果长期摄入含碘量高的水、食物,或者在治疗甲状腺等疾病中使用过量的碘剂,也会发生碘过量,造成甲状腺肿,对人体是有害的。

孕前忌不饮用矿泉水

水,滋润着自然万物,维持着地球上的生命。一个人可以几天不吃东西,但连续一周不喝水就不行了。人体组织成分的3/4是由水构成的,一个成年人,每天需要补充3~5升的水。人没有水,就不能生存。

人们经过长期摸索和科学分析,认识到矿泉水是一种水质纯净而且含有多种微量元素的理想饮用水。其实,早在古时候,我们的祖先就已认识到矿泉水与人体健康大有关系。史籍上就有“神农尝草之滋味,水泉之甘苦,令民知所避就”的记载;汉朝伟大的天文学家张衡的《温泉赋》则说明了矿泉水能治病健身,延年益寿。在国外,古罗马时已盛行矿泉浴了。

在环境污染日趋严重、饮用水源遭受破坏的今天,矿泉水成了最受人们欢迎的饮料之一。

矿泉水,水质纯净,水味适口,含有人体所需的多种微量元素,具有调节人体功能的作用,这已得到国际医学界的一致公认。特别是在矿泉水中含有较多游离的钙离子,对人体电解质平衡,调节大脑皮质和神经系统的兴奋性,促进骨髓生长发育、腺体分泌，维持身体的正常生理功能的进行，起着举足轻重的作用。

矿泉水的保健作用，不仅在于它对每个人的健康大有裨益，而且也表现在它对一些慢性疾病，如习惯性便秘、神经衰弱、消化不良、高血压、冠心病、皮肤瘙痒症等有较好的辅助疗效。

>> 准妈妈必知

水质的好坏又直接影响到人体健康。倘若一个人所饮的水长期受到重金属污染，那么水中的重金属就会积存在人的内脏器官里，难以排出，以致危害人体健康。然而，由于人类自己的生产和其他活动，已造成全世界13%的淡水资源遭受污染。我国上海居民的饮水，虽说多是净化的自来水，但属于软质水，人们饮后普遍出现缺钙现象。一个人若严重缺钙，会导致骨骼、牙齿发育不良，还会引起多种疾病，诸如高血压、冠心病、便秘和某些皮肤病等；对儿童来说，更会影响机体正常的生长发育。可见，光是水质的净化是不够的，还要求水中所含的营养物质要丰富，特别是不可缺少人体必需的矿物质。

孕前忌不了解的保健饮料

盛夏酷暑，炎热难耐，人在暑天如在蒸笼之内，热气逼迫，致使毛孔开而汗大泄，此时适量饮水，可以及时补充体内生理缺水，纠正失调。然而，人们往往为了求得一时畅快，甚至盲目追求“消费档次”，而大量饮用一些色、香、味俱全，令人眼花缭乱的饮料，对这些饮料，偶尔适量饮用一些，倒也无妨，但过量贪饮或长期饮用，则有害无益。

其实，市场上所售各类饮料中所含色素、糖精、香精、防腐剂等原料，只是起色、香、味的作用，以引起人们的感官兴趣，一旦饮用过多，易引起喉头水肿、咳喘、荨麻疹、皮肤瘙痒等病症。

如果是冰冻汽水，冰镇高橙、雪碧，冰激凌之类，过量饮用，还可导致脏腑功能紊乱，发生胃肠黏膜血管收缩、胃肠痉挛、消化液分泌减少等一系列病理改变，引起食欲下降，凡患有胃肠疾病、心血管疾病、口腔咽喉病变以及对冷刺激敏感的人，尤其是幼儿及老弱病者更不宜多饮冷饮。

那么，究竟哪种饮料最宜呢？据研究人员证明，暑天最佳饮料就是新鲜凉开水。研究证实，烧开后自然冷却的凉开水，具有独特的生物活性，很容易渗透进入细胞膜，促进新陈代谢，增强人体免疫功能。清晨饮一杯凉开水，能很快被排空的肠胃吸收利用，稀释血液，扩张血管，增强血管弹性，加快血液循环，降低血压，防止心脑血管疾病的发生，使人体恢复正常生理状态。

常饮凉开水，还可以洗涤肠胃，治疗便秘，改善内分泌腺及心、肝、肾的生理功能，兴奋肠胃，促进胃液分泌，增进食欲，预防感冒及某些皮肤病、关节炎、咽喉炎等。

经常饮凉开水的人，体内乳酸脱氢酶的活性较高，肌肉组织中乳酸积累减少，易消除疲劳。此外，常饮新鲜凉开水，可使皮肤经常保持滋润细腻而富有弹性和光泽，真正起到美容保健作用。

不过，凉开水放久了，是不会有上述效果的。因为时间长了，其生物活性必然丧失，甚至变质，若此时饮用，则有害无益。

>> 营养知识大讲堂

钙是骨骼与牙齿的主要成分，是胎儿发育过程中不可缺少的一种物质。钙可以加强母体血液的凝固性，可以安定精神，防止疲劳，对将来的哺乳也有利。怀孕后的女性必须摄取比平常多2倍的钙质。虽然孕期开始对钙的需求并不多，但到孕后期、哺乳期，缺钙对孕妇、胎儿及产后母婴将有严重的不良影响。我们知道，钙在人体内的储存时间长达2500天，虽然用得多，但储存时间长，所以孕前必须适量补钙。

含钙丰富的饮食有瘦肉类、蛋类、奶类、豆类等。

孕前忌铁质摄入不足

铁质的主要功能是组成血红蛋白，进而形成红细胞。人体如果缺铁，就会发生贫血。妇女在怀孕中期之后，血容量增加，血液稀释，血红蛋白相对减少。同时，胎儿生长迅速，每天要吸收约5毫克的铁质，使母血中的铁质减少。这两个因素使孕妇易发生贫血，这不但影响胎儿的生长，而且易发生产后出血及产褥感染，对产后母体的康复不利。

为了防止妇女怀孕中期贫血，除了在孕期注意补充铁质外，在孕前就要开始多摄入铁质。因为孕吐反应，孕早期的孕妇进食较少，铁质的摄入量相对不足，由于铁在人体内储存时间可长达4个月，所以在孕前3个月补铁，正好为孕中期大量用铁做准备，这对孕妇、胎儿的健康是很有益的。

富含铁质的食物有猪瘦肉、猪肝、猪血、牛肉、鸡蛋、大豆、海藻类、芝麻酱、黑木耳、香菇、绿色蔬菜等，且以动物性食物易于吸收。

孕前忌锌摄入不足

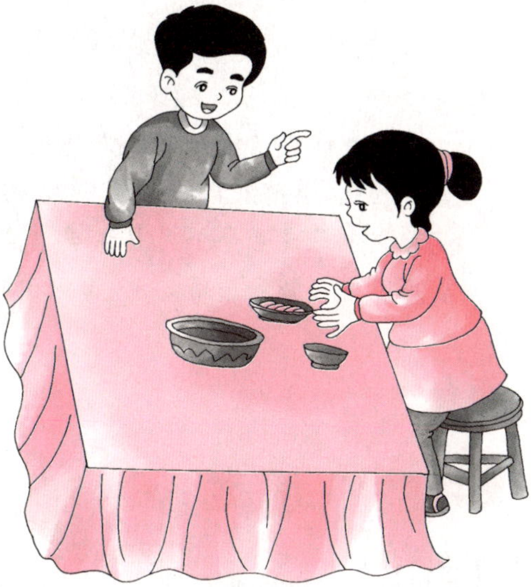

锌对人体的生理作用是相当重要的。首先，锌是人体内一系列生物化学反应所必需的多种酶的重要组成部分，对人体的新陈代谢活动有重大影响。缺锌会导致味觉及食欲减退，减少营养物质的摄入，影响生长发育。其次，锌还具有影响垂体促性腺激素分泌、促性腺发育和维持性腺正常功能的作用。因此缺锌不但可使人体发育迟缓，身体矮小，还可导致女性乳房不发育，没有月经，造成女性不孕。

含锌比较高的食物有豆类、小米、萝卜、大白菜、牡蛎、牛肉、羊排、子鸡、茶叶等。

第二章

孕前饮食营养食谱

生个健康宝宝是很多夫妇的一大心愿，应该如何做好孕前准备呢？因此，孕前及时调整营养结构也成为当个好妈妈的必修之课。孕前3个月或者半个月是调整营养结构的最佳时期。专家介绍，孕前可以按照膳食宝塔要求，每天少吃多餐，适当调整。

三鲜豆腐

【原料】

白豆腐500克，水发海参20克，虾仁100克，冬笋50克。

鸡蛋35克，鸡蛋清20克，香菜25克，葱花3克，姜末3克，味精3克，面粉15克，酱油15毫升，香油5毫升，花生油50毫升，鸡汤200毫升，淀粉适量，精盐少许。

【做法】

(1)先将海参、冬笋拣好，洗净，切成蚕豆丁大，用开水氽过放在碗中；另将虾仁洗净、切丁，用适量蛋清、面粉及适量精盐拌好，用温油滑透，捞出待用。再将豆腐切成7厘米长、3厘米宽、1.5厘米厚的长方形块，用热油炸成金黄色后捞出，从其上面片取一薄片，下面的一片揪成桶状。

(2)将海参、冬笋及虾仁丁加入精盐、味精、姜末、香油拌匀，分别填入豆腐盒内，再将掺入蛋清的少许面粉抹在片下的豆腐片上，将豆腐盖封好，上笼屉蒸10分钟后取出，滤出汤汁，码入盘中。

>> 营养知识大讲堂

豆腐是我国炼丹家——淮南王刘安发明的绿色健康食品。时至今日，已有二千一百多年的历史，深受我国人民、周边各国及世界人民的喜爱。发展至今，已品种齐全，花样繁多，具有风味独特，制作工艺简单食用方便的特点。有高蛋白，低脂肪，降血压，降血脂，降胆固醇的功效。是生熟皆可，老幼皆宜，养生摄生、益寿延年的美食佳品。

(3)在砂锅中加入鸡汤、酱油，煮沸后加入淀粉勾成薄芡，淋在豆腐上，加入香油，撒上事先切好的香菜，即可上桌。

雪里蕻炒豆腐

【原料】

豆腐300克，雪里蕻干菜100克。

酱油、味精、葱姜末、高汤、猪油、香油、淀粉各少许。

【做法】

①把豆腐切成小方丁，用开水氽一下，沥尽水。

②炒锅内入猪油，先用葱姜末爆出香味，再加入雪里蕻煸炒。

③下入高汤，放进豆腐、酱油，烧开后移到小火上再烧焖数分钟，用水淀粉勾芡收汁，淋入香油，加入味精，出锅装盘即可。

板栗炒白菜

【原料】

黄秧白菜500克，板栗250克。

熟红萝卜10克，海带丝1克，植物油30毫升，高汤360毫升，精盐2克，料酒4毫升。

【做法】

①用刀在板栗柄端划一裂缝，放入开水中煮熟后除去外壳和内皮，太大者可从中分一刀，切成两块。

②将白菜洗净，去筋，切成3厘米×3厘米的大块。

③将油放入锅内，油热后倒入白菜，稍炒，放入适量高汤，放入板栗、料酒、精盐烧熟，撒上红萝卜丝、海带丝即可装盘上桌。

>> **营养知识大讲堂**

栗子营养丰富，维生素C含量比西红柿还要高，更是苹果的十几倍。栗子中的矿物质也很全面，有钾、锌、铁等，虽然含量没有榛子高，但仍比苹果等普通水果高得多，尤其是含钾量比苹果高出3倍多。

中医认为栗子能补脾健胃、补肾强筋、活血止血。对肾虚有良好疗效，故又称“肾之果”。不过栗子生吃难消化，熟食又容易滞气，一次吃得太多会伤脾胃，每天最多吃10个就可以了。

番茄白菜

【原料】

大白菜心 300 克，番茄酱 100 克。

白糖 60 克，米醋 30 毫升，葱丝 10 克，香油适量。

【做法】

①将白菜心洗净切成细丝放入盘中，再将番茄酱倒在白菜丝上待用。

②食用前，放入白糖、醋、香油、葱丝拌匀即可。

拔丝苹果

【原料】

苹果 250 克。

青、红丝 15 克，熟芝麻 10 克，熟猪油 1000 克（过油用），白糖、蛋清、干淀粉、面粉各适量，青红丝少许。

【做法】

①将苹果洗净削皮，切四瓣，去净果核，切成滚刀块，稍沾一层面粉；蛋清加淀粉调成糊，放入苹果块抓匀。

②锅内放猪油，烧至五六成热时，将抓好的苹果，逐块下入油内，炸成浅黄色连油倒出。

③锅内放少许油和水，加白糖炸成浅黄色冒泡能拔丝时，倒入炸好的苹果，离开火口，边颠边撒青红丝、芝麻，挂匀糖浆出锅，同凉水碗一起上桌，蘸凉水食用。

>> 营养知识大讲堂

苹果中的果胶和鞣酸有收敛作用，可将肠道内积聚的毒素和废物排出体外。其中的粗纤维能松软粪便，利于排泄；有机酸能刺激肠壁，增加蠕动作用；而维生素 C 更有效保护心血管。

以下食谱含碳水化合物较少，适于肥胖者和营养失调症、糖尿病及碳水化合物过多症的患者食用。

冰糖猕猴桃

【原料】

猕猴桃 350 克，冰糖适量。

【做法】

将猕猴桃洗净，去皮，切成块，放入碗中，加入适量冰糖；上笼，蒸至桃肉熟烂，取出即可食用。

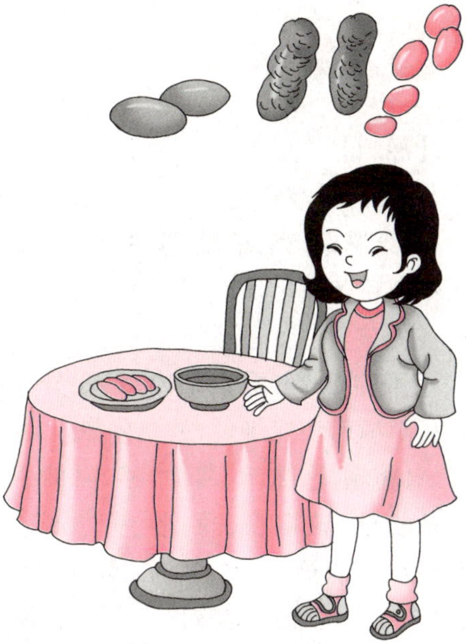

糖酥花生米

【原料】

花生米250克。

【做法】

①将花生米去杂洗净，将鸡蛋磕入碗内，放入少量面粉和水，调成糊，将花生米放入，加入白糖拌匀。

②锅置火上，放花生油烧热，将裹有面糊的花生米炸至琥珀色，捞出晾凉即成。

>> 营养知识大讲堂

花生本身是高能、高蛋白和高脂类的植物性食物，不含胆固醇和反式脂肪酸，而且富含微量营养素，植物固醇、白藜芦醇、异黄酮、抗氧化剂等物质，有重要的保健作用，更是乳、肉食物的优秀替代品，对平衡膳食、改善中国居民的营养与健康状况具有重要作用。

麻酱拌豇豆

【原料】

长豇豆300克，麻酱50克。

精盐、味精各适量。

【做法】

①将豇豆择洗干净，切成小段，放入开水中焯透，捞出用凉水过凉，放入盘内。

②将麻酱用凉开水澥开，调成粥状，与精盐、味精调匀，浇在豆角上，拌匀即成。

怪味海带

【原料】

水发海带600克。

熟芝麻30克，精盐、酱油、醋、味精、白糖、葱丝、姜末、蒜末、辣椒油、香油、芝麻酱、花椒粉各适量。

【做法】

①海带洗净，放蒸锅内蒸30分钟，至脆嫩，取出，晾凉后切成细丝，放盘内撒上熟芝麻。

②将精盐、味精、酱油、醋、白糖、香油、芝麻酱、辣椒油、花椒粉、葱、姜、蒜放碗内，调成味汁，浇在海带丝上拌匀即成（调味品种及量，可根据个人口味加以调整）。

>> 营养知识大讲堂

海带中含有60%的岩藻多糖，是极好的食物纤维，糖尿病患者食用后，能延缓胃排空和食物通过小肠的时间，这样，即使在胰岛素分泌量减少的情况下，血糖含量也不会上升，而达到治疗糖尿病的目的。

三丝黄瓜

【原料】

黄瓜3根，香肠丝、香菇丝、绿豆芽各30克。

熟花生油15克，精盐3克，味精2克，水淀粉10克，鸡汤适量。

【做法】

①黄瓜去皮，切去两头，切成3厘米长的段，捅掉黄瓜中间的籽瓤，把香菇丝、香肠丝和绿豆芽依次嵌入黄瓜段中间（三丝同黄瓜段要一样长短），全部做完后排放在盘内，上笼用旺火蒸5～7分钟，取出备用。

②炒锅上火，加鸡汤、精盐、味精，烧沸后用水淀粉勾薄芡，淋入熟花生油，把卤汁浇在三丝黄瓜上即成。

素炒荠菜

【原料】

荠菜250克。

花生油、黄酒、精盐、味精各适量。

【做法】

①将荠菜择洗干净。

②锅置旺火上，放花生油烧热，投入荠菜，急火翻炒至软，注入少许水，盖好锅，煮3～5分钟，加入精盐、黄酒、味精翻炒几下，盛起即成。

>> 营养知识大讲堂

荠菜为十字花科植物，是一种人们喜爱的可食用野菜，遍布全世界，其营养价值很高，食用方法多种多样，具有很高的药用价值，具有和脾、利水、止血、明目的功效，常用于治疗产后出血、痢疾、水肿、肠炎、胃溃疡、感冒发热、目赤肿疼等症。人工栽培以板叶荠菜和散叶荠菜为主，春、夏、秋三季均可栽培。

嫩姜爆鸭丝

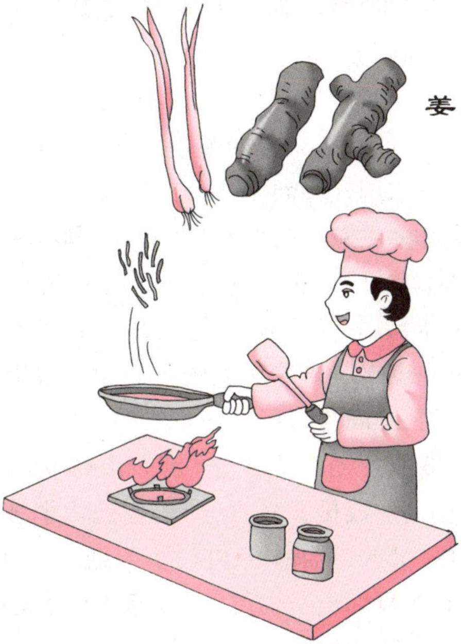

【原料】

熟烟熏鸭250克。

嫩姜40克，红甜椒25克，青蒜苗25克，植物油25毫升，酱油8毫升，白糖1克。

【做法】

①先把烟熏鸭剔骨，切成长4厘米、粗0.7厘米的丝，姜切丝，甜椒切成粗0.7厘米的丝，青蒜苗切成小段。

②把鸭丝放入烧至五成热的油锅中翻炒数下，加入姜丝、甜椒丝，再放入酱油、白糖、青蒜苗段，炒出香味，起锅装盘即成。

姜丝羊肉

【原料】

瘦羊肉100克，甜椒2克，嫩姜25克。

蒜苗段20克，植物油40毫升，酱油5毫升，精盐1克，甜面酱3克，料酒5毫升，水淀粉3克。

【做法】

①先将嫩姜、甜椒(去蒂、籽)切成丝;羊肉顺其纹理切成丝,放入料酒、酱油、精盐中拌匀。

②甜椒丝放入热油锅中煸炒至半熟,放入羊肉丝,炒至发白,加入嫩姜、蒜苗段,略炒数下,下甜面酱炒匀,倒入水淀粉液汁颠翻几下,装盘上桌。

羊肝排叉

【原料】

羊肝 200 克,豆腐皮 100 克。

花生油 500 毫升(约耗 50 毫升),面粉 30 克,精盐 3 克,花椒 3 克。

【做法】

①花椒炒焦,擀成细面,与精盐混匀;羊肝切成 7 厘米长、0.3 厘米厚的薄片;面粉用 15 毫升清水调成稠糊;豆腐皮切成两半。

②将豆腐皮铺平,把面糊均匀地抹在上面,再铺上羊肝片;铺完后,把余下的面糊铺排在羊肝上压实,切成 3 厘米宽、7 厘米长的长块;每块豆腐皮夹肝再顺着它的长边,在它的中间划开 2 刀,中间一刀划长些。

③取竹签从豆腐皮夹肝一头的中间的划口插进去,形成排叉样;待油锅烧到六七成热,把羊肝排叉放进油锅里,炸时不要翻动,以免羊肝溢出;至豆腐皮呈金黄色时,捞出即可装盘上桌。

>> 营养知识大讲堂

据营养学家分析,每 100 克羊肝中,除水分外,含蛋白质 18.5 克,脂肪 7.2 克,碳水化合物 4 克,灰分 1.4 克,钙 9 毫克,磷 414 毫克,铁 6.6 毫克,硫胺素 0.42 毫克,尼克酸 3.57 毫克,抗坏血酸 18.9 毫克,维生素 A 29900 国际单位。可见羊肝属于一种富含维生素 A 和磷的食品。

玉兰五花鱼

【原料】

鱼 750 克(任何鱼均可),五花肉 100 克,玉兰片 50 克。

葱花、蒜片、姜末、酱油、味精、盐、醋、料酒、香油、植物油各适量。

【做法】

①将鱼洗净,两面打上花刀,过油炸一下,捞出待用。

②用植物油、葱、姜、蒜炝锅，炒五花肉片和玉兰片，炒好加酱油、料酒、味精、醋和盐少许，再放5勺高汤；把鱼放锅内大火烧开，用微火煨，大约15分钟，汁剩一半，把鱼翻个捞出，放入盘中，调料也同时捞出，放在鱼上。最后将原汁加上香油和酱油搅匀，洒在鱼身上即成。

黄豆炖牛肉

【原料】

牛肋条肉500克，黄豆250克。

精盐、料酒、酱油、白糖、葱段、姜片、八角茴香、花生油各适量。

【做法】

①将牛肉洗净，入沸水锅内煮30分钟，捞出洗净后切丁；黄豆去杂洗净，放锅内用小火炒香。

②油锅烧热，放入牛肉丁炒变色，加入精盐、葱段、料酒、酱油、姜片、八角茴香和适量水，烧沸，放入黄豆再烧沸，改为小火焖煮至肉豆熟烂，加入精盐、白糖调味，出锅即成。

>> 营养知识大讲堂

牛肉含有丰富的蛋白质，氨基酸组成比猪肉更接近人体需要，能提高机体抗病能力，对生长发育及手术后、病后调养的人在补充失血和修复组织等方面特别适宜。寒冬食牛肉，有暖胃作用，为寒冬补益佳品。中医认为：牛肉有补中益气、滋养脾胃、强健筋骨、化痰息风、止渴止涎的功效。适用于中气下陷、气短体虚，筋骨酸软和贫血久病及面黄目眩之人食用。

锅巴肉片

【原料】

大米锅巴100克，猪里脊肉5克，水发香菇8克，水发玉兰片25克。

熟菜油500毫升（约耗75毫升），料酒5毫升，味精1克，水淀粉20克，肉汤250毫升，蒜片3克，红辣椒5克，醋10毫升，精盐3克，白糖8克，酱油8毫升，葱丝10克，姜片3克。

【做法】

①把剔去白筋的里脊肉横着肉纹切成长5厘米、宽2厘米、厚0.2厘米的片，放入5克水淀粉、2克料酒、1克精盐的混合液中拌匀；水发玉兰片和水发香菇均切成厚片；将精盐2克、料酒3克、水淀粉15克、白糖、醋、酱油、味精和肉汤放入另一碗中，调成液汁。

②将锅巴放入八成热的油锅内炸酥，待浮面成金黄色时捞出，放入较深的大圆盘内，并舀入沸油15毫升，即可将用葱、蒜、姜及辣椒炒好的带汁肉片与锅巴一同

上桌，趁热及时将肉片连汁倒在锅巴上即成，这时会发出一种“唰”的响声，并喷出浓烈的糖醋香味。

牛肉烧萝卜

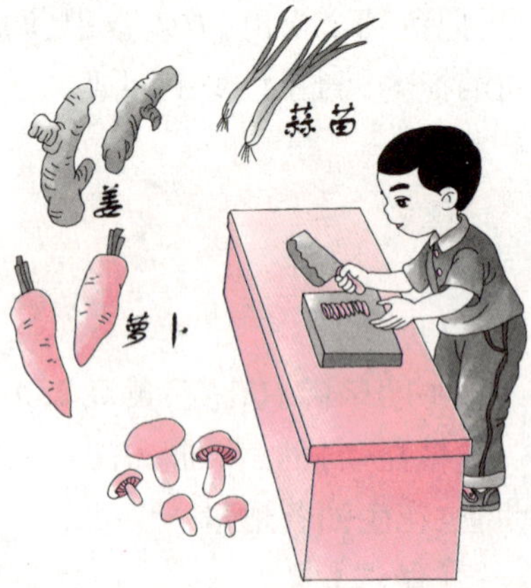

【原料】

萝卜500克，牛肉750克。

冬菇6朵，蒜苗2棵，葱、姜、白糖、料酒、酱油各少许，高汤100毫升。

【做法】

①将牛肉洗净后切成块，萝卜洗净后切成滚刀块，大葱和蒜苗切成寸段，冬菇切片，姜切片。

②油锅烧热后下葱、姜，炸出香味，放入牛肉块，煸去牛肉中一部分水，再放入酱油、料酒、糖，加入高汤烧开后移置小火煨，牛肉煨至七成熟时，投入萝卜同烧，烧熟时放入冬菇、蒜苗即可。

>> 营养知识大讲堂

萝卜烧肉万里飘香，选用肉质根呈圆柱形的萝卜，配以上好的嫩肉，不仅营养丰富，而且色香味俱全。另外，萝卜要分段吃，营养各不同：顶部含维生素C最多，宜爆炒和煮汤；中间段含糖量较高，可切丝凉拌；尾部辛辣，含淀粉酶和芥子油，适宜腌拌。

虾片油菜

【原料】

油菜200克，虾片50克。

植物油10毫升，酱油10毫升，料酒5毫升，精盐3克，葱花2.5克，姜末2.5克，团粉5克。

【做法】

①先把虾肉切成薄片（虾片），用酱油、团粉裹好；把洗净的油菜切成3厘米段。

②待油锅烧热后，把裹好的虾片放入锅内先炸一下取出，再炒油菜，至菜将熟时，把虾片倒入，加上料酒、盐、葱、姜调料，用旺火翻炒数下，即可装盘上桌。

肉丝炒芹菜

>> 营养知识大讲堂

芹菜性凉，味甘辛，无毒；入肺、胃、肝经。具有清热除烦，平肝，利水消肿，凉血止血的功效。主治高血压，头痛，头晕，暴热烦渴，黄疸，水肿，小便热涩不利，妇女月经不调，赤白带下、瘰疬、痄腮等病症。

【原料】

猪肉丝50克，芹菜500克。

植物油10毫升，酱油15毫升，料酒3毫升，团粉5克，葱花3克，姜末5克，精盐5克，味精0.5克。

【做法】

①先把芹菜洗净，切成3厘米长段，用开水焯过；将猪肉丝用淀粉、酱油、料酒拌好。

②待油锅热后，把猪肉丝放入，炒至八成熟时，放入芹菜，略炒片刻，加入葱、姜、盐和酱油，用旺火快炒至熟，再放入味精拌匀，即可装盘上桌。

软炸鸭肝

【原料】

鸭肝250克，鸡蛋2个，面包渣100克。

精盐、味精、料酒、湿淀粉、猪油各适量。

【做法】

①将鸭肝去杂洗净切薄片，放碗内，加入精盐、料酒腌渍。另取一碗，磕入鸡蛋，加入料酒、精盐、湿淀粉调匀成蛋糊。

②油锅烧至六成热，将鸭肝一片片地挂匀蛋糊，底部沾上一层面包渣，炸至两面呈金黄色时，捞出即成。

熘腰子

【原料】

猪腰子2个（约重200克）。

木耳少许，葱15克，淀粉25克，猪油400克（约耗50克），蒜2瓣，精盐、姜各少许。

【做法】

①先将猪腰子一剖两瓣，去掉腰臊，用清水洗净，切成片，再用淀粉拌匀备用。

②锅内放猪油，油八成热时倒入腰片，炸 1 分钟，捞出控油，再放入葱、姜、蒜、精盐、木耳，加少量淀粉和清汤，在锅中颠两下即成。

红枣木耳汤

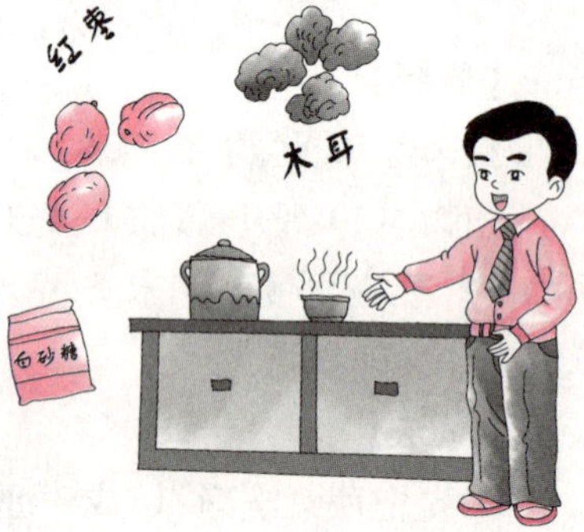

【原料】

水发木耳 5 克，红枣 25 枚。

白糖适量。

【做法】

①将水发木耳择洗干净，撕成小片；红枣洗净，去核。

②将红枣、木耳、白糖同放入砂锅中，注入适量清水，煮至红枣、木耳熟透，盛入汤碗中即成。

>> 营养知识大讲堂

自古以来就被列为“五果”(桃、李、梅、杏、枣)之一，历史悠久。大枣最突出的特点是维生素含量高。在国外的一项临床研究显示：连续吃大枣的患者，健康恢复比单纯吃维生素药剂的患者快 3 倍以上。因此，大枣就有了“天然维生素丸”的美誉。

菠菜猪肝汤

【原料】

熟猪肝 200 克，菠菜 200 克。

精盐、味精、酱油、胡椒粉、猪油各适量。

【做法】

①将猪肝切成小薄片；菠菜择洗干净，用沸水烫一下，沥水，切段。

②锅置火上，放猪油烧热，下猪肝煸炒一会儿，加精盐、酱油继续煸炒，注入适量清水烧沸，放入菠菜段烧沸，放味精，撒胡椒粉即可。

鳝鱼蛋汤

【原料】

鳝鱼 150 克，鸡蛋 2 个，面筋条 25 克。

精盐、味精、酱油、醋、胡椒粉、湿淀粉、香油、鸡汤、鳝鱼汤各适量,葱花、姜片各少许。

【做法】

①鳝鱼肉切丝;鸡蛋磕入碗内,搅打成蛋液。

②锅内放入鸡汤、鳝鱼汤各1碗,烧沸放入鳝鱼丝、面筋条、酱油、醋、葱花、姜片,烧好后倒入鸡蛋花,用湿淀粉勾芡,烧沸后盛入碗中,加入胡椒粉、味精、香油即成。

>> 营养知识大讲堂

鳝肉嫩味鲜,营养价值甚高。鳝鱼中含有丰富的DHA和卵磷脂,它是构成人体各器官组织细胞膜的主要成分,而且是脑细胞不可缺少的营养。根据美国试验研究资料,经常摄取卵磷脂,记忆力可以提高20%,故食用鳝鱼肉有补脑健身的功效。

肉丝米粉

【原料】

小米米粉250克,瘦猪肉100克。

精盐、料酒、酱油、葱花、姜末、味精各适量。

【做法】

①将猪瘦肉洗净切丝,放入锅内煸炒,加入料酒、酱油、精盐、葱花、姜末和适量水炒至肉熟烂。

②将米粉用沸水烫过,分装碗内、浇上烧好的肉丝,点入味精即成。

豌豆包

【原料】

面粉500克,豌豆500克。

白糖、发酵粉、糖桂花各适量。

【做法】

①将豌豆去皮洗净,放锅中加水适量,煮成泥,加白糖和糖桂花搅匀,晾凉即成豆馅。

②将发酵粉倒入面粉,揉匀和好后盖上湿布静置发酵;案板上撒少许面粉,将面团搓成长条,揪成13个小剂,逐个按成圆饼;抹匀一层豆馅,包成圆形豆包,封口朝下码在笼内,蒸15分钟即熟。

>> 营养知识大讲堂

豌豆与一般蔬菜有所不同,所含的止杈酸、赤霉素和植物凝素等物质,具有抗菌消炎,增强新陈代谢的功能。在荷兰豆和豆苗中含有较为丰富的膳食纤维,可以防止便秘,有清肠作用。豌豆中富含人体所需的各种营养物质,尤其是含有优质蛋白质,可以提高机体的抗病能力和康复能力。

肝黄粥

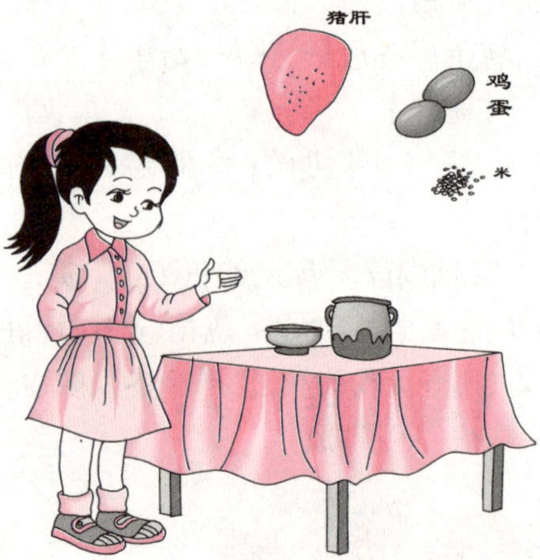

【原料】

猪肝 100 克,鸡蛋 2 个,粳米 150 克。

精盐、味精、料酒各适量。

【做法】

①将猪肝洗净,用刀刮成蓉,放碗内,加入精盐、料酒腌渍;粳米去杂洗净;鸡蛋煮熟,取蛋黄压成泥。

②锅内加水适量烧沸,放入粳米、肝泥、蛋黄共煮成粥,用精盐、味精调好味,出锅即成。

酸辣猪血羹

【原料】

猪血豆腐 250 克,瘦猪肉 100 克。

精盐、味精、料酒、酱油、醋、葱花、姜丝、蒜茸、胡椒粉、猪油各适量。

【做法】

①将血豆腐洗净切丁,猪肉洗净切碎,放入碗内,加料酒、酱油拌匀。

②锅上火,放葱、姜、蒜煸香,先放入猪肉煸炒熟,再放入血豆腐,加水适量,放入料酒、酱油、精盐、醋,烧至入味,点入味精,撒入胡椒粉,出锅即成。

>> 营养知识大讲堂

猪血(猪红):又称液体肉、血豆腐和血花等,味甘、苦,性温,有解毒清肠、补血美容的功效。猪血富含维生素 B_2、维生素 C、蛋白质、铁、磷、钙、尼克酸等营养成分。猪血中的血浆蛋白被人体内的胃酸分解后,产生一种解毒、清肠分解物,能够与侵入人体内的粉尘、有害金属微粒发生化合反应,易于毒素排出体外。长期接触有毒有害粉尘的人,特别是每日驾驶车辆的司机,应多吃猪血。另外,猪血富含铁,对患贫血而面色苍白者有改善作用,是排毒养颜的理想食物。

第三篇

怀孕早期营养知识

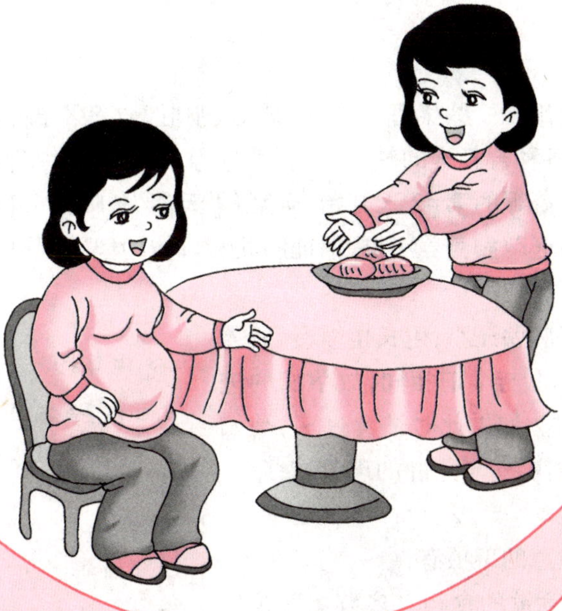

第一章

怀孕早期饮食营养原则

孕早期是指胎儿从受精卵经分裂、着床直到形成人体的阶段。胎儿的细胞分化、器官形成主要发生在这一时期，尤以人体最重要的器官——脑和神经系统的发育最为迅速。同时，这一时期也是孕妇体内发生适应性生理变化的时期。因此，这一时期的营养和膳食安排对孕妇的健康和胎儿的发育均具有十分重要的作用。

孕早期饮食注意事项

孕早期孕妇会出现一些生理反应，如恶心、呕吐、食欲不振、偏食等，严重者甚至无法进食，引起各种营养素的缺乏，从而影响孕妇健康，导致胎儿发育畸形。这种生理反应一般在妊娠的第42天开始，至第84天消失，临床上称为早孕反应。为防止因早孕反应引起孕妇营养不良，保证胎儿和母体的健康，孕早期饮食安排要讲究科学。

怀孕早期由于胚胎还小，生长也缓慢，所需热能及营养素基本上与孕前相同，故孕妇的进食量与怀孕前相似。如果此时进食过多，孕妇会出现体重增长过快、过于肥胖的现象，对胎儿并不利。

孕早期需要注意的事项有：

(1)选择促进食欲的食物。多数女性孕早期食欲下降，故选择食物的形态要能吸引孕妇的视觉感官，同时还要清淡爽口、富有营养，要迎合孕妇的喜好，但也不要忌口太多，目的是让她能获得充足的营养。如番茄、黄瓜、辣椒、鲜

>> 温馨提示

怀孕早期因多数孕妇有早孕反应，恶心、呕吐及食欲不振是常见的现象，故饮食上要设法促进孕妇的食欲，在食物的选择、加工及烹调过程中，注意食物的色、香、味，同时根据个人的经济能力、地理环境、季节变化来选择加工、烹调食物，使孕妇摄入最佳的营养素。

香菇、新鲜平菇、新鲜山楂果、苹果等，它们色彩鲜艳，营养丰富，易诱发人的食欲。

(2)选择的食物要易消化、易吸收，同时能减轻呕吐。动物性食物中的鱼、鸡、蛋、奶，豆类食物中的豆腐、豆浆，均便于消化吸收，并含有丰富的优质蛋白质，且味道鲜美，孕妇可经常选用。大米粥、小米粥、烤面包、馒头、饼干、甘薯，易消化吸收，含糖分高，能提高血糖含量，改善孕妇因呕吐引起的酸中毒。酸奶、冰激凌等冷饮较热食的气味小，有止吐作用，又能增加蛋白质的供给量，孕妇可适量食用。

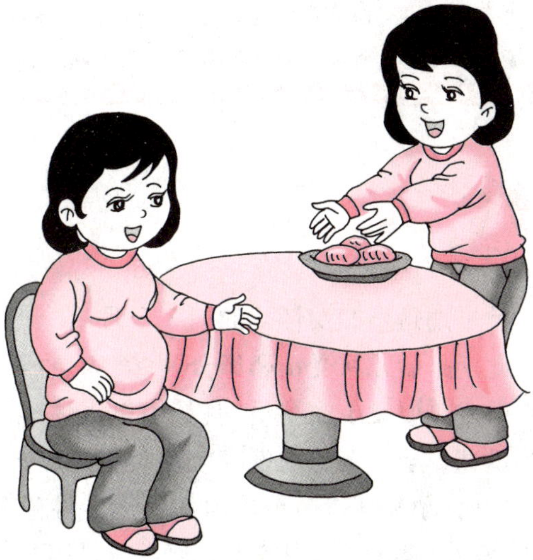

(3)烹调要符合孕妇口味并应尽量减少营养素的损失。怀孕后很多孕妇饮食习惯发生了变化，有的孕妇喜欢吃酸的，有的喜欢吃辣的，因此要根据孕妇的口味，选择不同的原料和烹调方法来加工食物。如孕妇有嗜酸、嗜辣或其他味道的嗜好，烹调食物时可用柠檬汁、醋拌凉菜，也可用少量香辛料，如姜、辣椒等，让食物具有一定的刺激性，以增加食欲。冷食能减轻食物对胃黏膜的刺激作用，如凉拌双耳、凉拌茄泥，少量冰糕、冰激凌等。烹调过程中尽量减少营养素的损失，如洗菜、淘米次数不能过多，不能切后洗菜、泡菜，不能用热水淘米。蔬菜在烹调过程中应急火快炒，与动物性食物混合烹调时应加少量淀粉，因淀粉中有还原型谷胱甘肽，对维生素 C 有保护作用。

(4)想吃就吃，少食多餐。特别是妊娠反应较重的孕妇，不要拘泥于进食时间，只要想吃就吃。比如睡前和早起时，坐在床上吃几块饼干、面包等点心，可以减轻呕吐，增加进食量。

(5)进食过程中保持心情愉快。如进食时听轻音乐，餐桌上可放一些鲜花，这样孕妇可解除早孕的恐惧、孕吐的烦躁，从而增加孕妇的食欲，保证胚胎的正常发育。

(6)每天补充叶酸 400 ~ 600 微克。胎儿在妈妈子宫内着床，神经管就开始分化发育，为避免胎儿神经管畸形，准妈妈们在计划妊娠时，就要开始补充叶酸，这一点特别重要。叶酸摄入不足对妊娠有多种负面影响，包括出生低体重、胎盘早剥和神经管畸形等。

>> 准妈妈必知

生孩子需要做好充分的准备，唯有这样，才可能拥有一个健康、聪明的孩子。

不少人认为在妻子怀孕后再加强营养就行了，这是一个错误的观点。因为在妊娠早期，是脑细胞形成数目能否达到正常的关键期，胚胎所需的营养是直接从子宫内膜储存的养料中取得，而子宫内膜所含营养的状况是在孕前就形成，它的营养也全面自然影响着胚胎发育的质量。因此在准备妊娠的前几个月即开始加强营养调配，特别是应多吃一些青菜、水果、肉类和豆制品类，以通过蛋白质以及多种维生素的摄取，充分为子宫内膜输送胚胎发育所必需的各类氨基酸及其他营养物质做准备。

孕早期饮食营养

孕早期是指妇女怀孕的前 3 个月(12 周)。

此期是胎儿从受精卵经分裂、着床、直至形成人体的阶段。胎儿的细胞分化、器官形成主要发生在孕早期，其中以人体最重要的器官——脑和神经系统的发育最为迅速。孕早期胎儿发育较快，至 12 周末，身长一般可达 7 ~9 厘米。

同时，孕早期也是母体内发生适应性生理变化的时期。孕妇在此期间常发生恶心、呕吐、食欲不佳甚至卧床不起的早孕反应。轻度呕吐一般于妊娠 12 周后逐渐消失，呕吐严重者，可造成母体脱水或更严重的后果。

因此，在这个期间安排供给孕妇适宜的膳食和营养，对孕妇健康和胎儿发育都十分重要。

由于早期胚胎缺乏合成氨基酸的酶类，故胎儿发育所需的氨基酸不能自身合成，全部需由母体供给。如果摄入不足，可引起胎儿生长缓慢，身体过小。在这一关键时期因蛋白质、氨基酸供给不足而导致的胚胎畸变等，是胎儿出生后不可恢复的。因此，孕早期蛋白质的摄入量应不低于非孕时的摄入量。孕妇在此期间，应食用易消化、吸收、利用、富含优质蛋白质的食品，如畜禽肉类、乳类、蛋类、鱼类及豆制品类等，每日至少应摄入 40 克蛋白质，才能维持母体的需要。

>> 专家指南

孕妇在孕早期每日须摄入 150 克以上的碳水化合物(约合粮食 200 克)，以免因饥饿而使体内血液中的酮体蓄积，并积聚于羊水中，被胎儿所吸收。若胎儿吸收较多的酮体，对其大脑的发育将产生不良影响，使胎儿出生后至 4 岁时的智商低于正常儿童。

胚胎早期缺锌可导致胎儿生长迟缓，骨骼和内脏畸形，还可使中枢神经细胞的

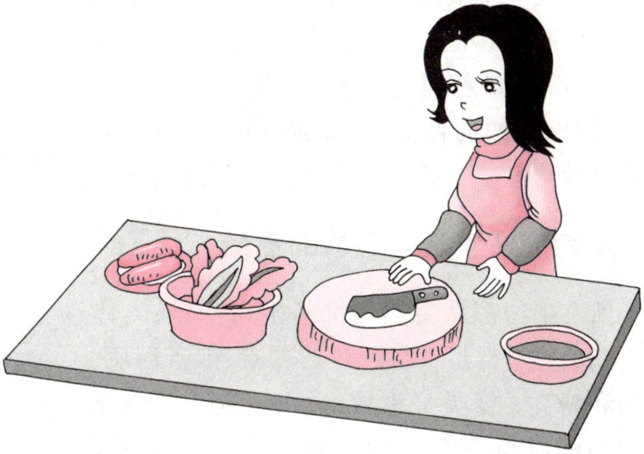

有丝分裂和分化受到干扰，导致中枢神经系统畸形。铜摄入不足，也可导致胎儿骨骼、内脏畸形。因而在怀孕早期，孕妇应食用含有锌、铜等胎儿发育所需微量元素的食品。

怀孕早期的妇女因代谢改变和妊娠反应，还应补充足够的维生素 B_1、维生素 B_2、维生素 B_6 以及维生素 C 等营养素。呕吐严重者应多食蔬菜、水果等碱性食物，以防止酸中毒。

此外，怀孕早期因妊娠反应，用膳应少食多餐，食物要清淡，避免食用过多油腻和刺激性强的东西。食品烹调要多样化，应根据孕妇的不同情况和嗜好，选择不同的原料和烹调方法。对于呕吐严重、有脱水症状的孕妇，要供给含水分多的食品。有的孕妇有酸辣或其他味道的嗜好，烹调时可使用适量的醋、柠檬汁、果茶等酸味调料和少量的香辛料，如葱、姜、辣椒等，能增强食欲。冷食也是孕早期孕妇的理想食品，因妊娠呕吐时对气味非常敏感，冷食比热食气味小，并能抑制胃黏膜的病态兴奋，故许多食品可在晾凉后再吃。

怀孕早期营养综述

孕妇应注意摄入蛋白质

蛋白质是妇女怀孕时需要量最大、最重要的营养素，也是构造人的内脏、肌肉及脑部的基本营养素，与胎儿发育有很大关系，因此，孕妇一定不能缺少蛋白质。蛋白质除作为能量的供应之外，还能提供人体不能合成的必需氨基酸。

妊娠早期蛋白质摄入量应不低于未孕妇女的摄入量，每天需要优质蛋白质（含人体必需氨基酸的蛋白质 85 克左右（非妊娠期 60 克），方可满足孕妇的需要。优质蛋白质主要来源于动物性蛋白质如蛋、肉、鱼、奶类及植物蛋白质如豆类、米、玉米、大多数坚果中也含量丰富。但植物蛋白质在人体内的吸收利用率不如动物蛋白质高。在补充蛋白质时，要将多种食物进行搭配，有效地补充蛋白质。

蛋白质与其他许多营养素一样，有一个最佳的补充量，最新研究证实，孕期高蛋白质饮食，可影响孕妇的食欲，增加胃肠道的负担，并影响其他营养物质摄入，使饮食营养失去平衡。

>> 准妈妈必知

过多地摄入蛋白质，人体内可产生大量的硫化氢等有害物质，容易引起腹胀、食欲减退、头晕、疲倦等现象。同时，蛋白质摄入过量，不仅可造成血中的氮质增高，而且也易导致胆固醇增高，加重肾脏、肾小球滤过压力。因此，对于蛋白质的摄入应持适量、适度的原则，切不可盲目多补、滥补。

孕妇应注意摄入足够的热量

所有生物都需要热量维持生命活动，人体所需要的热量都是来自产热营养素，即蛋白质、脂肪和糖类。糖类又称糖，它由可被人体消化吸收的葡萄糖、果糖、蔗糖、麦芽糖、乳糖等单、双糖以及不能被人体消化吸收的纤维素、半纤维素、果胶等膳食纤维两部分组成。糖类的主要功能是供给热量，神经系统活动所需要的热量仅能由葡萄糖提供。

孕妇在妊娠过程中由于大量储存脂肪和胎儿新组织生成，热量消耗高于未妊娠时期。因此，妊娠后热量的需要增加，且随妊娠延续而增加。保证孕妇热量供应极为重要，如果孕期热量供应不足，母体内储存的糖原和脂肪被动用，孕妇表现为消瘦、精神不振、皮肤干燥、骨骼肌退化、脉搏缓慢、体温降低、抵抗力减弱等。据研究，孕妇膳食中热量摄入量直接影响胎儿的生长发育，摄入量少可使出生胎儿低体重，孕妇应摄入足够热量，保持血糖于正常水平。因葡萄糖为胎儿代谢所必需，多用于胎儿呼吸，当胎儿耗用母体葡萄糖较多，母体就不得不以氧化脂肪及蛋白质来供能。当孕妇糖类摄入不足，脂肪动员过快，氧化不全时极易出现酮或酮症中毒。患酮症的孕妇将出现血糖低、血液酮体高，此时酮体可进入羊水中，胎儿在缺乏葡萄糖的情况下，不得不利用羊水中酮体作为热量的来源，而酮体进入胎儿体内，对胎儿的脑部和神经系统发育将产生不良作用。

热量主要来源于脂肪和糖类。脂肪主要来源于动物油和植物油。植物油中如芝麻油、豆油、花生油、玉米油等既能提供热量，又能满足母体和胎儿对脂肪酸的需要，是食物烹调的理想用油。糖类主要来源于蔗糖、面粉、大米、玉米、小米、红薯、土豆、山药等。糖类比脂肪容易消化，在胃内停留时间较短，能缓解早期妊娠反应。它在体内消耗吸收和利用较脂肪、蛋白质迅速而完全，是肌肉活动时最有效的燃料，尤其可作为心肌收缩时的应急能源。脑组织和红细胞也要靠糖类分解产生的葡萄糖供给热量。因此，孕妇应重视糖类的热量摄入。

除了各种粮谷食品，蔬菜和水果中也含有一定量的糖类、膳食纤维、矿物质、微量元素和水溶性维生素。但是蔬菜中糖类的含量只有2%左右，而水果一般含糖类均高于蔬菜，一般水果的糖类都在10%左右，其中香蕉、芭蕉的含量在20% ~ 26%，枣类的糖类含量达近30%。

孕妇热量的需要量应随着妊娠中基础代谢的增加、胎儿和胎盘的生长发育、母体有关组织的增大以及体重的增加而增加。妊娠早期基础代谢增加不明显，胚胎发育缓慢，母体体重、乳房发育变化很小，所以热量的摄入量只要比未孕时略有增加就可以满足需要。

妊娠期妇女每天糖类的需要量为400 ~ 500克，最好根据体重的增加情况调整每日热量的供给，妊娠全程体重应增加12.5千克左右，孕中晚期每周增重应为0.3 ~ 0.5千克。

孕妇要摄入益智健脑食品

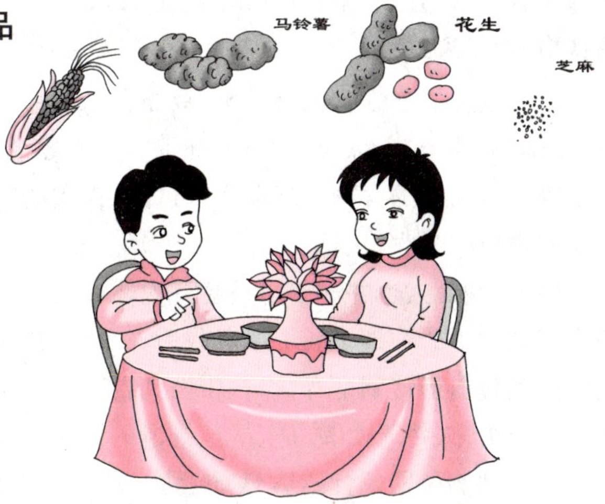

孕妇的饮食与胎儿的大脑关系极大。现代营养学家们指出，孕妇在怀孕期间的饮食非常重要，它直接影响胎儿的生长发育，特别是脑的发育。大脑的发育在胎儿期共有两次高峰，第一次在妊娠三四个月内，第二次在妊娠七个月到足月。

大脑质量的50% ~ 60%是脂肪，而且绝大部分是不饱和脂肪。不饱和脂肪主要来源于植物类食物。富含植物脂肪的食物有小米、玉米、荞麦面、芝麻、花生仁、核桃仁、甘薯、马铃薯、各种瓜子、大豆及其制品等。其中核桃所含脂肪的主要成分是亚油酸甘油酯，这种油脂正是胎儿大脑和视觉功能发育所必需的营养成分，其中的微量元素锌和锰是脑垂体的重要成分，亚麻酸的正常摄入应在怀孕前三个月开始，如果孕妇没有足够的供给，胎儿就无法形成健康大脑，而且神经系统一旦形成，就再也无法修补，将导致孩子成人以后，注意力缺陷、多动性障碍、冲动、焦虑、发脾气、睡眠不好、记忆力差等症，精神失调的概率是常人的6倍。

孕妇适当补充含铁的食物

铁是血红蛋白、肌红蛋白、细胞色素酶类以及多种氧化酶的组成成分。它与血液中氧的运输和细胞内生物氧化过程有着密切的关系。因此,铁是造血原料之一。

轻度缺铁性贫血是妊娠期较常见的一种并发症。轻度贫血对于妊娠及分娩的影响不大,而重度贫血可以引起早产、低体重儿或者死产。整个妊娠期胎儿及母体红细胞生成需要铁大约800毫克,尤其在妊娠最后3个月。为了预防妊娠贫血,孕期必须吃足量的含铁食品。

> >> 温馨提示
>
> 怀孕期间,孕妇除了维持自身组织变化的需要外,还要为胎儿生长供应铁质。胎儿除了摄取日益增长所需要的铁质之外,还需要在肝脏中储存一部分铁质。同时,母体还要为分娩失血及哺乳准备铁质。

富含铁的食物有猪肝、精瘦肉、鸡蛋等,这些都含有丰富的血红蛋白铁和肌红蛋白铁。有些食物,如菠菜、蛋黄,铁含量很丰富,却不能吸收。容易吸收的含铁食物有肝脏、豆类食品、燕麦、大麦、牛肉、鸡肉、泡菜、甜菜、土豆、樱桃、葡萄干、南瓜、沙丁鱼及虾等。一些富含维生素C的食物,如柑橘、草莓、青椒等与含铁质的食物一起食用,可促进铁质的吸收,而奶、咖啡、茶和抗酸剂等则会妨碍铁质的吸收。

然而,铁元素也并非多多益善。人体小肠黏膜细胞中,有与铁结合的特异蛋白质。当食物中的铁被小肠上段吸收后,经过生物化学反应使吸收的铁进入血液,转化成运铁蛋白运转到全身,以铁蛋白和含铁血黄素的形式储存在各脏器和组织中。正常情况下,人每天由粪、尿、汗液排泄的铁应与吸收的铁保持平衡。

如果孕妇长期偏食富含铁的食物、药物或者酒类,就会使身体内的铁含量增多。高铁容易诱发妊娠合并心脏病或者乙型肝炎等疾患。铁的含量过多还可以导致稀有的遗传病——青铜色糖尿病或地中海贫血。

怀孕早期,准妈妈每天至少应摄入15~20毫克铁,怀孕晚期,每天应摄入20~30毫克铁,可耐受的最高摄入量为60毫克。含铁质的口服制剂一般选择乳酸亚铁型补铁保健品,因为乳酸亚铁更有利于人体的吸收和利用。

孕妇吃点野菜好

野菜营养丰富,与栽培蔬菜比较,蛋白质高20%,矿物质达数十种之多且含量高。以蕨菜为例,铁质为大白菜的13倍,胡萝卜素为其2倍,维生素C为其8倍。至于叶酸,每100克红苋菜含量高达200微克,超过叶酸之冠——菠菜。故孕期餐桌上添一碟野菜，无疑为母胎双方增添了一条营养供给渠道。此外，野菜污染少，味道也佳，可刺激食欲，帮助孕妇克服孕早期的厌食症。因此，孕妇可适当吃些野菜。

孕妇主要营养素的食物来源

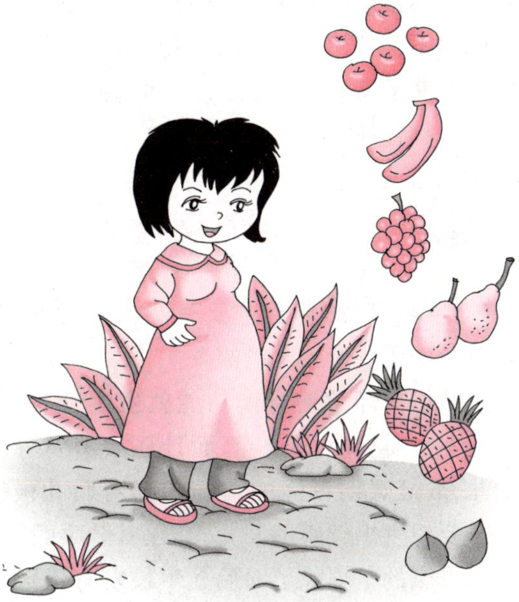

妊娠第二个月是胎儿器官形成的关键时期，最原始的大脑已经长成。怀孕时期营养的好坏，直接影响胎儿生长发育。孕妇营养不良，会使胎儿发育不良，导致出生婴儿智力低下、发育迟缓或胎儿畸形等，严重的还会引起流产、早产、死产。为确保营养胎教的成功实施，孕妇应注意摄入含有适量蛋白质、脂肪、钙、铁、锌、磷、维生素(A、B、C、D)和叶酸的食物。这时，孕妇还应注意主食及动物脂肪不宜摄入过多，因为摄入过多的脂肪会产生巨大儿，造成分娩困难。同时，营养不足，会导致孕妇头晕、全身无力、牙齿松动，引起缺钙、缺铁、贫血等营养不良疾病。因此，孕期应注意合理的营养及科学调配，以保证主要营养素的摄入。孕妇在妊娠初期的 3 个月内，以高蛋白质、少油腻、易消化为原则，每日应保证有优质的蛋白质、充足的糖类和维生素，可以多吃水果、蔬菜，并保持心情愉快。最好不吃油炸、辛辣等不易消化和有刺激性的食物，以预防流产的发生。

怀孕早期的营养需求

怀孕早期的膳食强调营养全面、合理搭配，避免营养不良或过剩。

胎盘需要将一部分能量以糖原形式储存，随后以葡萄糖的形式释放到血液循环中，供胎儿使用。胎儿能够利用的能量也主要以葡萄糖为主。因此，母亲应适当增加糖类的摄入量，以保证胎儿的能量需要。孕妇每天至少摄入 150 克以上的糖类，以免因饥饿而使体内血液中的酮体蓄积。这些物质被胎儿吸收后，对胎儿大脑的发育将产生不良影响。此外，孕妇的脂肪用量也不能过低，以防止脂溶性维生素不能被吸收。

孕早期应确保孕妇无机盐、维生素的供给。为了补充足够的钙质，孕妇应多进食牛奶及奶制品。不喜欢喝牛奶的孕妇可以喝酸奶、吃奶酪或喝不含乳糖的奶粉等。呕吐严重的孕妇易出现体液平衡失调的症状，应多食蔬菜、水果等碱性食物，以防止发生酸中毒。

>> 专家指南

孕早期胚胎的生长发育，母体组织的增大均需要蛋白质。孕早期是胚胎发育的关键时期。此时，孕妇体内蛋白质、氨基酸缺乏或供给不足能引起胎儿生长缓慢，甚至造成畸形。同时早期胚胎不能自身合成氨基酸，必须由母体供给，因此，母体应从膳食中获得充足的优质蛋白质。只有每天不少于40克的蛋白质供给，才能满足母体需要。不愿吃动物性食物的孕妇可以补充奶类、蛋类、豆类、坚果类食物。

怀孕早期宜增加营养

怀孕早期的营养主要有两方面的需要：孕妇自身的需要及胎儿的需要。

孕妇自怀孕初身体功能就发生变化，不但孕妇本身需要更多营养，而且还要将营养供给胎儿，故妊娠期母体的营养状况对胎儿极其重要。要想生出健康的婴儿，必须有健康的母亲。

母亲的营养除了对胎儿生长发育不可缺少外，还要供给与胎儿有密切关系的不断增长的子宫、胎膜、脐带及胎盘的需要。

在整个妊娠期间，为了增强母亲的抵抗力，提高防御各种疾病的能力，需要营养。

胎儿则要从一个肉眼几乎看不见的受精卵长成一个六七斤重的婴儿，可以说是一个"从无到有"的过程。其身体发育和大脑发育均需要很多营养素的支持。特别是脑，对于营养素的要求很高。有专家对营养不良小儿的大脑和正常儿的大脑的发育过程进行比较研究，结果显示，营养不良的孩子脑细胞数目和脑细胞体积都少于营养正常的孩子。脑细胞数目减少的比例大致是：如果胚胎时期营养不良，大脑细胞总数可以减少17%；如果断奶以后营养不良，大脑细胞总数也会减少18%，如果出生前、后都营养不良，则大脑细胞总数可减少40%。如果营养不良状况持续下去，则不仅是细胞数目减少，细胞体积也缩小，每个细胞内所含的脂类也减少。而如果从怀孕初期到出生后2岁，这一段时间的营养状况还可以，而以后发生营养不良，DNA和脑细胞数目都会正常，仅仅是细胞的形状较小，只要营养状况得到改善，智力很快会恢复正常。

人的大脑需要多种营养素。从人脑的构成成分来看，脂质占大脑干重（即除去水分的重量）的 55% ~60%。髓磷脂鞘含脂质更多，它是神经传导等智力活动的重要物质。蛋白质占脑干重的30% ~35%，它是构成脑的主要物质，核酸是由葡萄糖和叶酸等合成的。糖是脑活力的最主要能源。还有钙，能够抑制脑神经持续兴奋；维生素 C 对大脑功能能起到润滑的作用；维生素 B 对脑的蛋白质代谢有多方面的作用，从而使婴幼儿的头脑发育良好。

因此，孕妇、乳母和婴幼儿都必须十分重视营养成分的摄取。

另外，为增强分娩时的娩出力、防御分娩时的出血、产后授乳及育儿等方面的体力消耗做准备，需要在妊娠期积蓄营养，以增强体力，因此孕妇及家庭成员都应重视孕期营养。

孕早期营养的总体原则

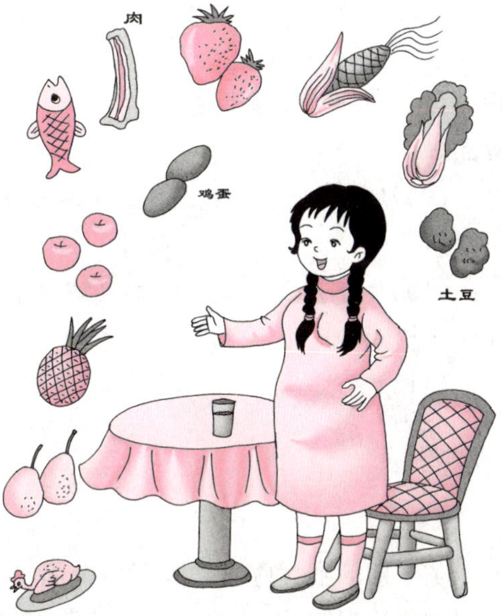

（1）各种营养素的供给应充足。食物中所包含的各种营养素在前面我们已讲到，这是良好营养的物质基础。如膳食中营养素摄入的量不够，即使再好的膳食也不能够提供良好的营养。

（2）食物多样化，避免偏食。每一种天然的食物都有自己的营养素特点，其营养素不会包罗万象。所以，我们每日所需要的营养素应从多种食物中摄取才能够保证营养全面。偏食很可能会漏掉或减少某种或某几种营养素的摄入。所以，我们提倡食物品种的多样化。

（3）食物以清淡为主，不要摄入过多的糖、盐和油。糖、盐和油也能够提供我们所需要的营养素。但过多的糖、盐和油是有害无益的。过高摄入糖可能会导致体重增长过快，也可能会诱发妊娠期血糖过高。摄入过多的盐可以加重妊娠期水肿及妊娠期高血压。饮食中油过多同样会引起体重增加过多，并可能导致血脂异常。所以，孕期应选择营养丰富的较清淡饮食。

（4）摄入充足的水分。孕期最好的饮用水是矿泉水或白开水。也可以喝一些鲜果汁，但应控制好，不要过多。

(5)少食多餐。怀孕时比较容易饥饿,所以除3次主餐外,最好应有2~3次加餐,可安排在早午餐之间、午晚餐之间和睡前。

(6)新鲜的蔬菜、水果。应当为孕妇和胎儿提供维生素、矿物质和微量元素以及膳食纤维,但应注意水果的量不宜过多。正常的孕妇每日摄入也不要超过半斤。

(7)少吃快餐及方便食品。快餐及方便食品的特点是食用方便、省时,比较适用于出差旅游等户外活动时或工作繁忙的情况下选用。但这些食品的营养素比较单一,脂肪较多,有时还含有防腐剂、抗氧化剂等食品添加剂,所以不太适合孕期食用。

(8)腌制、腊制、熏制食品、松花蛋等应少吃。腌制、腊制、熏制食品及制成松花蛋等都是长期保存食品的一种方法,而且这类食物都有一些特殊的风味,所以很受欢迎。这种加工方法在没有冰箱的年代更显得意义非凡。但这些食物在加工过程中损失了很多营养素,尤其是维生素类,而且可能还会有一些不利于健康的物质生成。所以,孕期最好尽量少食用这类食品。

>> **准妈妈必知**

碳酸饮料应少用。碳酸饮料是一种用化学原料兑成的饮料,而不是天然食品。里面含有香精、色素及糖或糖精等物质。其中可乐型饮料含有很高的磷酸、糖及咖啡因,所以均不适于孕妇选用。

(9)动物肝脏。动物肝脏营养丰富,应每周吃1~2次,但不可食用过多,以免过量。

(10)牛奶及奶制品。牛奶及奶制品中含有优质蛋白及吸收率很好的钙,所以应每日摄入半斤至一斤半。

(11)怀孕期间不可以减体重,不要饮浓茶及咖啡。

孕早期饮食注意事项

孕早期的膳食应当做到营养全面、平衡适量,既要防止由于强烈的妊娠反应而引起的营养素缺乏,又要防止某些营养素摄入过多。其具体要求如下:

(1)保证优质蛋白质的供给。除母体生理变化所需的蛋白质外,胚胎发育过程中也以一定速度储存蛋白质。例如,妊娠1个月时,蛋白质的储存速度为每天0.6克。由于早期胚胎缺乏氨基酸酶类的合成能力,所需的氨基酸不能自身合成,全部需由母体供给。因此,妊娠早期每日蛋白质的摄入量应保证40克,相当于200克粮食加2个鸡蛋和50克瘦肉。

(2)保证适当的能量供给。妊娠早期基础代谢增加不明显,胚胎生长缓慢,母体体重、乳房和子宫等组织变化不大，胎儿所需的能量主要由胎盘以葡萄糖转运形式提供，而脂肪的氧化和异生功能则很差。因此，在妊娠早期，每天必须摄入150克以上的碳水化合物（如面粉、大米、玉米、小米、薯类、食糖等），以免因饥饿而使母体血中酮体蓄积，并积聚于羊水中为胎儿所利用。研究表明，胎儿利用酮体后将对大脑发育产生不良影响，使胎儿出生至4岁时的智商低于正常儿童。

（3）保证充足的无机盐、微量元素及维生素的供给。胚胎早期锌缺乏可导致胎儿生长迟缓，骨骼和内脏畸形，还可使中枢神经细胞的分裂和分化受到干扰，导致中枢神经系统畸形。铜摄入不足，也可导致胎儿骨骼、内脏畸形。因此，在妊娠早期，应注意补充锌、铜、铁、钙等矿物质及维生素。

>> 专家指南

准妈妈应当合理调整每日的膳食结构。主食以米、面为宜，每日应保证200～300克；杂粮以小米、玉米、豆类等为宜，每日25～50克；蛋类（鸡蛋、鸭蛋）50克；牛乳220毫升；动物类食品（畜禽类肉及其内脏、水产类）100～150克；蔬菜（其中绿叶蔬菜占2/3）200～400克；水果50～100克；植物油15～20克。

此外，为减轻孕早期的妊娠反应，应少食多餐。烹调时注意清淡，避免过分油腻和刺激性强的食品。妊娠反应较轻的一般不用治疗，如果影响进食可少量服用B族维生素。

适合孕早期多吃的几种食物

孕妇可适当多吃黑木耳

黑木耳营养丰富，具有滋补、益气、养血、健胃、止血、润燥、强智等功效，是滋补大脑和强身的佳品。黑木耳炖红枣具有止血、养血的功效，是孕妇、产妇的补养品。

孕妇可适当多吃花生

花生被世界公认为是一种植物性高营养食品，被称为“长生果”“植物肉”“绿色牛乳”。中医学认为，花生具有醒脾开胃、理气补血、润肺利水和健脑抗衰等功效。吃花生不要去掉红色仁皮，红皮是利血物质。

孕妇可适当多吃芝麻

芝麻含有丰富的钙、磷、铁。中医学认为，芝麻有填精、益髓、补血、补肝、益肾、润肠、通乳、养发的功能，孕妇适当多吃芝麻对自身和胎儿都有益。

孕早期注意补充微量元素

微量元素起到的作用

微量元素的生理作用举足轻重，是人体必不可少的组成部分。

人们比较熟悉的微量元素如铁、锌、铜、碘等与孕妇及胎儿的健康关系密切，而且相对容易缺乏，孕期要注意补充。

铁是组成血红蛋白的主要成分，血红蛋白是向组织输送氧气的运载工具，铁缺乏可造成贫血。妊娠4个月以后，铁的需要量逐渐增加，除了供应胎儿日益增长的需要外，还得将一部分铁质储存于肝脏作为母体的储备，以补充分娩过程中出血的损失。因此，在妊娠后半期约有25%的孕妇可因铁的摄入不足或吸收不良而有缺铁性贫血。此外，铁还参与能量代谢及免疫功能。严重贫血时，孕妇不仅面色苍白、头晕目眩，还可造成心脏损害、胎儿发育小、早产、死胎等严重后果。东南亚地区包括我国居民贫血的发病率较高，因为我们以谷物和蔬菜为主要食物，谷物外皮的植酸和蔬菜中的草酸都会干扰铁的吸收。

>> 专家指南

孕妇应在妊娠第10周起补铁，每日需要量为28毫克。如果每天吃猪肝110克，可提供足量的铁。但猪肝中维生素A太多，鸡肝和羊肝中含维生素A更多。妊娠早期如食入维生素A过量会有致畸的危险。如果换用牛肉，每天要吃3斤才够，孕妇难以吃得下。所以，妊娠中后期可以应用含铁的补剂，保证铁的每日提供量。铁剂最好在餐间服用，以免谷物的植酸和蔬菜的草酸干扰。服铁剂时可加50毫克维生素C或含维生素C丰富的橘子1个，因为维生素C能使铁的吸收率提高4倍。不可用茶水送服铁剂，以免茶叶中鞣酸干扰铁的吸收。妊娠后期应多吃动物肝脏、血类、虾米蛋类、红色的肉类等，动物的铁易于吸收。植物中芝麻酱、木耳、海带、黄豆制品、苋菜、红糖、红果、桃子等都含铁，可以轮换着吃，以增加铁的供应。

锌参与数十种酶的活动，铁、锌不足可使多种生理功能减退。孕妇锌不足，可有胎儿畸形、低体重儿、早产、宫内缺氧、手术伤口不易愈合、抵抗力差等后果。妊娠早期，胎儿对锌最敏感。有人统计过，妊娠早期血锌低于平均值并持续下降的孕妇，胎儿的各种并发症的发生率达74%。经过补锌或自身达到平衡的孕妇，其发病率为37%。

牛肉、鱼等动物性蛋白质较多的食品及海产品，是锌的主要食物来源。植物性

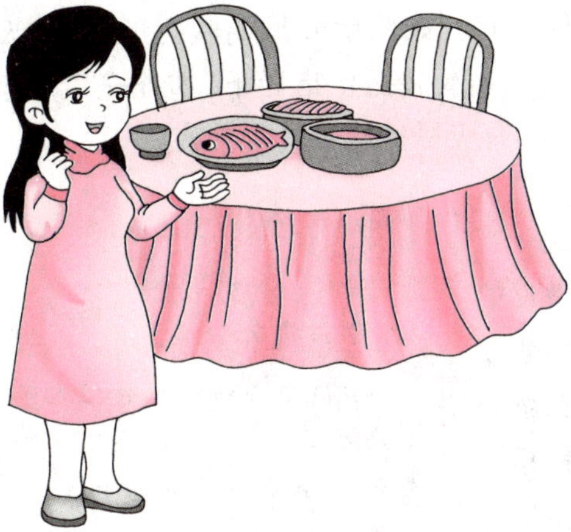

食物中荞麦、黑麦、小麦、玉米、花生仁、核桃仁等，含锌量也较高。

一般来说，孕妇每天补充15～20毫克硫酸锌或醋酸锌，就可以保持锌的平衡。

铜也是人体必需的微量元素。国外研究发现，铜与不少妇科疾病关系密切。如不孕症和流产妇女，其血清铜均低于正常水平；而妊娠中毒、生殖系统炎症、妇科肿瘤等病症患者的血清铜又明显高于正常水平。铜在胶原纤维和弹性蛋白的成熟过程中起关键作用。据研究表明，胎膜由羊膜和绒毛膜形成，羊膜中有胶原纤维和弹性物质，它们决定了羊膜的弹性、脆性和厚薄。胶原和弹性蛋白能为胎膜提供特殊的弹性和可塑性。

引起胎膜早破的原因很多，如胎位异常，骨盆狭窄，胎头与骨盆不相称，使胎儿不能入盆，造成前羊膜内压力不均，从而致胎膜早破；多胎妊娠，羊水过多等因能使子宫内压力增高而引起胎膜早破。近年来，随着对微量元素认识的加深，人们发现胎膜早破产妇的血清铜值均低于正常破膜产妇，说明胎膜早破与血清铜低水平有一定关系。如果孕妇体内铜水平过低，极易造成胎膜变薄、脆性增加、弹性和韧性降低，从而发生胎膜早破。

>> **温馨提示**

孕妇体内铜的浓度在妊娠过程中逐渐上升，这可能与随着胎盘长大体内雌激素水平增加有关。胎儿肝脏中，铜的浓度甚至为成人肝脏中铜浓度的5～10倍，因此，孕期一般不需要以药物的形式额外补充铜。但孕妇可多食用一些含铜量高的食物，如坚果类、海产品、动物肝脏、小麦、干豆、根茎蔬菜、牡蛎等。

铜与铁均参加血液的生成。严重的缺铜可导致贫血。

实际上，不同程度的碘缺乏，可对人类造成不同的影响。例如死产、早产、单纯性聋哑和克汀病。克汀病的主要表现就是智力低下、身体矮小，有人称为呆、小、聋、哑、瘫。因此，人们又将碘称为智力元素。

长期缺碘可造成甲状腺肿。缺碘孕妇胎儿可有甲状腺肿大、甲状腺功能低下。

人体吸收碘的主要来源是食物。多吃含碘丰富的海产品，如海带、紫菜、虾皮等，就能预防碘缺乏。

在动物内脏、粗粮、干豆、硬果及蛋、海产品、瘦肉中,微量元素含量较高,如膳食合理,一般不会缺乏微量元素,不必另外补充。如偏食或长期腹泻的孕妇,要做微量元素测定,如缺乏可用药物补充。用药一定要在医生指导下,如补充太多会出现中毒症状。所以,不要滥用微量元素的药剂,应尽量从膳食中补充。

孕妇缺锌时的影响

微量元素锌参与体内200多种酶或激素的合成,因此它越来越引起人们的重视。怀孕期间,胎儿对锌的需要量迅速增加,这意味着孕妇需要额外增加锌的摄入,保持母体锌的营养平衡。我们知道,儿童的智能由两个方面决定:一是父母的遗传基因等先天因素,二是今后的智力开发。先天的智能则决定于从受精卵开始到胎儿神经系统初步形成过程中的营养状况,微量元素的不足会导致智能障碍。锌是许多酶的复合因子,它影响DNA的合成、染色质结构和细胞分裂。胎儿大脑的生长是所有器官中生长发育最早最快的一个器官,母亲怀孕18天,在胚胎里就可辨认出神经丛,成熟的大脑有140亿个神经细胞,在怀孕后期,胎儿脑神经平均每分钟分化增殖2万个神经细胞,婴儿出生后神经细胞就不再分化增殖。因此,孕妇的营养不良会造成婴儿神经细胞数量的减少,这种影响是无法挽回的,锌缺乏的胎儿,有30%为智力低下的儿童。锌是人脑中含量最高的一种金属离子,每1克脑组织中含锌约10微克,以皮质层及小脑含锌最高。锌主要存在于脑内杏仁核、脉络丛、海马回、松果体中,海马回中锌浓度高低与记忆有关。低锌与智力低下关系密切,因为缺锌时,胎儿大脑海马回发育不良,表现为记忆力及学习能力低下。

>> 专家指南

我国推荐妇女锌的摄入量每天为15毫克,孕妇每天为20毫克,并且最好从食物中摄取。孕妇膳食要多样化,多食用肉、蛋、乳,多吃粗粮、豆类,合理搭配蔬菜,保证供给机体足够的锌,必要时可以在医生指导及监测下补充锌制剂。

如果孕妇严重缺锌,还会影响胎儿的生长模式,导致中枢神经系统发育不同步、脑重量降低、大脑皮层发育停滞,引起神经和精神方面的异常。母体锌缺乏,对幼儿的潜在行为有一定影响,由于子代小脑和海马回中锌含量降低以及与神经系统有关联的酶活性下降,幼儿表现出异食癖、记忆力和行为异常。此类患儿常无意识咬食手指,且性格孤僻、固执,对身边事物感到厌倦。

缺锌还可造成核酸及蛋白质合成的障碍,影响胚胎的生长发育,这可能是引起畸形的重要环节。缺锌孕妇分娩的婴儿可发生先天性畸形,如无脑儿、脊柱裂、软骨发

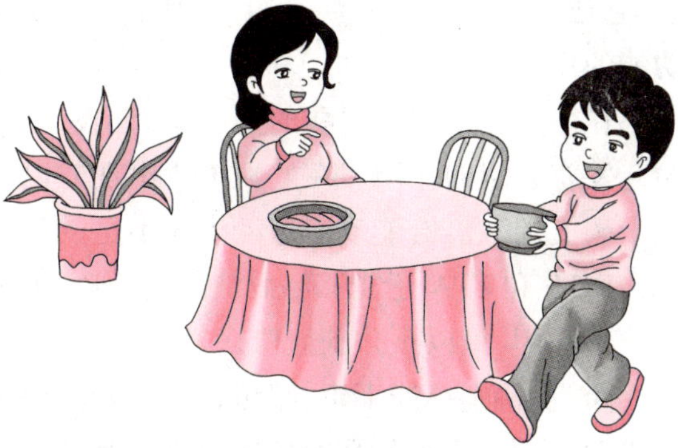

育不全、软骨发育不良性侏儒、尿道下裂、隐睾等。据报道，由于缺锌造成流产及死胎较为多见。锌缺乏还使孕妇机体的免疫系统受到损害，子代的免疫力下降。

孕妇缺铜时的影响

估计铜在人体中的含量只有80毫克左右。铜是人体中许多酶的组成部分。体内的铜，部分以血浆铜蓝蛋白的氧化酶形式存在于血浆中。这是一种多功能的氧化酶，它可促进铁在胃肠道内吸收，进而制造血红蛋白。孕妇缺铜将影响胚胎及胎儿的正常分化和发育，导致先天性畸形，表现为胎儿的大脑萎缩、大脑皮层变薄、心血管异常、大脑血管弯曲扩张、血管壁及弹力层变薄，并可导致孕妇羊膜变薄而发生胎膜早破、流产、死胎、低体重儿、发育不良等各种异常。

孕妇缺碘时的影响

碘经过消化道进入人体血液后，大部分以甲状腺球蛋白的形式储存于甲状腺中，以保证腺体有足够的原料合成甲状腺激素输送到全身，以满足新陈代谢的需要。妇女怀孕后，由于胎儿的生长发育，对碘的需求量更高，在胚胎12～22周，正是大脑和神经形成的特定时期，若碘元素及甲状腺素缺乏，则会造成大脑皮层中主管语言、听觉和智力的部分不能得到完全分化和发育。出生后，表现为不同程度的聋哑、痴呆、身材矮小、痉挛性瘫痪、智力低下、小头、低位耳等畸形。

孕早期吃鱼的讲究

孕妇吃鱼好处多

鱼的蛋白质含量丰富，高于一般的肉类，含有人类需要的各种必需氨基酸，属优质蛋白，而且易消化，其消化率高达85%～95%，也高于一般的肉类。鱼的脂肪含量不多，但质量高，其他动物脂肪多是饱和脂肪酸，而鱼油中大多数是不饱和脂肪酸。鱼油中含有大量的多烯不饱和脂肪酸，我们听说最多的就是二十二碳六烯酸（DHA）和二十碳五烯酸（EPA）。这两种物质就是“著名”的“脑黄金”。虽然没有广告上吹嘘的那么“神”，但它对于胎儿和婴儿神经系统发育还是很重要的。另外，它还有一个非常重要的功能，那就是，DHA 还存在于视网膜中，具有增进视觉功能的作用。

在研究二十碳五烯酸的过程中，还发现了它具有预防孕妇流产、早产、死产和胎儿发育迟缓的作用。在妊娠中所出现的以上异常现象，与胎盘供血不足有关，而二十碳五烯酸恰恰能改变这种供血不足的现象。

DHA 和 EPA 还能够使血液黏度下降，具有降血脂、清除动脉管壁内粥样硬化斑块等作用，可以预防脑血管病及冠心病。

鱼类，特别是沙丁鱼、鲐鱼、青鱼等海洋中的鱼类，通过食物链，从浮游生物中获得 DHA 和 EPA，然后在体内浓缩储存于脂肪中。这两种脂肪酸无论对妈妈和胎儿都有好处。每周吃几次鱼可明显减少因心脏病或其他相关疾病而导致突然死亡的危险；吃鱼还可以降低胆固醇和血脂；每周吃一次鱼还可以保持我们大脑的敏锐，使人们因年纪增大而导致的智力减退延缓三四年；鱼骨里含有丰富的钙质和微量元素，经常吃可以防止骨质疏松；更重要的是，如果妇女在孕期每周都吃鱼的话，未来婴儿患上湿疹的概率会下降43%。

丹麦研究者最近发现，那些经常吃鱼的孕妇出现早产和生出体重较轻婴儿的可能性要远远低于那些平时不吃鱼或很少吃鱼的孕妇。调查还发现，每周吃一次鱼，就可使从来不吃鱼的孕妇早产的可能性从 7.1% 降至 1.9%。研究人员推断，鱼之所以对孕妇有益，因为它富含欧米伽-3 脂肪酸，这种物质有延长怀孕期、防止早产的功效，也能有效增加婴儿出生时的体重。

鱼肉营养全面，含有丰富的矿物质，如钙、铁、锌等微量元素，其中尤以含碘和磷居多，此外，鱼还可以提供相当丰富的维生素，如维生素 A、维生素 B、维生素 C、维生素 D 等，对身体十分有益。维生素 A 保护视力，提高免疫力；维生素 C 具有养颜、解毒等效用；而维生素 D 则对骨骼的生长发育、钙的代谢起着重要作用。但在鱼中最为引人注目的要数它丰富的 B 族维生素了，维生素 B_3 能将食物转化为能量；维生素 B_2 能对抗压力；维生素 B_6 能保持人体免疫系统的健康。鱼肉富含蛋白质，每 100 克鱼中所含蛋白质的含量相当于 600 克鸡蛋或 850 克猪肉中蛋白质的含量。丰富而优质的蛋白质是人生命的载体，具有均衡营养、调节体内水分平衡、提高免疫力、为细胞输送氧和必需营养素等功效，可以帮助幼儿、儿童及青少年生长发育；鱼肉组织柔软细嫩，很容易被人体消化和吸收，鱼肉中蛋白质的结构松软、肌肉纤维结构比较短、水分含量较高、结缔组织也较少，其利用率可高达 96%。鱼类含有丰富的氨基酸、卵磷脂、钾、钙、锌等微量元素，这些是胎儿发育的必要物质，尤其是神经系统。

>> 营养知识大讲堂

调查研究表明，孕妇多吃鱼有利胎儿发育，特别是脑部神经系统。这是因为鱼肉中除含有优质蛋白质、适量的脂肪、丰富的维生素、无机盐外，还含有较多的不饱和脂肪酸——二十碳五烯酸。二十碳五烯酸在人体内不能自己合成，而必须从食物中获得，吃鱼就是很好的获得途径。二十碳五烯酸还具有很多药理作用，能使血液黏稠度下降，防止血栓形成。同时又能扩张血管，便于孕妇将充足的营养物质运输给胎儿，促进胎儿的发育。另外还有报道，二十碳五烯酸还能有效预防妊娠高血压综合征的发生。所以说，孕妇吃鱼好处多多。

孕妇不能吃的四种鱼

鱼的蛋白质丰富，远远高于肉类，且属优质蛋白质，易消化。鱼还含有丰富的维生素A、维生素D，矿物质含量也较高。鱼肉不仅可以预防心血管病，而且有利于神经系统发育。因此，怀孕的妈妈应多吃鱼。然而，不同种类的鱼体内会积聚着不同量的汞，这是一种对人体有害的天然元素。因此，美国食品和药物管理局提醒孕妇及计划怀孕的妇女，要避免吃鲨鱼、鲭鱼王、旗鱼及方头鱼，因为这四种鱼的汞含量非常高。

汞进入孕妇体内之后，可以破坏胎儿的中枢神经系统，影响胎儿的大脑发育。胎儿在母体吸收过量的汞，会影响脑部神经发育，导致将来学习能力缺陷，并出现智力发展迟缓等后遗症。

值得注意的是，金枪鱼因为所含的汞含量少而未被列入孕妇禁食范围。但有负责制定汞管理条例的人士认为，妇女在怀孕期间吃很多罐装的金枪鱼也是不好的，有些地区已经限制孕期妇女每星期吃金枪鱼的量不要超过198克。

不过，如果哪位女士昨晚吃了旗鱼，也大可不必惊慌，因为吃这些鱼的危害在于汞的长期积累，偶尔吃一两顿是没什么大碍的。要保障未出世的宝宝的健康，目前最好的方法就是避免再吃这四种鱼类。

怀孕早期补铁可预防贫血

孕妇贫血给宝宝带来的危害

一般来说，妇女在妊娠期间由于血容量的增加而出现血液稀释，从而使血红蛋白的含量下降，这种现象称为生理性贫血。轻度的生理性贫血是妊娠期较常见的一种并发症，这对于妊娠及分娩的影响不大。但如果由于孕妇体内缺乏一种或多种营养物质，如铁、叶酸和维生素等或由于造血功能发生障碍而导致的非生理性贫血时，就会对孕妇和宝宝的健康产生一定的影响。

孕妇贫血可以出现头晕、没劲儿等症状，有些还可以出现头疼、头晕、耳鸣、目眩、疲倦、心悸、注意力不集中、记忆力减退、食欲差及肚子不舒服等，严重的可引起贫血性心脏病，甚至心力衰竭。贫血影响孕妇的健康，使孕妇的抵抗力下降，生产时对出血耐受性差，产后抵抗力低，感染的机会也会增加。

妈妈贫血对宝宝也有很大影响。由于血液的一个重要的功能是携带氧气到身体的各个组织中，贫血的时候对组织的供氧就会减少，胎盘也不例外。所以，宝宝在妈妈肚子里长得就比较慢。妈妈重度贫血时可以引起早产、低体重儿或者死产。

>> 温馨提示

美国环境工作团体指出，孕妇可安全食用的海产品，包括人工饲养的鳟鱼及鲇鱼、虾、太平洋三文鱼、黄鱼、中大西洋蓝蟹及黑丝蟹鱼等。购买鱼类时，最好买活鱼，其次要看产地，远离工业区的鱼类体内污染物质较少。孕妇只要尽量吃不同种类的鱼，不要集中吃一种，每周平均吃鱼量不要超过340克就不用担心汞的摄入量超标。

孕妇宜吃含铁的食物

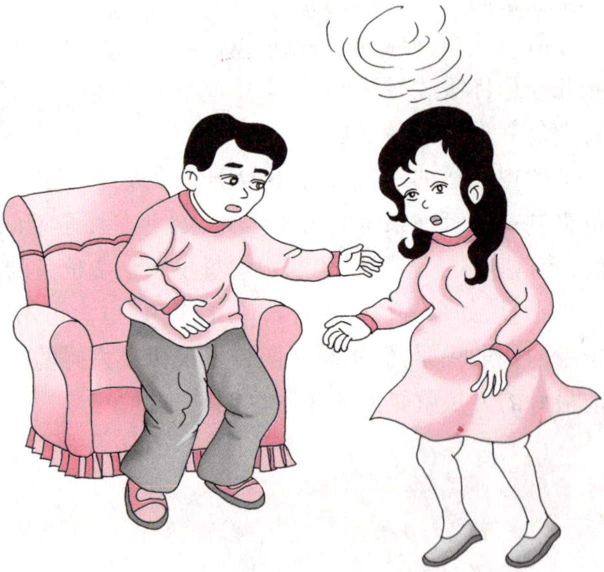

铁是血红蛋白、肌红蛋白、细胞色素酶类以及多种氧化酶的组成成分。它与血液中氧的运输和细胞内生物氧化过程有着密切的关系。因此，铁是造血原料之一。人体内2/3的铁存在于血红蛋白中，另1/3储存于肝、脾、骨髓及小肠上皮细胞内。孕妇每天铁的需要量包括以下几个部分：①维持自身组织代谢的需要；②为胎儿生长供应铁质，铁是供给胎儿血液和组织细胞的重要元素，胎儿所需要的铁质随着胎龄的增加也在不断地增加；③胎儿除不断生长所需要的铁外，还需要在肝脏中储存一部分铁质以供出生后头4个月用;④除以上的需要外,母体还要为分娩失血及哺乳准备铁质。

然而,铁元素也并非多多益善。正常情况下,人每天由粪、尿、汗液排泄的铁与吸收的铁保持平衡。人体摄入的铁如果当时用不完就会以铁蛋白和含铁血黄素的形式储存在各脏器和组织中。如果孕妇长期偏食富含铁的食物、药物或者酒类,就会使身体内的铁含量增多。研究表明,高铁比缺铁更危险。

为避免孕期贫血给母婴带来的危害,从孕早期起需注意补充铁。为使铁的补充更加安全,铁的摄入方式应以增加含铁食物的摄入为主。如需要通过药物补充铁,应在产科医生指导下进行。

含铁丰富的食物

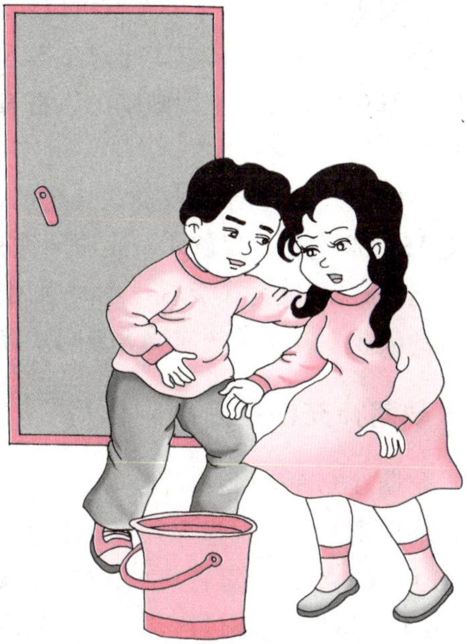

含铁量较高的谷类有糙米、小米、玉米、燕麦;豆类有黄豆、绿豆、紫芸豆、黑芝麻;蔬菜中有菠菜、芹菜叶等绿叶蔬菜及苔菜、土豆等;动物性食品有瘦肉、心、肾、蛋黄、各种动物的肝脏尤以猪肝、鸭肝为多;菌藻类有紫菜、海带、发菜、口蘑、杵蘑、黑木耳;海产品有海蜇皮、海蜇头、虾米、虾皮等。但需要注意的是,食物中铁的吸收率差别较大,动物性食物中铁的吸收率较高而植物性食物则较低。如果孕妇饮食多样化、不挑食,每天会有足够的铁摄入。另外,用铁锅炒菜也可从中得到一些铁。总之,铁的来源是多方面的,适当的饮食搭配,讲究食品的质和量,即可保证足量的铁摄入。

孕期补铁的原则

铁为维持人体生命活动不可缺少的10种必需微量元素之一,在成人体内的总量约为3~5克,是含量最多的微量元素。机体内的铁大部分存在于血红蛋白和一些酶系统中,在携带输送氧的过程中发挥极为重要的作用。

孕妇缺铁可导致贫血,我国孕妇缺铁性贫血患病率约为30%。

妊娠合并重度贫血通常易发生心力衰竭、妊娠高血压综合征、流产、早产、感染、胎死宫内等。

孕妇缺铁进而可引起胎儿缺铁,使胎儿发育不良,出生后智力偏低等。许多流行病学研究表明,妊娠早期贫血与早产、低出生体重儿及胎儿死亡有关。一项研究表明早产的危险性特别是与缺铁性贫血有关。

孕妇贫血率高的主要原因是机体需要量增加而膳食铁摄入不足,所以孕期应额外补充铁。

孕期补充铁是否有铁过量的危险

实践证明,正常水平的补铁可以恢复免疫系统的功能,而不会加重已有或造成新的感染。正常的机体有防止过多摄入铁的能力,铁的储存充足时,机体可不再摄取铁。但有少部分有基因缺陷的人群丧失了这种保护性抑制功能,从而发生铁吸收过量。

另外,选择更利于吸收的铁补充剂,如富马酸亚铁、硫酸亚铁。注意剂量,每天补充15~30毫克就足够。空腹服用铁补充剂虽可以提高吸收率,但会刺激胃肠道而引起恶心,所以宜在饭后一小时服用。不要用牛奶、咖啡或茶来送服,否则会限制铁的吸收。补充铁剂需要大量喝水以防止便秘。

孕期补充铁剂后的副作用

孕期补充铁剂后,可能会有恶心、呕吐、上腹部疼痛、腹泻等胃肠道刺激症状,也可能出现便秘。大量服用铁剂易致中毒,表现为胃肠道刺激或坏死症状,如恶心、呕吐、休克等,严重者甚至昏迷、惊厥、死亡。此外铁剂服后,部分随大便排出体外,故大便呈黑色,不过这是正常现象,不用为此担心。

如何选择和服用铁补充剂

1. 片剂或液体铁补充剂

以下因素影响片剂或液体铁补充剂的吸收:

(1)剂量和接受者体内铁的储存量。因为吸收量与体内储存量成反比,所以一般缺铁者从铁补充剂中吸收的量最大。

(2)摄入时间。在两餐之间补铁其吸收量比就餐时补铁高一倍。

(3)补铁时的饮料。补铁时饮水或果汁可促进铁吸收,而饮茶、咖啡或牛奶则不利于铁吸收。

2. 缓慢释放的铁补充剂

给以较大剂量时，缓慢释放的铁补充剂可减少其不良反应，但它比常用的硫酸亚铁、葡萄糖酸亚铁和延胡素酸亚铁要贵得多；在就餐时给以缓慢释放的铁补充剂，其吸收要比硫酸亚铁好些，但在空腹条件下其优越性较差。

3. 作为维生素—矿物质片一部分的铁剂

育龄妇女常常将铁作为维生素—矿物质片的一部分而摄入，但这些制剂中的碳酸钙和氧化镁似乎可抑制铁吸收。因此，从多种维生素—矿物质补充剂中吸收的铁低于单独补充相等量的铁剂。考虑到吸收率低，建议选择含约 60 毫克铁的多种维生素—矿物质补充剂，而不是仅仅选择 30 毫克剂量的。最好选择的补充剂中的钙量不超过 200 毫克。

>> 专家指南

孕妇本身就易发生便秘。补铁后造成便秘的原因是刺激肠蠕动的硫化氢与铁盐形成硫化铁沉淀，减少肠蠕动。治疗措施是每天进行适量的运动，养成定期排便的习惯，注意饮食的搭配。建议孕妇多吃香蕉，香蕉能预防便秘，专家称为“非药物性治疗方法”。必要时按医嘱使用大便软化剂或缓泻剂，但不能养成依赖药物的习惯。

最有效的单一补充铁的方法是简化摄入方式，即每日 1 次，而不是每日 3 次。

多吃豆类能健脑

豆类是重要的健脑食品，如果孕妇能多吃些豆类食品，将对胎儿健脑十分有益。

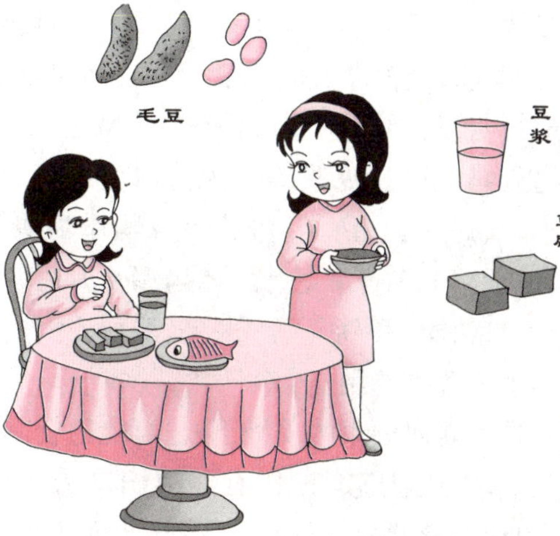

这是由于大豆含有 40% 的蛋白质，是天然食物中蛋白质含量最高的食品。其氨基酸组成接近人体需要，且富含谷类蛋白质较为缺乏的赖氨酸，是谷类蛋白质互补的天然理想食品。大豆含脂肪 15%，其中不饱和脂肪酸占 85%，以亚油酸为最多，达 50% 以上。大豆油含 1.6% 的磷脂，并含有维生素 E。大豆含碳水化物 30%，其中一半为可供利用的淀粉、阿拉伯糖、半乳聚糖和蔗糖，另一半为人体不能消化吸收的棉子糖和水苏糖，可引起腹胀,但有保健作用。大豆中的皂苷和异黄酮有抗氧化、降低血脂和血胆固醇的作用。大豆低聚糖能不经消化直接进入大肠,可为双歧杆菌所利用并有促进双歧杆菌繁殖的作用,能对人体产生有利影响。

大豆蛋白质的消化率为65%,但经加工制成豆制品后,其消化率明显提高。豆制品中,首先值得提倡的是发酵大豆,也叫豆豉,含维生素 B_2 非常丰富,比一般大豆约高一倍。维生素 B_2 在谷氨酸代谢中起着非常重要的作用,而谷氨酸是人脑的重要物质,可提高人的记忆力。与黄豆相近的还有黑豆,其健脑作用比黄豆更明显。毛豆则是灌浆后尚未成熟的大豆,含有较多的维生素C,煮熟后食用,是健脑好食品。熟黄豆的含钙量是豆腐、豆豉的2倍多,其维生素 B_1 的含量是上述食品的10倍以上,铁成分是3倍,其他矿物质也是3倍多。豆浆和豆乳所含的亚油酸、亚麻酸、油酸等以及不饱和脂肪酸含量都相当多,可谓一种比牛奶更好的健脑食品。孕妇应经常喝豆浆,或与牛奶交替食用。豆腐也是豆制品的一种,其蛋白质含量占35.3%,脂肪含量占19%,100克豆腐中含钙120毫克,因此,豆腐是非常好的健脑食品。其他如油炸豆腐、冻豆腐、豆腐干、卤豆腐干等都为健脑食品,可交替食用。

孕早期饮食要合理

>> 温馨提示

早孕期间正是胚胎各个器官形成的时期,此时各种致畸因素对胚胎的影响较大,在选择食物时应特别注意,不要选择那些含有较多食品添加剂的食品,如添加有人工合成的色素、糖精、防腐剂等物质。应尽量选择无农药、无污染、不施用化肥的绿色食品。一般早孕反应至妊娠12周后逐渐消失。

怀孕初期,由于体内激素水平发生了较大的变化,孕妇机体需要经历一系列的调整过程,大多数人有轻重不等的早孕反应,如食欲减退、恶心、呕吐、厌食、厌油、偏食等。一般早晨及饭后最为明显,此时膳食应清淡,易消化。以鱼、鸡、蛋、奶、豆腐、豆浆等作为蛋白质来源,以大米小米、烤面包、饼干、白薯等谷物作为能量来源,早饭可吃些干的主食,如烤馒头片、烤面包片、苏打饼干、甜饼干等,水果、酸奶、冰激凌等冷食也可适当选用。

在不妨碍健康的前提下,尽可能适合其口味,一般而言多选用汆、烩、清蒸等少油的烹调方法比较好,但有些孕妇口味变得非常特殊,比如喜食辛辣或酸味的食物,也应尽量照顾;还应每餐变换花样,使食物品种丰富多样不重复。

应少量多餐,在三餐外加餐2~3次,使每餐食量不致过多,力求不引起呕吐。如发生轻度呕吐,稍事休息后再设法补食。一般午后恶心减少,可在下午及晚饭多吃些。如有例外,可根据个人实际情况安排。对那些妊娠反应严重的孕妇就不必拘泥于平常的进食时间,少食多餐,尽一切可能调动食欲,想吃随时可以吃,以使进食量达到需要。当然,如果反应剧烈体重下降十分严重,就应检测是否已有酸中毒继而采取医疗措施了。

解决孕早期不适的营养方案

妊娠剧吐

部分孕妇在孕早期(6 周左右)出现严重的早孕反应,持续性呕吐,甚至不能进食、进水。此称为妊娠剧吐,中医称为妊娠恶阻。按呕吐的严重程度可分为三种。

(1)晨吐:仅在清晨有恶心、流涎或轻度呕吐,此为妊娠早期的一种情况,不影响日常工作。

(2)中度剧吐:恶心呕吐加重,且不限于晨间发作,经治疗症状即可控制。

(3)恶性呕吐:因持续性呕吐而导致酸中毒及电解质平衡失调,或肝功能异常。此类患者须立即住院治疗以控制代谢紊乱。

呕吐太厉害了怎么办

大家都知道,早孕反应只是怀孕早期的一种正常的生理状态,不能算是病。但是反应得太厉害了,也会对孕妇和胎儿的身体造成不利的影响。首先可能会使孕妇摄入的营养不够,另外,还可能会出现酮体。酮体是我们人体在饥饿的状态下分解体内的脂肪所产生的一类物质。它可以使我们的体液呈现酸性,同时对神经系统也有不好的影响。所以我们应该尽量防止它的出现。在这里我们建议碳水化合物(主要来自主食)的摄入量每天不应低于 150 ~ 200 克,以防出现酮症。如呕吐严重或进食量很少时应到医院化验一下尿酮体,如酮体阳性说明体内脂肪分解较多,应进行输液治疗,否则酸性体液环境不利于胎儿生长。

防治妊娠剧吐的方法

妊娠剧吐与妊娠早期绒毛促性腺激素水平高有关,还与孕妇的神经类型、神经稳定性、家庭和工作环境、精神和心理状态都有密切关系。因此,应在未怀孕前了解有关妊娠各阶段的知识,保持心理上的平衡状态,为生一个聪明可爱的宝宝做好一切准备。

除此之外，孕妇尚应保证充足的营养及合理的结构，解除各种思想顾虑，少食多餐或随意饮食，进食高蛋白、高碳水化合物饮食等。如呕吐剧烈，不能进食，则应到医院接受治疗。大多数孕妇都能较顺利地度过这段时期。

呕吐饮食解决方案

呕吐是早孕反应的一种常见症状，其形式和程度可随孕妇的个体差异而有所区别。孕妇在怀孕1个多月的时候会挑食、偏食，有轻度恶心呕吐，这属于早孕反应。轻度的孕吐反应，一般在妊娠三个月左右即会自然消失，对身体无大的影响，也不需特殊治疗，只要情绪稳定，适当休息，注意调节饮食即可。

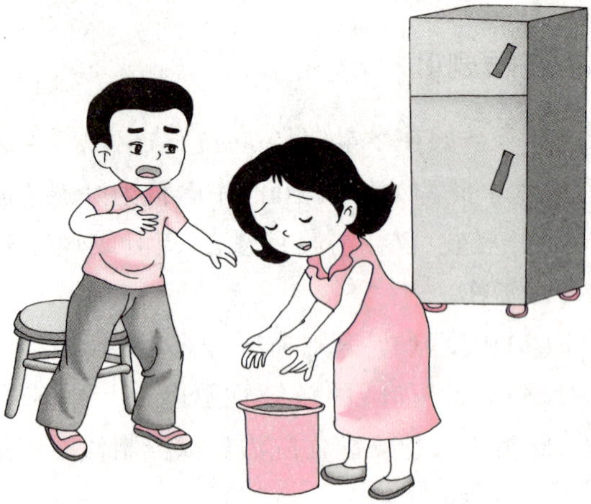

精神过度紧张和神经系统功能不稳定的妇女，反应一般较重，甚至可发生剧烈而持续性的呕吐，进而表现为全身困倦无力、消瘦、脱水、少尿甚至酸中毒等危重病症，在医学上被称为“妊娠剧吐”。这种疾病对母亲和胎儿的健康影响很大，应及时就医治疗。

下面5个饮食方案可以缓解孕早期的恶心、呕吐：

方案一，食欲不振时按胃口所好，一般怀孕早期的孕妇都喜欢吃酸性口味的食品，如橘子、梅子干或泡菜等。因此，丈夫和家人应多准备一些这类食品。由于孕早期（前3个月）胎儿生长缓慢，并不需要太多的营养。孕妇在口味上可以尽量选取自己想吃的东西，多喝水，多吃富含维生素的食物，可以防止便秘，因为便秘会加重早孕反应。另外，尽可能多地变换孕妇就餐环境，这样能激发孕妇的食欲。

方案二，孕妇的进食方法以少食多餐为好。每2～3小时进食一次。妊娠恶心呕吐多在清晨空腹时较重，为了减轻孕吐反应，可多吃一些较干的食物，如烧饼、饼干、烤馒头片、面包片等。如果孕妇呕吐严重，要注意多吃蔬菜、水果等偏碱性的食物，以防酸中毒。

方案三，这个时期孕妇的膳食原则上是以清淡、少油腻、易消化为主，如面包、饼干、牛奶、藕粉、稀粥、蜂蜜及各种新鲜水果等。避免过于油腻的食品。

>> 专家指南

孕妇的呕吐症状减轻,精神好转,食欲增加后,可适当吃些猪瘦肉、鱼、虾、蛋类、乳类、动物肝脏及豆制品等富含优质蛋白质的食物。同时要尽量供给充足的糖类、维生素和矿物质,以保证孕妇和胎儿的需要。孕妇要学会自己稳定情绪,解除思想顾虑,不要紧张和焦虑,尽量避免一切不良的精神刺激,保持精神愉快。每天注意休息,至少保持8小时睡眠,但也不要经常躺在床上不活动,应该适当外出散步;避开有强烈刺激气味的环境,如闷热的房间、厨房及吸烟环境等。丈夫和家人从精神上多给予一些关注,生活上多一些照顾,对孕妇的烦躁心情多一些体贴和理解,使孕妇精神愉快,这些都有助于减轻妊娠反应。

方案四,家人要鼓励孕妇进食。孕妇进食后万一呕吐,千万不要精神紧张,可以做做深呼吸动作,或听听音乐,或室外散散步,然后再继续进食。进食以后,孕妇最好卧床休息半小时,这样可使呕吐症状减轻。晚上反应较轻时,食量宜增加,食物要多样化,必要时睡前可适量加餐,以满足孕妇和胎儿营养需要。孕吐的饮食调理十分重要,因为怀孕最初3个月,是受精卵分化最旺盛、胎儿各种器官形成的关键时刻。

方案五,汤类和油腻类食物最容易引起恶心或呕吐,在进餐时不要过多喝汤、饮料和开水,避免吃油炸或难以消化的食物。

孕妇营养要掌握好度

孕妇营养要适度

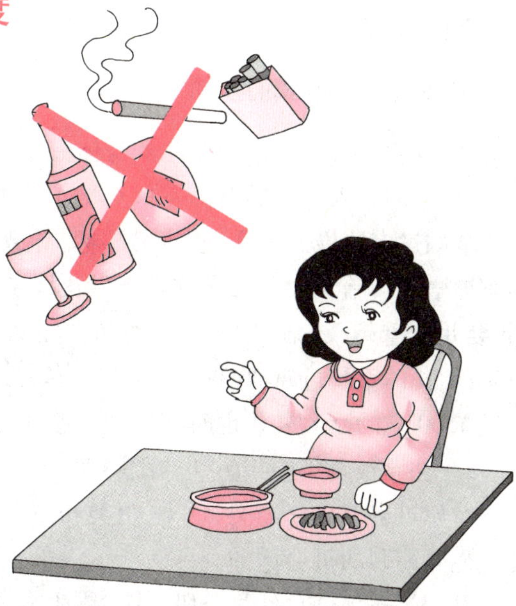

孕妇食谱要多种多样,如果只盯着少数几样吃,那么即使是营养丰富的食物也会产生不良后果。营养不足及营养过度均不利于母子健康,营养适度最好。孕妇的营养状况也不能只在孕期才注意,而要早做准备,尤其青春发育期以后的营养与孕妇体质有很大关系。许多女子为了“苗条”,偏食、忌食,造成营养不良,怀孕后自己及胎儿的健康都受到影响。有些孕妇专吃高蛋白、高脂肪的食物，如肥肉、奶油蛋糕、巧克力等，以为这样营养就好了，但实际上某些营养素过高可以破坏营养平衡，孕妇自身甚至胎儿均可增加患病的机会。对于孕妇来说，没有绝对不适合的食物，只要合理、平衡，食物种类越广泛越好。孕妇要忌烟、酒，因为它们可增加流产、早产、胎畸形、低体重儿的危险。辛辣食物对胃有刺激，不宜多吃。生冷食物容易受污染，所以食物要干净，食具要清洁。在公共场合吃饭，易传染上肝炎等疾病，饮食卫生对孕妇最为重要。

孕妇偏食的坏处

偏食就是食谱狭窄，许多食物不爱吃或根本不吃。如一些孕妇拒绝吃鱼、奶、肉，只吃粮食、蔬菜，也有一些孕妇恰恰相反。这些饮食习惯均不利于本身健康及胎儿发育。前面已经说过，孕妇需要各种营养素，主要包括蛋白质、脂肪、碳水化合物、矿物质、维生素和水六大类，这些物质存在于各种食物中，为得到齐全而平衡的营养，就要吃各种各样的食物。如果只吃素不吃荤，孕妇及胎儿就缺乏足够蛋白质、维生素、脂肪、矿物质，可使孕妇贫血、缺钙、消瘦，胎儿体重低、大脑重量轻等。

>> 准妈妈必知

只吃荤不吃素，孕妇会过度肥胖，血中胆固醇、脂肪含量高，不仅自己容易并发妊娠高血压综合征及产程长、产后出血，胎儿也容易发育过大，成为巨大胎儿，造成难产、出生后低血糖、高胆固醇血症等不良后果。因此，不论哪种偏食均不好。为了自身的健康，为了胎儿的正常发育，一定要选择合理、平衡的膳食模式。

孕期营养过剩的危害

怀孕期间，为了母亲和胎儿的身体健康，良好的营养是必不可少的。但凡事物极必反，孕期摄入太多的营养不但对母子健康不利，反而有害。

孕妇过多的摄入主食，使热量超标，导致母亲暴胖、胎儿过大。这可能引起孕期血糖增高。胎儿太大可导致难产以及将来孩子发生肥胖的机会增大。有资料表明，婴儿体重越重，难产发生率越高。如新生儿体重大于 3500 克，难产率可达 53%；生儿体重超过 4000 克，孕妇难产率就高达 68%。而且，由于营养过剩，体重超过 4500 克的巨大婴儿也时有出现。这些肥胖婴儿出世，由于身体脂肪细胞大量增殖，往往导致青年中年时期的肥胖症。

孕妇过多地进食肉类、鱼类、蛋类和甜食等，可使体内儿茶酚胺水平增高，使胎儿发生唇腭裂的机会增加。

孕妇过多地进食动物肝脏，体内维生素 A 明显增高，可影响胎儿大脑和心脏发育，以及出现生殖器畸形。

因此，孕妇对营养丰富的食物不宜吃得过多过饱。

孕期营养不良对胎儿健康的影响

孕期营养素摄入不足对胎儿会造成以下不利影响：

（1）娩出低出生体重儿。出生体重低于2500克的新生儿即低出生体重儿。许多因素可以影响新生儿的出生体重，其中孕期膳食营养素摄入不足，特别是能量、蛋白质缺乏的情况下更易发生。

（2）娩出早产儿及小于胎龄儿。妊娠不足37周即出生的婴儿称为早产儿；而胎儿的大小与妊娠月份不符，小于该孕周应有的大小称为小于胎龄儿。孕妇营养不良是娩出早产儿和小于胎龄儿的重要原因之一。

>> 温馨提示

如何判断孕期营养是否过剩呢，最方便，最常用的指标就是体重。怀孕期间每月称体重至少1次。在正常情况下，孕妇3个月内可增加1.1～1.5千克；3个月后，每周增加0.35～0.4千克，至足月妊娠时，体重比怀孕前增加10～12千克。如发现肥胖过度或体重增加过快，应及时调整饮食结构并去医院向妇产科医生及营养医师咨询。

（3）娩出畸形儿如叶酸缺乏可导致神经管畸形的发生，以无脑儿和脊柱裂表现为主；维生素A缺乏或过多可导致无眼、小头等先天畸形的发生。

（4）围产期新生儿死亡率增高。一些调查资料表明，低出生体重儿的围产期（指孕28周到出生后7天）死亡率明显高于出生体重正常的新生儿。调查数据显示，低出生体重儿围产期死亡率是正常体重儿的4～6倍。

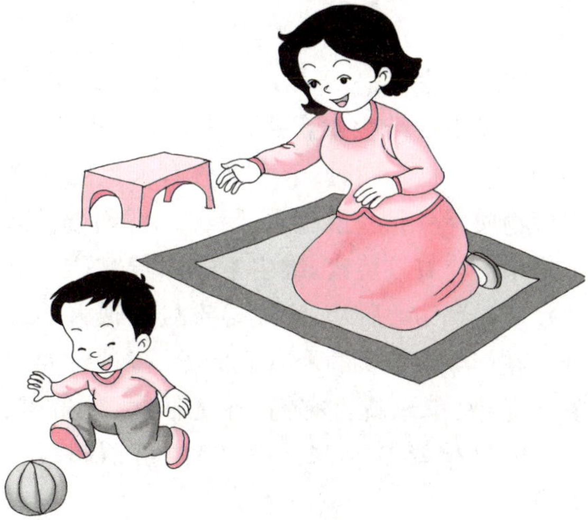

（5）胎儿脑发育受损。胎儿期和出生后2年以内是脑发育的关键时期，而且大脑发育“一次性完成”，此时期营养素缺乏对于胎儿脑发育的影响是不可逆的。

孕期营养不良对孩子出生后的影响

孕期营养不良不仅影响孩子婴幼儿期的生长发育，还可影响儿童期和青春期的体能与智力发育。

胎儿宫内发育迟缓将延续到其出生后，并对其远期生长发育造成影响，即“疾病的胚胎起源假说”。有证据表明，胎儿期宫内营养不良、生长迟缓者，成年后糖耐量异常（糖耐量为糖尿病的检测指标之一）和2型糖尿病的发生率分别升高7倍和4倍，心血管疾病的发病率也明显升高。营养对胎儿的脑发育也有直接影响，胎儿从妊娠30周起至出生后两年，是脑细胞数增殖最快的时期，此期如蛋白质严重不足，将会使孩子脑细胞的数量减少，并可影响到日后的智力发育。孩子的智力一方面与其大脑发育有关，另一方面与后天的环境因素（如教育）有关。而大脑发育的关键时期是在胎儿期和出生后的两年之内，因此母亲孕期饮食质量将影响胎儿的大脑发育，并且是不可逆的，如孕妇蛋白质、二十二碳六烯酸（DHA）和花生四烯酸（AA）缺乏等，这些均是对胎儿大脑发育非常重要的营养素。

此外孕期饮食中的某些有害因素，也可能影响胎儿的大脑和认知能力发育。如酒精很容易穿过胎盘，被胎儿直接吸收。当母亲喝上一两杯开胃酒，感到很兴奋的时候，胎儿也醉了。如果经常这样，胎儿的机体会受损，表现为胎儿出生后可能智力低下。根据最新的研究，在孕期，孕妇每天喝两杯酒会使婴儿的智商降低，有性格障碍或身体畸形等。

嫩玉米营养价值高

在所有主食中，玉米的营养价值和保健作用是最高的。

玉米中的维生素含量非常高，为稻米、小麦的5～10倍。同时，玉米中含有大量的营养保健物质，除糖类、蛋白质、脂肪、胡萝卜素外，玉米中还含有核黄素、维生素等营养物质。这些物质对预防心脏病、癌症等疾病有很大的好处。在当今被证实的最有效的50多种营养保健物质中，玉米就含有钙、谷胱甘肽、维生素、镁、硒、维生素E和脂肪酸7种，可谓超级营养品。

经测定，每100克玉米能提供近300毫克的钙，几乎与乳制品中所含的钙差不多。丰富的钙可起到降血压的功效。如果每天摄入1

> **>> 营养知识大讲堂**
>
> 对孕妇来说，多吃嫩玉米好处很多，因为嫩玉米粒中丰富的维生素E有助于安胎，可用来防治习惯性流产、胎儿发育不良等。另外，嫩玉米中所含的维生素B_1能增进孕妇食欲，促进胎儿发育，提高神经系统的功能。嫩玉米中还含有丰富的粗纤维，能加速致癌物质和其他毒物的排出，孕妇妊娠便秘者食用，可起到缓解病情的作用。

克钙，6 周后血压能降低 9%，玉米中所含的胡萝卜素，被人体吸收后能转化为维生素 A，具有防癌作用；天然维生素 E 则有促进细胞分裂、延缓衰老、降低血清胆固醇、防止皮肤病变的功能，还能减轻动脉硬化和脑功能衰退。研究人员指出，玉米含有的黄体素、玉米黄质可以对抗眼睛老化。此外，多吃玉米还能抑制抗癌药物对人体的不良反应，刺激大脑细胞，增强人的脑力和记忆力。

玉米的营养价值很高，但用老玉米粉做成食物后损失的营养成分较多。吃嫩玉米则营养物质基本没有损失。嫩玉米的水分、活性物、维生素等各种营养成分也比老熟玉米高很多，因为在储存过程中，玉米的营养物质含量会快速下降。

孕妇适宜多吃酸的食物

最佳酸味食物

前面我们提到了，孕妇爱吃酸味食物，而孕妇吃酸也确有好处。不过，孕妇吃酸味食物一定要严加选择。因为，并不是所有的酸味食物都适合于孕妇。

如人工腌制的酸菜、醋制品虽然可口，但养分多有破坏，且亚硝酸盐等致癌物也多。山楂中养分倒是不少，而且也酸甜可口，能够开胃消食，颇受有早孕反应的孕妇青睐，但现已证明山楂有兴奋子宫的作用，可以刺激子宫收缩，若大量食用有导致流产之风险，故孕期最好“敬而远之”。番茄、杨梅、樱桃、葡萄、柑桔、苹果等酸味食物才是补酸佳品，孕妇宜多食之。

孕早期要注意补充叶酸

孕期叶酸营养状况与神经管畸形的关系

神经管畸形大部分是可以预防的。已有研究证实，孕早期体内叶酸缺乏是造成神经管畸形的主要原因。原北京医科大学与美国疾病控制与预防中心的“中美预防神经管畸形合作项目”的研究结果证实，在神经管畸形多发的北方地区，妇女在妊娠前后每天服用 0.4 毫克的叶酸增补剂，可以使神经管畸形发生率大大降低；在神经管畸形低发的南方地区，妊娠前后增补叶酸也可使神经管畸形发生的危险显著下降。

为什么孕妇体内叶酸水平低

孕妇体内的叶酸水平明显比没有怀孕的妇女低。造成孕妇体内叶酸缺乏的主要原因如下：

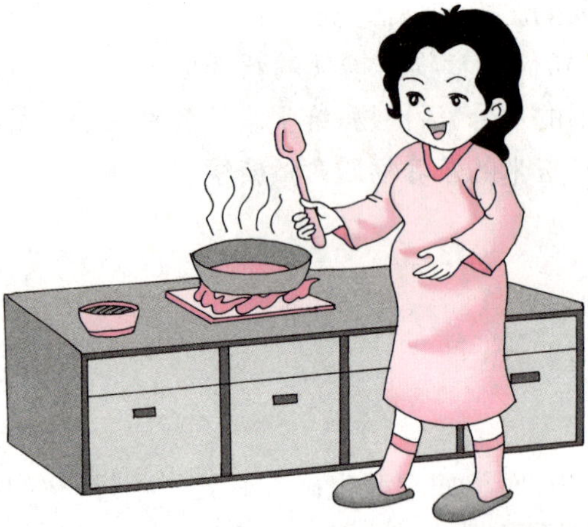

膳食中富含叶酸的食物摄入较少，达不到中国营养学会推荐的孕妇每日摄入量600微克的一半。

食物烹调加工过程中叶酸的损失率较大，因为叶酸在烹调加热过程中损失50%～90%，因此富含叶酸的食物应避免过度加工。

食物叶酸在消化道的吸收率较低。

膳食中存在一些影响叶酸吸收的因素，如维生素C和葡萄糖可促进叶酸的吸收；锌缺乏可引起叶酸结合酶活性降低，从而降低对叶酸的消化和吸收；酒精、抗癫痫药物和口服避孕药可抑制叶酸结合酶的活性，从而影响叶酸的吸收。

孕妇对叶酸的需要量较一般妇女多，胎儿在母体内迅速成长，母体的子宫和胎盘也在生长，都增加了对叶酸的需要量。

>> 营养知识大讲堂

增加叶酸摄入量的方法

通常可以采用以下四种办法：

(1)多吃含叶酸丰富的食品。

(2)改进饮食加工习惯避免将蔬菜长期储存或长时间烹调，多吃新鲜绿叶蔬菜，蔬菜要洗净后再切，剁菜后不要将汁液挤出后扔掉等。

(3)食用叶酸强化食品，这是指将叶酸按国家卫生部门规定的量加入到某种经常食用的食品中。例如美国政府已采用叶酸强化面粉，以提高居民的叶酸摄入量。

(4)服用叶酸增补剂，也就是服用含有一定量叶酸的营养素增补剂。

叶酸的食物来源

动物性食物和植物性食物均含有一定量的叶酸。动物性食物中以动物肝脏的叶酸含量最丰富，100 克猪肝中含有 236 微克叶酸，动物的肾脏、禽蛋也含有较多的叶酸。植物性食物的豆类、坚果类食品中叶酸的含量也较丰富。100 克黄豆中含叶酸 381 微克，瓜子、花生、豆制品中叶酸含量也较多。蔬菜中以绿叶蔬菜含叶酸较丰富，例如 100 克菠菜含有 347 微克叶酸，小白菜、油菜、香菜、雪里蕻等都含有较丰富的叶酸。

孕期体内缺乏叶酸的危害

孕期体内叶酸缺乏主要的危害包括如下方面：

（1）可导致孕妇发生巨幼红细胞性贫血。

（2）临床研究发现孕妇体内叶酸缺乏与胎盘早剥、自发性流产、先兆子痫及新生儿低出生体重等有关。

（3）怀孕早期缺乏叶酸是引起胎儿神经管畸形的主要原因。

（4）可引起高同型半胱氨酸血症（血浆同型半胱氨酸水平超过 16 微摩尔/升），已被认为是心血管疾病的危险因素。

孕妇应如何服用叶酸增补剂

孕妇在孕前就应补充叶酸。预防神经管畸形的最佳时期是在胚胎发育的早期，也就是从末次月经算起的头 2 个月当中。但这一时期孕妇常常不知道自己已经怀孕，等到确定为怀孕时，已错过了前 8 周的最佳预防时期。因此，新婚妇女从结婚时起，或从计划怀孕时起就应补充叶酸。

补充叶酸应持续到孕后 3 个月，因为怀孕以后的前 3 个月，是神经管在胚胎发育阶段对各种致畸因素最敏感的时期，这个阶段如果能保证叶酸在体内有较充足的水平，就可以使胚胎的脑、脊柱和其他器官正常发育，防止出现脊柱裂或无脑畸形。

所以补充叶酸应从结婚时起，或从计划怀孕时起就开始，持续到孕后 3 个月。每日服用 0.4 毫克叶酸增补剂（商品名为“斯利安”片）或含有 0.4 毫克叶酸的孕妇用营养素增补剂。

过量服用叶酸的不良反应

补充叶酸不是越多越好，因为孕早期长期服用大剂量叶酸可能带来一些不良

反应,主要表现如下:

(1)大剂量服用叶酸可干扰抗惊厥药物的作用而诱发惊厥发生。

(2)大剂量叶酸对锌的吸收可能有影响,而导致锌缺乏,使胎儿发育迟缓,低出生体重的危险性增加。

(3)大剂量叶酸还可能使维生素 B_{12} 缺乏的早期表现被掩盖而导致神经系统受损害。

因此,每日叶酸的服用量应控制在 1 毫克以下为宜。

孕早期补充叶酸的重要意义

叶酸属于 B 族维生素,它能够溶解在水中。存在于小到病毒、细菌,大到人类的所有生命系统中,因最初是从菠菜叶中提取得到的,故称为叶酸。叶酸在体内的总量仅 5 ~6 毫克,但几乎参与机体所有的生化代谢过程,无论因何种原因造成体内叶酸缺乏时,其直接的后果就是细胞的分裂和增殖受到影响。这在血液系统则表现为血红蛋白合成减少,红细胞不能成熟而产生巨细胞性贫血。如在妊娠早期,则会影响胎儿大脑和神经系统的正常发育,严重时将造成无脑儿和脊柱裂等先天畸形,也可造成因胎盘发育不良而引起流产、早产等。

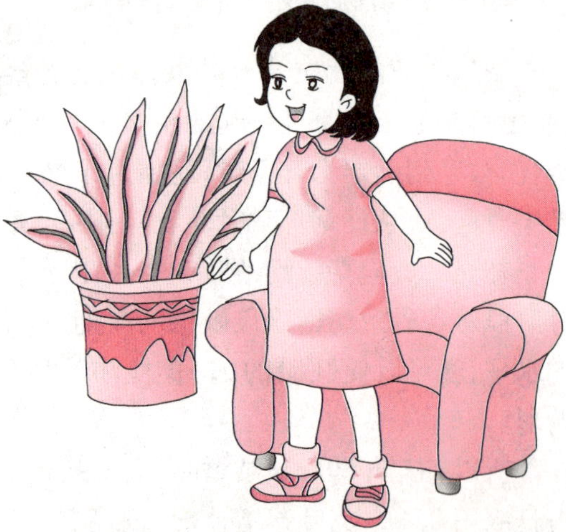

自 1939 年发现叶酸以后,它常用于治疗贫血,且对腹泻、水肿、胃溃疡和月经不调等的治疗也有一定效果。近年来对叶酸的研究越来越深入,目前已经证实,母亲孕早期叶酸缺乏是胎儿神经管畸形发生的主要原因。神经管畸形是由于妊娠 28 天左右胚胎神经管闭合不全而造成的脊椎不同水平骨骼或颅骨缺损,表现为脊柱裂和无脑儿,是较常见的先天畸形,也是导致胎儿和婴儿残疾的主要原因之一。目前我国神经管畸形发生率为 3.8‰左右,估计每年有 8 万 ~10 万例神经管畸形发生。严重的神经管畸形胎儿或婴儿多在孕期和出生后死亡,存活者也多有不同程度的下肢瘫痪、知觉损失、大小便失禁、泌尿系统感染及脑积水。

在母亲怀孕前和怀孕后增补叶酸，可以预防50%～70%的神经管畸形。还有研究提出，叶酸与先天性心脏病、老年痴呆有关。当然有关叶酸在体内的作用，至今仍有不少问题尚待进一步的研究解决。

人体在不同年龄、不同生理状态下对叶酸的需要量是不同的。任何能引起细胞增殖加快的生理或病理改变，都会使机体对叶酸的需要量增加。妊娠后，母体子宫、乳房的发育，胎儿和胎盘的形成及发育，均是细胞生长、分裂十分旺盛的时期，对叶酸的需要量大为增加，可达到一般人群的2倍。孕早期正是胚胎分化、胎盘形成的阶段，叶酸缺乏可能导致胎儿畸形，或因胎盘发育不良而引起流产。孕中、晚期母体血容量增加，子宫、胎盘、乳房发育及胎儿生长发育，同样使叶酸的需要量增加。加上这时孕妇从尿中排出的叶酸量也增加，更增加了孕妇叶酸缺乏的危险性。如叶酸供给不足，孕妇发生胎盘早剥、先兆子痫、孕晚期阴道出血的情况就会增加；胎儿则容易出现宫内发育迟缓、早产、低出生体重。且叶酸水平低下的母亲生下的婴儿体内叶酸储备少，出生后由于身体迅速生长很快被耗尽，造成婴儿体内叶酸缺乏。这样婴儿生后的生长发育、包括智力发育都会受到影响。

国内外的许多研究结果表明，孕妇体内的叶酸水平明显低于非孕妇女。其原因除了需要量增加和丢失量增多外，孕前妇女叶酸营养状况差也是一个原因。北京医科大学妇儿保健中心对我国南、北方10个市、县婚前育龄妇女体内叶酸水平的调查结果表明，我国约有30%的育龄妇女体内叶酸缺乏，其中北方农村妇女更为严重，说明我国育龄妇女在怀孕前就有相当一部分人叶酸缺乏，怀孕后更是“雪上加霜”，叶酸缺乏的现象更加普遍。

>> 温馨提示

根据一些发达国家如美国、加拿大、英国、丹麦等国的报道，这些国家孕妇每日膳食中叶酸的摄入量只达到200微克。而目前世界卫生组织的资料显示，孕妇膳食中叶酸的摄入量远不能满足孕期的需要。我国目前还没有这方面的资料，但和这些国家比较，我国膳食中含叶酸丰富的动物性食品的摄入量较低，人们又习惯于吃经过煎、炒、烹、炸的熟食，因此能从膳食中摄取的叶酸量就更少。

人体所需的叶酸主要从食物中摄取。许多食物都含有叶酸，含量也不少。但叶酸很不稳定，遇热、遇光易被氧化而失活。食物在储存加工和烹调的过程中，叶酸的损失在50%～90%，且影响人体对食物中叶酸的吸收利用的因素也很多。

近年来的科研成果证明，妇女在孕前和孕早期及时增补叶酸，可有效地预防大部分神经管畸形的发生。目前世界上已有美国、英国、澳大利亚、中国等十多个国家采用了这一措施。

虽然各种营养素对人体来说都是必不可少的，但也不是多多益善，越多越好，而应是按人体的需要，按一定的比例来摄取。摄入过少，不能满足身体的需要，会有损于健康；摄入过多同样也会对身体造成不良影响。叶酸也是如此。目前的研究结果告诉我们，为了孕母和胎儿的健康，怀孕前、后要增加叶酸的摄入量。同样也告诉我们，服用过多的叶酸也会对身体产生不良的影响。如可能会影响体内锌的代谢而造成锌缺乏，致使胎儿发育迟缓；会掩盖维生素 B_1 缺乏的早期表现，而导致严重的神经系统损伤等。

从研究也可看到，育龄妇女和孕妇每日增补 0.4 毫克叶酸即可以满足身体需要，纠正缺乏。每日增补的叶酸不应超过 1 毫克，叶酸过量有害无益。具体到每一位育龄妇女、孕期妇女究竟应该如何增补叶酸，最好咨询一下您的妇产科医生。

孕妇要选择合适的饮料

孕妇喝水宜忌

白开水：开水经过煮沸消毒，清洁卫生。各地区水内含的物质也不尽相同，但政府已经重视在某些地区缺乏某些必要的物质时在水或其他食物如盐中添加。所以开水应是水分补充的主要来源。

矿泉水：矿泉水有许多微量元素，品牌可靠的矿泉水，其卫生状况也比较令人放心，可以饮用。

夏天，西瓜是较好的饮料，既可补充水也可补充一些矿物质，又可消暑解热，孕妇及产妇都可吃。

>> 温馨提示

水是生命之源。我们人体每日所需的营养素有七大类，分别是蛋白质、脂肪、碳水化合物、维生素、矿物质及微量元素、膳食纤维和水，水是七大营养素之一。人不可缺水。水可从饮料或食物中补充，身体内代谢时也可产生“内生水”补充需要。

孕妇不要喝生水，以防腹泻或被传染其他疾病。

可乐型饮料主要是用可乐果配制而成，而可乐果含有 2.6% 咖啡因和可乐宁等生物碱。1 瓶 340 克的可乐型饮料含咖啡因 50 ~ 80 毫克。1 次口服咖啡因剂量达 1 克以上，就可以导致中枢神经系统兴奋、呼吸加快、心动过速、失眠、耳鸣等。即使服 1 克以下，也会出现胃肠道刺激症状。咖啡因能迅速通过胎盘而作用于胎儿，孕妇过量饮用可乐型饮料，胎儿就会直接受到咖啡因的不良影响。动物实验早已证明，咖啡因可使实验动物发生腭裂、趾或脚畸形，诱发受试动物的子代出现脊柱裂、无下颌、无眼、骨化不全等现象。还可使婴儿出生后骨的发育迟缓。

浓茶中含有较多的咖啡因和鞣酸。孕妇常喝浓茶，对胎儿骨骼的发育会有不良影响，鞣酸会妨碍铁的吸收。

汽水含有磷酸盐，该物质进入肠道后会与食物中的铁发生反应，产生对人体无用的物质排出体外。孕妇身体需铁量大，饮大量汽水会消耗掉一些铁质，导致贫血，继而影响胎儿发育。

孕妇喝茶宜忌

茶水不光有特殊的清香味道，也是一种对健康有益处的饮料。茶叶中含有很多种成分，如茶多酚、芳香油、矿物质、蛋白质、维生素等物质。现代科学研究证实，茶叶中的茶多酚有抵抗癌症的作用。

茶叶有很多种，常见的有绿茶、花茶和红茶。绿茶中的茶多酚含量最高，对健康最有好处。同时，绿茶中还含有很多的微量元素锌，这也是孕妇和胎儿都需要的一种微量元素。

我们前面已经提到，妇女怀孕期间不要喝浓茶。但适量的淡茶水能不能喝呢？回答是肯定的。

孕妇如果每日喝适量的淡茶水，特别是淡绿茶，对帮助水化，加强心肾功能，促进血液循环，预防妊娠水肿，促进胎儿生长发育都是有好处的。

但是，孕妇如果喝太多的浓茶，特别是浓红茶，就会对胎儿产生危害。因为浓茶中含有较高浓度的咖啡因，咖啡因对胎儿的危害前面我们已为大家讲到了，这里就不过多叙述了。浓茶中还含有多量的鞣酸，鞣酸能够与食物中的铁结合成为身体不能够吸收的鞣酸铁，从而有引起孕妇和胎儿贫血的嫌疑。有了这两条，大家就知道怀孕的时候还是不喝浓茶的好。

>> 准妈妈必知

市场供应的饮料一般来说含糖分高，有的饮料还含有色素或添加剂，这些成分对健康无益，对胎儿更有害。不宜多饮。另外，孕妇及产妇不论喝什么饮料，均不宜冰镇时间过长，太冷的饮料对消化道有刺激，过急大量喝进去可使胃肠血管痉挛、缺血，胃液分泌减少，消化功能减退。以致胃痛、腹胀、消化不良等。现代医学证明，胎儿对冷刺激敏感，过多冷饮，胎儿会躁动不安。

孕早期多喝牛奶

妇女怀孕之后，由于激素与代谢的改变，身体发生了一系列的生理变化，常伴有恶心、呕吐、消化不良、食欲减退，后期则因子宫增大影响肠的蠕动引发便秘。机体各器官如心、肺、肝、肾等负荷增大，造血器官因母体血容量加大和红细胞增加而

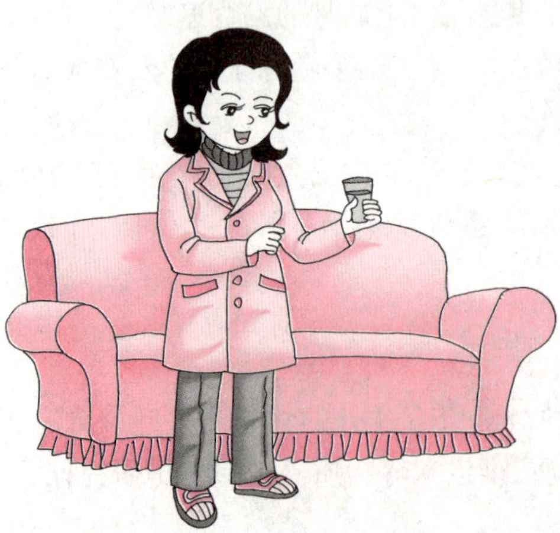

加大活动。此时孕妇对营养的要求比未孕时大大增加，除了自身需要的营养外，还要源源不断地供给腹内胎儿生长发育所需的一切营养。

在整个孕期中，母体约需要储存钙50克，其中供给胎儿30克。母亲通过脐带向婴儿传输钙物质，就能增加婴儿骨骼发育。母体如钙摄入不足，胎儿需要的钙就会从母体的骨骼、牙齿中夺取，以满足生长的需要，这样易使母体血钙降低，发生小腿抽筋或手足抽搐。

由于许多因素会影响钙的吸收，因此营养专家认为：孕妇补钙的最好方法是喝牛奶。牛奶中的钙最容易被孕妇吸收，而且磷、钾、镁等多种矿物质和氨基酸的比例也十分合理。每100克牛奶中含有约120毫克钙。孕妇每天喝200～400克的牛奶，就能保证钙等矿物质的摄入。

此外，怀孕母亲每天多喝一杯牛奶，孩子出生时的体重平均会增加41克。

但是孕妇从牛奶中补钙一定要讲科学。尽管有的孕妇每天保证喝足了一定量的牛奶，但由于这些牛奶在加工过程中，许多营养已经被破坏，钙和其他的营养物质摄入远远不足。目前，全世界公认的最先进的鲜牛奶加工应采取瞬时超高温灭菌和利乐砖无菌包装技术，这种牛奶加工包装工艺，能最完好地保存牛奶的营养。还有，专家建议在购买牛奶时，要选择信誉好的正规厂家生产的牛奶。

>> **专家指南**

在营养的全面性方面，孕妇比未孕时的要求亦较高，为了保证胎儿各脏器特别是大脑的发育，孕妇需要“全面性营养素”。也就是说，除蛋白质、脂肪、糖类、维生素四大营养素之外，还需要补充铁、钙、磷、锌、硒等物质。

孕早期如何补钙

钙是人体内含量最多的一种常量元素，占成人体重的2%，约1200克，其99%存在于骨骼中，仅1%存在于血液及其他软组织中。钙是人体中很重要的元素，是骨骼的主要组成部分，又是肌肉神经兴奋性的重要调节因素，对心肌、子宫肌的收缩有重要作用,它还参与了许多酶的活动。成人每天需要 400 ~ 600 毫克钙,才能维持正常生理功能。

妊娠期胎儿骨骼的生长发育需要大量的钙。据资料报道,妊娠末期胎儿体内约含钙 25 克,因而孕妇需补充足够的钙,才能保证母体本身代谢及胎儿骨骼的正常发育,妊娠中期每天需要补充 1000 毫克钙,妊娠晚期要供给 1500 毫克钙。若钙摄取不足或吸收不良,则胎儿所需要的钙必须从母体骨质中获取,从而造成孕妇严重缺钙,引起孕妇骨质疏松及软化而发生骨质软化症。同时缺钙对胎儿的生长发育,尤其是骨骼的发育也会产生障碍,使出生后的幼儿患有先天性佝偻病。为了母体健康和胎儿健壮,孕妇要补充足够的钙剂。

补充钙剂的方法

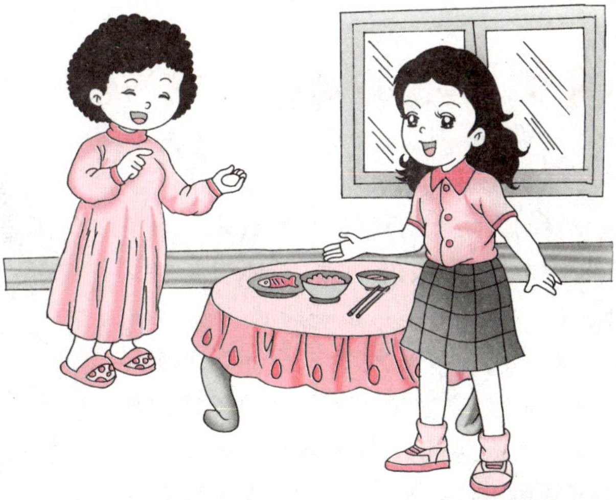

如何使孕妇能补充到足够的钙呢? 显然,普通膳食中的含钙量是不足的,因而在膳食中应挑选富含钙的食物,如牛奶、动物骨骼、虾皮、鱼、虾、紫菜等。另外,孕妇从妊娠中期开始就要补充一些含钙药物,如多种钙、乳酸钙等,但是这些药物中含钙量低,且不易吸收。目前市场供应的钙尔奇(一片含钙 600 毫克、维生素 D60 国际单位)适合孕妇服用。如单独服钙剂同时需加服维生素 A、维生素 D,如鱼肝油丸,1 日 2 次,每次 1 粒,或饮用含维生素 A、维生素 D 的牛奶也可以。

孕妇不宜服过多的鱼肝油和钙剂

孕期由于胎儿生长发育需要,孕妇应补充钙剂、鱼肝油的道理是众所周知的,然而盲目地大量服用鱼肝油和各种钙质食品,对体内胎儿的生长发育是不利的。因为长期大量食用鱼肝油和钙质食品,会引起食欲减退、皮肤发痒、毛发脱落、感觉过敏、眼球突出、血中凝血酶原不足及维生素 C 代谢障碍等。同时,血中钙浓度过高,会出现肌肉软弱无力、呕吐和心律失常等,这些对胎儿生长都是没有好处的。

第二章

怀孕早期饮食之忌

孕妇吃东西要讲究营养，但是食物的安全性更加重要。如果食物不安全，轻者可引起食物中毒，严重时会引起流产，甚至导致胎儿畸形或死胎。

孕妇忌吃畸形或死因不明的动物性食物

1. 畸形的动物性食物不能吃

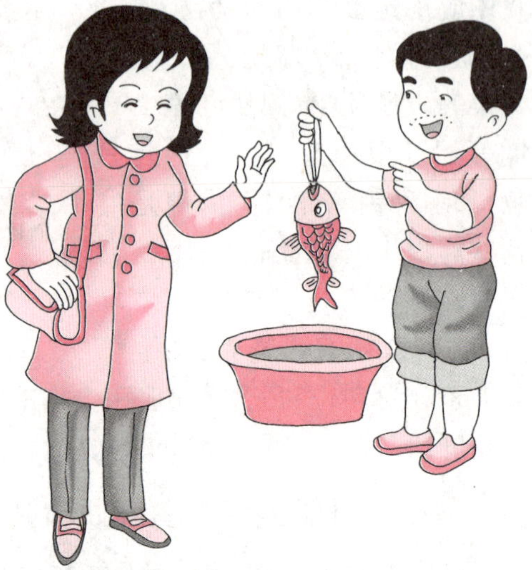

我们去菜市场买菜时，常会发现有些鱼长得奇怪，如头特别大，身体显得特别小，且不对称，这类鱼是畸形的，千万不能吃。鱼类出现畸形，常常与它生活的水域受到严重的污染有关系。这种鱼体内所含的污染物，比它生活的水域中污染物的含量要高出许多倍，因此，对人体的危害性更大，特别是对胎儿，可能导致畸形。除了鱼之外，其他的各种动物性食物，如发现有畸形，都不能食用。有些鸡、鸭等，外表的畸形不明显，宰杀后却发现其胸腔或腹腔内长着许多小瘤，白色或淡黄色，这样的鸡、鸭都不能食用。

2. 死因不明的动物性食物不能吃

大多数动物的死亡是由于疾病或中毒。引起动物死亡的疾病，不但会导致动物死亡，人食用后也会引起感染，甚至可能致命，因此这些动物不能食用，如患有口蹄疫、结核等疾病的畜肉。因中毒引起死亡的动物，其毒素在动物肉体内含量很高，对人体的危害就更大。

孕妇忌常食用精制米面

长期食用精制米面会造成营养成分单调，影响人体营养平衡。研究表明，长期食用精制米面易引起孕妇维生素 C、维生素 B 和各种微量元素的缺乏，并由此影响胎儿。此外，还可使孕妇纤维素摄入减少，易引起便秘，而经常性的便秘则会诱发痔疮。由此可见，孕期应注意安排食用一些粗制谷物，以利于营养均衡。

孕妇忌食用过敏性食物

孕妇食用过敏食物不仅会造成流产、早产、胎儿畸形，还可致婴儿多种疾病。研究发现，约有 50% 的食物对人体有致敏作用，只不过有隐性和显性之分。有过敏体质的孕妇可能对某些食物过敏，这些过敏食物经消化吸收后，可从胎盘进入胎儿血液循环中，妨碍胎儿的生长发育，或直接损害某些器官，如肺、支气管等，从而导致胎儿畸形或罹患疾病。因此，如果孕妇以往吃某些食物发生过过敏现象，在怀孕期间应禁止食用易过敏的食物，如海产鱼、虾、蟹、贝壳类食物及辛辣刺激性食物；食用异性蛋白质食物，如动物肉、肝、肾、蛋类、奶类、鱼类应烧熟、煮透；不吃过去从未吃过的食物或霉变食物；在食用某些食物后如发生全身发痒、出荨麻疹或心慌、气喘，或腹痛、腹泻等现象，应考虑到食物过敏，立即停止食用这些食物。

>> 营养知识大讲堂

肉类能补充一部分人体需要的营养素，但吃肉过多，会影响其他营养素的吸收，引起营养不良。吃肉过多，还会使孕妇和胎儿体重过大，造成难产。此外，人体呈微碱性状态是最适宜的，如果偏食肉类，则使体内趋向酸性，容易致使大脑迟钝、不灵活，影响宝宝智力发育。

孕妇忌吃方便面

众所周知，人体的正常生命活动需要六大营养素，即蛋白质、脂肪、糖类、矿物质、维生素和水。只要缺乏其中一种营养素，时间长了，人就会患病。而方便面的主要成分是糖类，汤料只含有少量味精、盐分等调味品，即使是各种名目的鸡汁、牛肉汁、虾汁等方便面，其中肉汁成分的含量也非常少，远远满足不了人体每天所需要的营养素，妊娠的妇女所需要的营养素就更多了。

吃方便面易造成孕妇营养不良，所以孕妇应尽可能避开这种食物或禁止食用。

孕妇不宜吃久放的土豆

土豆放久了会发芽，发芽的土豆可引起食物中毒，这一点早已为人们所知。但虽未发芽，可储存时间很长的土豆对人有什么影响却很少有人知晓和重视。土豆中含有生物碱，存放越久的土豆生物碱含量越高，食用这种土豆可影响胎儿正常发育，导致胎儿畸形。当然，人的个体差异很大，并非每个人食用长期储存的土豆后都会出现异常，但孕妇还是不吃为好。

忌吃霉变食物

食物保存不当极易霉变，孕妇食用霉变食物不仅容易发生急性或慢性食物中毒，而且还危害胎儿，极不利于母体健康和优生。霉菌在自然界中几乎到处都有，其产生的霉菌素对人体危害很大。据研究，霉菌毒素按其作用的把器官分类可分为心脏毒、肝脏毒、肾脏毒、胃肠毒、神经毒、造血器官毒、变态反应毒等。当孕妇食用了被霉菌毒素污染的食物后，霉菌毒素随之进入人体而造成直接危害。

在妊娠早期（2～3个月），胚胎正处高度增殖、分化时期，由于霉菌毒素的作用，可使胎儿染色体发生断裂或畸变，导致胎儿先天性发育不良，出现多种病症，如先天性心脏病、先天性愚型等，还可导致胚胎停止发育而发生死胎或流产。

母体因中毒而发生昏迷、剧烈呕吐等症状或因呼吸不正常而造成缺氧，都是影响胎儿正常发育或导致流产的不良因素。除此之外，霉菌毒素长期作用于人体可致癌，如黄曲霉毒素可致肝癌已较为肯定。

因此，孕妇在日常生活中要注意饮食卫生，不吃霉变的大米、玉米、花生、薯类及柑橘等果品，以防霉菌毒素危害母体和胎儿。

>> 温馨提示

孕妇忌吃油条

油条制作时都加入一定量的矾，而明矾是一种含铝的化合物。一般每500克炸油条用的面粉中含有15克明矾，如果孕妇每天吃两根油条，就等于吃了3克明矾，蓄积起来其摄入的量就相当惊人了。铝可通过胎盘进入胎儿的大脑，影响大脑发育，从而增加痴呆儿的发生率。

忌孕妇不吃玉米

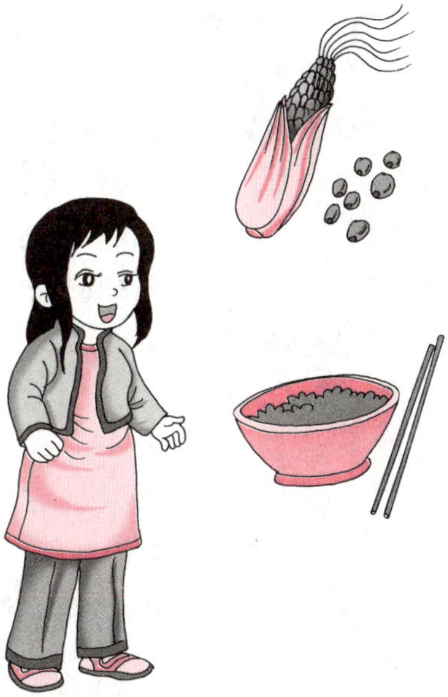

有些孕妇平时不爱吃玉米，往往以精米精面为主，这对自身不利。如果怀孕后还不吃玉米，将不利于胎儿健脑。

玉米中含丰富的蛋白质、脂肪、糖类、维生素和矿物质。

它特有的胶原蛋白占30%，球蛋白和白蛋白占20%～22%。

所含维生素A，对人的智力、视力都有好处。玉米脂肪中的维生素较多，对防止细胞氧化、衰老有益处。同时，玉米粗纤维多，食后宽肠，有利于消除便秘，有利于肠的健康，也间接有利于智力功能的开发。有一种甜玉米，蛋白质的氨基酸组成中以健脑的天冬氨酸、谷氨酸为主，脂肪中的脂肪酸主要是亚油酸、油酸等多不饱和脂肪酸，这些营养物质都对智力发展有利。

如果孕妇按平时的饮食习惯不吃玉米，显然是一大错，这将会影响胎儿大脑的发育及智力的开发。孕妇应适当有意地在饮食中补充玉米，既使不是为了自己，而为了能让小宝宝聪明健康的成长，吃点口感粗糙的食物也是值得的。

忌吃薏苡仁、马齿苋

薏苡仁营养丰富，味甘，性凉，有健脾、补肺、清热、利湿的作用。马齿苋是野菜，现已被人工培植，营养价值很高，可作药用，对大肠杆菌、痢疾杆菌和伤寒杆菌均有较强的抑制作用。但二者均属于滑利食物，对子宫肌肉有兴奋作用。以上两种食物孕妇吃后，可使子宫收缩次数增多，强度增大，容易引起流产、早产。因此，孕妇忌食用。

忌多吃杏仁

杏仁分苦、甜两种，具有止咳、平喘、防痰、润肠、通便的功效。但苦杏仁中含有苦杏仁苷，大量苦杏仁苷进入人体后，在苦杏仁苷酶的作用下分解为过量的氢氰酸，使红细胞失去活性，并损害呼吸中枢和血管运动中枢。中毒的轻重、症状出现的早晚，与食入量的多少及年龄有关。中毒症状可在十几分钟或数小时内出现，先是头痛、头晕、恶心、呕吐，随着缺氧加重，可出现昏睡、昏迷、抽搐、血压下降，妇女怀孕后，体内发生一系列的变化，肝脏的解毒功能和肾脏的排毒功能都降低，更容易发生中毒症状。因此，为了孕妇自身的健康和腹中的胎儿，千万不可多食杏仁。

忌孕妇不吃荤

部分妇女担心身体发胖，平时多以素食为主，不吃荤食。怀孕后加上妊娠反应，就更不想吃荤食了，结果全吃素食。这种做法不科学，对胎儿视力有影响，甚至导致失明。

国外有人用猫进行实验，结果表明，如果增加孕猫的牛磺酸食用量，有助于幼猫视力的正常发育；如果明显降低孕猫的牛磺酸食用量，则幼猫在胎儿期和出生后均出现持久的视力异常，部分孕猫在繁殖过程中还会出现严重的视网膜退化，个别的还会导致自身失明。

孕妇全吃素食而不吃荤食，就会造成牛磺酸缺乏。因为荤食大多含有一定量的牛磺酸，再加上人体自身也能合成少量的牛磺酸，因此，正常饮食的人不会出现牛磺酸的缺乏。

>> 准妈妈必知

对孕妇来说，由于牛磺酸的需要量比平时增大，人体本身合成牛磺酸的能力又有限，加之全吃素食，而素食的牛磺酸含量很少，久之，必然造成牛磺酸缺乏。因此，从外界摄取一定数量的牛磺酸就十分必要了。这种摄取，当然要靠适当吃些荤菜。我们提倡孕妇要多吃素食，注意荤素搭配。因此，我们告诫那些已怀孕而又不想吃荤食的妇女，为了自身健康，为了胎儿的正常发育，请适当食用些鲜鱼、鲜肉、鲜蛋、小虾、牛奶等含牛磺酸的荤食，以避免造成大人、孩子视力异常。

孕妇忌用搪瓷器皿喝热饮

杯子也有大学问！家庭常用的搪瓷器皿可能会给孕妇带来意想不到的危害。

搪瓷器皿表面的瓷是由硅酸钠与金属盐组成的，其中铅含量很多，还含有铋、镉和锑等有毒金属元素。铅可引起人体中枢神经系统的损害，从而导致行为改变，还能引起小细胞性贫血。慢性铅中毒还能干扰免疫系统功能，导致慢性中毒甚至死亡。镉能抑制并破坏体内许多酶系统的活性，并有致癌危险。此外，搪瓷所含的铬、锡、铋、锑等均属有毒金属，对人体健康十分有害。市售的搪瓷器皿经4%的醋酸浸泡，即可渗出一定量的铅、镉等有害元素，经高温下煮沸，也可溶出一定量的铅和镉。

>> 温馨提示

由于胎儿正处在发育阶段，孕妇若接触铅等有害物质很容易造成畸胎，甚至死胎。因此，孕妇不应使用搪瓷器皿喝热饮料、酸性饮料或进食其他酸性食物，以防各种有毒金属元素对母体和胎儿造成危害。

孕妇喝水“五不要”

1. 孕妇不要等到口渴才饮水

口渴犹如田地龟裂后才浇水一样，是缺水的结果而不是开始，是大脑中枢发出要求补水的救援信号。口渴说明体内水分已经失衡，细胞缺水已经到了一定的程度。

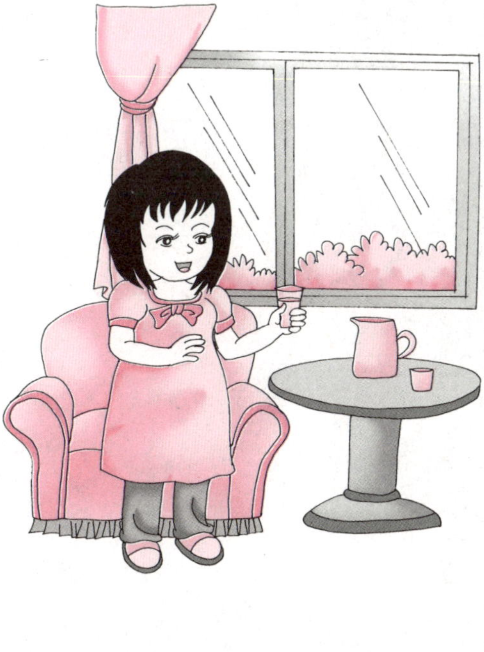

2. 孕妇不要喝久沸或反复煮沸的开水

因为水在反复沸腾后，水中的亚硝酸银、亚硝酸根离子以及砷等有害物质的浓度相对增加。喝了久沸的开水以后，会导致血液中的低铁血红蛋白结合成不能携带氧的高铁血红蛋白，从而引起血液中毒。

3. 孕妇不要喝没有烧开的自来水

因为自来水中的氯与水中残留的有机物相互作用,会产生一种叫“三羟基”的致癌物质。孕妇也不能喝在热水瓶中储存超过24小时的开水,因为随着瓶内水温的逐渐下降,水中含氯的有机物会不断地被分解成为有害的亚硝酸盐,对孕妇身体的内环境极为不利。

4. 孕妇不要喝保温杯沏的茶水

因为茶水中含有大量的鞣酸、茶碱、芳香油和多种维生素等,如果将茶叶浸泡在保温杯的水中,多种维生素被大量破坏而营养降低,茶水苦涩,有害物质增多,饮用后会引起消化系统及神经系统的紊乱。

5. 孕妇不要喝被工业生产中的废水、废气、废渣等污染物污染过的水。因为这样的水即使经过高温煮沸,水中的有毒化学物质仍然存在。

对准妈妈来说,正确的饮水方法应该是每隔2小时喝1次水,一天保证8次。在怀孕早期每天摄入的水量以1000~1500毫升为宜,孕晚期则最好控制在1000毫升以内。

第三章

怀孕早期饮食营养食谱

怀孕12周前的这一阶段，通称为孕早期。这时，宝宝在妈妈腹内不会长得太大，怀孕满3个月时胎儿的体重也不会超过20克。然而，这段时期却是胎儿主要器官发育形成的时期，特别是胎儿的神经管及主要内脏器官。所以，准妈妈要特别注意膳食中的营养均衡，保证各种维生素、微量元素和其他无机盐的供给。

香椿拌豆腐

【原料】

豆腐300克，鲜嫩香椿100克。

香油10克，精盐适量。

【做法】

(1)豆腐用开水烫一下，切成0.7厘米见方的小丁，放入盘内。香椿择洗干净，用开水烫一下，挤去水分，切成末，放在豆腐上面。

(2)食用时加入精盐、香油，拌匀即成。

素三鲜

【原料】

西红柿100克，嫩扁豆100克，豆腐100克。

海米10克，花生油、葱丝、姜丝、精盐、味精各适量。

【做法】

①将西红柿洗净，切成橘子瓣形；将扁豆撕去筋丝，洗净，切成3厘米长的段；豆腐切成2厘米宽、1厘米厚的片，放入沸水锅中烫透，捞出，控去水；将海米用温水泡好。

②置锅火上，烧热，放入花生油，待油热冒烟时，放入葱丝、姜丝炝锅，然后放入西红柿，煸炒几下，倒入一点开水，将海米放入，把泡海米的水也倒入，再将扁豆、豆腐放入锅中，轻轻翻炒几下，开锅后加盐、味精，炒拌均匀即可。

白扒银耳

【原料】

干银耳20克，豆苗50克。

鸡油15克，精盐3克，味精、料酒各2克，水淀粉适量。

【做法】

①银耳用水泡发，去根、洗净，用沸水闷软。豆苗取其叶洗净。

②炒锅上火，放入适量清水，下精盐、味精、料酒，调好口味，放入银耳烧2～3分钟，用水淀粉勾芡，淋入鸡油，大翻锅拖入盘内。豆苗用沸水焯熟，撒在银耳上即成。

>> 营养知识大讲堂

银耳宜用开水泡发，泡发后应去掉未发开的部分，特别是那些呈淡黄色的东西。冰糖银耳含糖量高，睡前不宜食用，以免血黏度增高。银耳能清肺热，故外感风寒者忌用。食用变质银耳会发生中毒反应，严重者会有生命危险。

糖醋白菜丝

【原料】

大白菜心250克，胡萝卜150克。

花生油、白糖、食醋、精盐各适量。

【做法】

①先将白菜心洗净，切成筷子粗细，长1.5厘米～2厘米的条，放在盆里，撒上精盐腌20分钟左右，用手轻轻挤去水分，放在深盘里。

②将胡萝卜洗净，切成细丝，用开水烫一下，捞出控净水，放在盛白菜的盘内，掺拌均匀，使之红白相间。

③将炒勺置于火上，加上花生油烧热，烹入食醋，再加入白糖烧化，用小火熬制片刻，当略有黏性时，倒出晾凉，浇在白菜上即可。

芹菜拌银芽

【原料】

芹菜、绿豆芽、香干各150克。

香油1克，醋20克，精盐3克，蒜泥5克。

【做法】

①芹菜择洗干净，大的破开，切成3厘米长的段，放入开水锅内焯一下，用凉开水泡凉，沥水备用。

②绿豆芽掐去两头洗净，放入开水锅内焯一下捞出，用凉开水泡凉，和芹菜放在一起。

③香干洗净，切成细丝，放入芹菜、豆芽中，加入香油、醋、精盐、蒜泥，拌匀即成。

西红柿

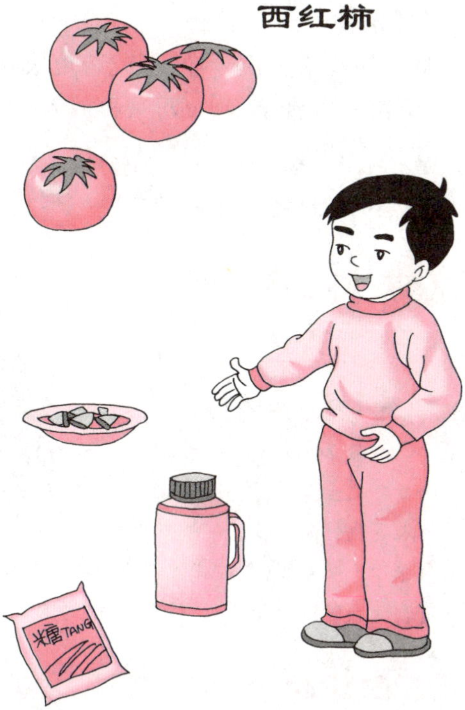

水晶西红柿

【原料】

西红柿300克。

白糖50克。

【做法】

①将西红柿洗净，切去蒂，用开水烫一下，剥去薄皮，然后切成块，放在盘内。

②把白糖均匀地撒在西红柿上即可。

>> 营养知识大讲堂

西红柿味甘、酸，性凉，微寒。能清热止渴，养阴，凉血，归肝、胃、肺经。具有生津止渴，健胃消食，清热解毒，凉血平肝，补血养血和增进食欲的功效。

脆爆海带

【原料】

水发海带150克，面粉25克。

香油5克，酱油8克，精盐2克，白糖3克，醋2克，料酒5克，水淀粉10克，蒜泥5克，植物油300克(约耗50克)。

【做法】

①水发海带择洗干净，切成斜角块，用面粉挂糊，放入六成热的油内炸至面糊略干后捞出；待油烧至八成热，再放入炸至外壳色泽黄亮，捞起。

②锅内留油15克烧热，倒入用酱油、精盐、白糖、醋、料酒、蒜泥调好的味汁，烧开后用水淀粉勾芡，倒入海带，翻炒均匀，淋入香油，盛入盘内即成。

虾仁芙蓉蛋

>> 营养知识大讲堂

虾营养丰富，含蛋白质是鱼、蛋、奶的几倍到几十倍；还含有丰富的钾、碘、镁、磷等矿物质及维生素A、氨茶碱等成分，且其肉质松软，易消化，对身体虚弱以及病后需要调养的人是极好的食物。虾中含有丰富的镁，镁对心脏活动具有重要的调节作用，能很好的保护心血管系统，它可减少血液中胆固醇含量，防止动脉硬化，同时还能扩张冠状动脉，有利于预防高血压及心肌梗死。虾的通乳作用较强，并且富含磷、钙，对小儿、孕妇尤有补益功效。

【原料】

鸡蛋6个，虾仁50克。

精盐、味精、料酒、葱末各适量，干淀粉10克，熟猪油10克。

【做法】

①虾仁放在碗内，加精盐、干淀粉、蛋清各少许拌匀。

②将鸡蛋清放碗内，加精盐搅散，放入清水100毫升，味精搅匀，倒入汤盆内，上笼蒸6~7分钟取出，即为芙蓉蛋。

③炒锅上火，放熟猪肉烧热，倒入虾仁，用筷子搅撒，见虾仁挺身，粒粒成形后，滗去锅内余油，加葱末，烹料酒，出锅散放在芙蓉蛋上即成。

糖醋排骨

【原料】

猪排骨500克。

香油、白糖、醋、料酒、精盐各适量，红糖、葱末、姜末各少许，花生油500毫升

（约耗50毫升）。

【做法】

①排骨洗净，剁成6厘米长的骨牌块，放入盆内，加入适量盐水腌渍4小时左右。

②炒锅上火，放入花生油，烧至六成热，下排骨浸炸片刻捞出。

③炒锅置火上，注入香油，下葱、姜末炝锅，速下排骨、开水、白糖、醋、料酒、精盐，用文火煨20分钟左右，待骨肉分离，加红糖，收汁，淋香油即成。

肉片滑熘卷心菜

【原料】

卷心菜400克，瘦猪肉150克。

花生油30克，酱油6克，精盐4克，味精2克，料酒5克，水淀粉20克，葱、姜末各3克。

【做法】

①卷心菜洗净，切成1.5厘米宽的长条，再斜刀切成菱形块。瘦肉切成小薄片，加水淀粉拌匀上浆。

②炒锅上火。放入花生油15克烧热，先下肉片稍炒，再加葱、姜末翻炒，待肉片变色，加入料酒、酱油炒匀装盘。

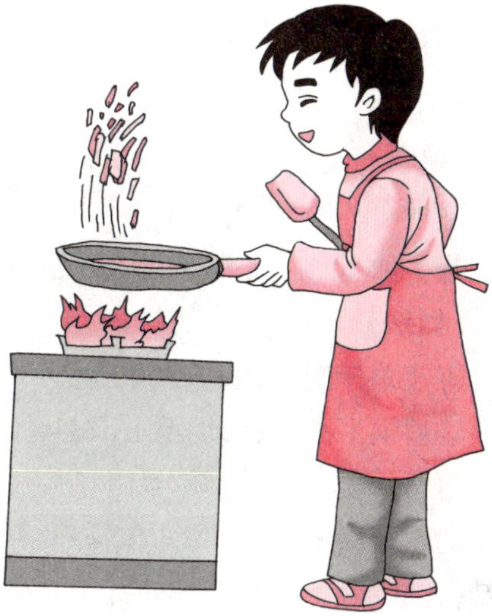

③锅中再放入花生油15克烧热，下卷心菜，用旺火翻炒，放盐，快熟时倒入熟肉片，翻炒均匀。用水淀粉勾芡，放味精，炒匀即成。

土豆烧牛肉

【原料】

牛胸腩肉750克，土豆300克。

酱油、精盐、白糖、葱段、姜片各适量，茴香、花椒各少许，植物油500毫升（约耗75毫升）。

【做法】

①牛肉洗净，切成3厘米见方的块，放入开水锅内汆透捞出，同花椒、茴香放在一起。

②土豆洗净，去皮切成滚刀块，放入八成热的油内，炸呈金黄色捞出沥油。

③锅内留底油50毫升，下牛肉、花椒、茴香、葱段、姜片煸炒出香味，加酱油、白糖、精盐和水1000克，汤沸时撇去浮沫，用小火炖约90分钟，最后下土豆再炖几分钟，待汁浓菜烂，盛入盘内即成。

>> 营养知识大讲堂

土豆可以降糖降脂、美容养颜。土豆能供给人体大量有特殊保护作用的黏液蛋白。能促持消化道、呼吸道以及关节腔、浆膜腔的润滑，预防心血管和系统的脂肪沉积，保持血管的弹性，有利于预防动脉粥样硬化的发生。土豆同时又是一种碱性蔬菜，有利于体内酸碱平衡，中和体内代谢后产生的酸性物质，从而有一定的美容、抗衰老作用。

炝虾子菠菜

【原料】

菠菜500克，水发虾子5克。

花生油10克，香油3克，精盐4克，味精1克，花椒少许。

【做法】

①菠菜择洗干净，切成6厘米长的段。

②炒锅上火，放油烧至七成热，下花椒炸香捞出，再把发好的虾子放入油锅中汆一下备用。

③将菠菜放入沸水锅内略焯两下，捞入凉开水内浸凉，挤干水分，放入盘内，加入精盐、味精、香油和炸好的虾子花椒油，拌匀即成。

锅塌带鱼

【原料】

鲜带鱼500克，鸡蛋150克，面粉50克。

酱油、料酒、葱末、精盐、白糖、味精、姜末、蒜末各适量，香油25毫升，花生油100毫升。

【做法】

①将带鱼剁去头和尾尖，剖腹去内脏，刮掉腹内壁上的黑膜，冲洗干净，剁成10厘米长的段，放入盆内，加入料酒、精盐、酱油、葱末、姜末，拌匀腌2小时左右；

鸡蛋磕入碗内，搅匀备用。

②炒锅上火，放入花生油，烧至温热，把腌好的带鱼段两面沾上一层面粉，再裹匀一层鸡蛋液，分多次放入，用微火把两面均煎至呈金黄色取出。

③原锅内倒入底油烧热，下葱末、姜末、蒜末，煸出香味，烹入料酒，再放入清水400毫升，加酱油、精盐、白糖、味精和煎好的带鱼段，用微火将汁塌至微浓，使带鱼入味，淋入香油，盛入盘中即成。

>> 营养知识大讲堂

带鱼具有一定的药用价值。我国古今医学及水产药用书籍记载，带鱼有养肝、祛风、止血等功能，对治疗出血、疮、痈肿等疾有良效。带鱼鳞是制造解热息痛片和抗肿瘤的药物原料。鳞中含有多种不饱和脂肪酸，有显著的降低胆固醇作用。适宜久病体虚，血虚头晕，气短乏力，食少羸瘦，营养不良之人食用。中医认为它能和中开胃、暖胃补虚，还有润泽肌肤、美容的功效，不过患有疮、疥的人还是少食为宜。

肉丝榨菜汤

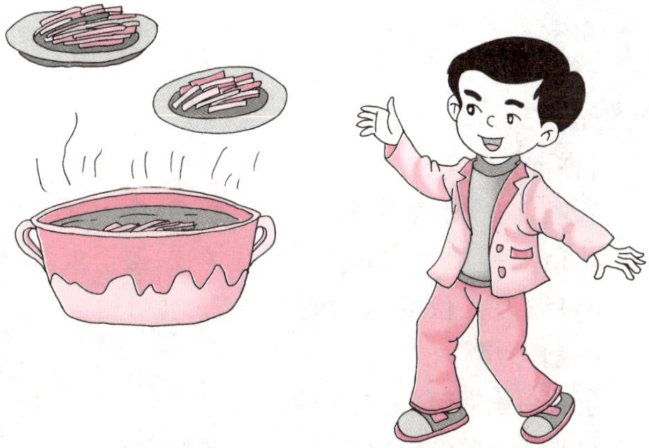

【原料】

瘦猪肉100克，榨菜50克，香菜少许。

香油5克，精盐2克，味精1克，料酒、清汤各适量。

【做法】

①瘦猪肉洗净切成细丝。榨菜洗去辣椒糊，也切成细丝。香菜择洗干净，切段。

②将汤锅置火上，加入汤（或清水）烧开，下肉丝、榨菜烧沸，加精盐、味精、料酒、香菜，淋香油，盛入汤碗内即成。

鸡脯扒小白菜

【原料】

小白菜 1000 克，熟鸡脯半个。

花生油 50 克，精盐 4 克，味精 2 克，料酒 10 克，牛奶 50 克，水淀粉 15 克，葱花 5 克，鸡汤适量。

【做法】

①将小白菜去根，洗净，每棵劈成 4 瓣，切成 10 厘米长的段（注意让菜心相连，不能散乱），用开水焯透，捞出用凉水过凉，理齐放入盘内，沥去水分。

②炒锅上火，放入花生油烧热，下葱花炝锅，烹料酒，加入鸡汤和精盐。放入鸡脯和小白菜（顺着放），用旺火烧开，加入味精、牛奶，用水淀粉勾芡，放入盘内即成。

干蒸鲤鱼

【原料】

鲜鲤鱼 1 条（500 克左右），冬菜、鸡蛋糕、水发玉兰片各 30 克，水发冬菇、火腿（或香肠）各 10 克。

鸡油 5 克，酱油 7 克，精盐 2 克，味精 1 克，料酒 10 克，白糖 7 克，清汤 50 克，葱丝、姜丝各 3 克。

【做法】

①鲤鱼去鳞、鳃，剖腹去内脏，洗净，放入开水锅内稍烫一下，刮去鱼身上的薄黑皮，搌干水分，用斜坡刀在鱼的两面每隔 2 厘米切一刀（切至鱼骨为度）。

②将鱼尾提起，再放入开水锅内稍烫（使鱼肉刀口张开），搌干水分，用精盐、料酒腌渍片刻，放入盘内。玉兰片、鸡蛋糕、火腿分别切成长 4.5 厘米的丝，冬菇去蒂切丝，把以上 4 种丝和葱、姜丝，按不同颜色，相间地摆在鱼上。冬菜用清水洗净，挤净水分。

③将清汤、酱油、白糖、料酒、味精、冬菜、鸡

>> 准妈妈必知

鲤鱼的蛋白质不但含量高，而且质量也佳，人体消化吸收率可达 96%，并能供给人体必需的氨基酸、矿物质、维生素 A 和维生素 D；每 100g 肉中含蛋白质 17.6g、脂肪 4.1g、钙 50 毫克、磷 204 毫克及多种维生素。鲤鱼的脂肪多为不饱和脂肪酸，能很好地降低胆固醇，可以防治动脉硬化、冠心病，因此，多吃鱼可以健康长寿。

油均匀放入小碗内，调匀成味汁，和鱼盘一同放在笼内用旺火蒸15分钟。取出鱼盘滗去水分，把同蒸的味汁均匀地浇在鱼上即成。

鱼头木耳汤

【原料】

草鱼头1个(约350克)，水发木耳、油菜各50克，冬瓜100克。

熟猪油100克，精盐10克，味精2克，白糖10克，胡椒粉1克，料酒25克，葱段、姜片各10克，花生油少许。

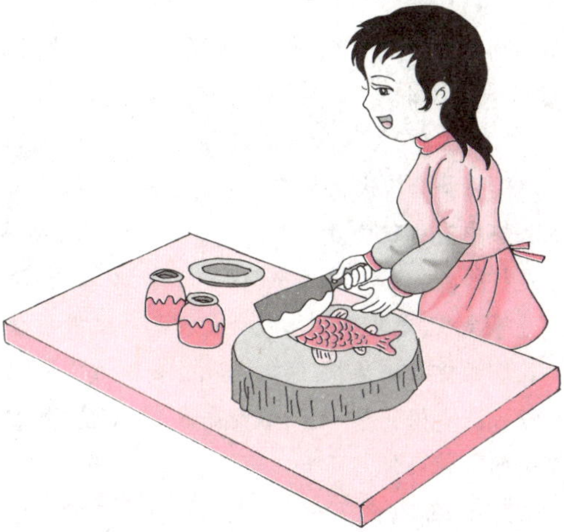

【做法】

①将鱼头刮净鳞，去鳃片，洗净，在颈肉两面各划两刀，放入盆内，抹上精盐；冬瓜切片；油菜片成薄片；木耳择洗干净。

②炒锅上火，倒油少许滑锅，放入猪油100克，把鱼头沿锅边放入，煎至两面呈黄色时，烹入料酒，加盖略焖，加白糖、精盐、葱段、姜片、清水，用旺火烧沸，盖上锅盖，用小火焖煮20分钟。待鱼眼凸起，鱼皮起皱纹，汤汁呈乳白色而浓稠时，放入冬瓜、木耳、油菜，加味精、胡椒粉，烧沸后出锅装盆即可。

五色豆沙包

【原料】

精面粉500克，3个鸡蛋的蛋黄，豆沙馅250克，山楂糕、青梅各50克。

白糖100克，熟猪油20克，面肥50克，碱面适量。

【做法】

①将350克面粉放入盆内，加入面肥及清水175克和成面团，待酵面发起，加碱揉匀，取4/7面团掺入熟猪油20克揉匀，另外3/7面团分成2块备用。

②蛋黄放入碗内打散，加入面粉75克、白糖50克及上述备用的一块面团，揉匀成黄色面团稍饧。

③山楂糕用刀面压碎，加入白糖 50 克，干面粉 75 克及剩余的另一块面团，揉光揉匀成红色面团稍饧。

④将白面团放案板上，揉成条，擀成长方形面片，黄面团也擀成同样大的片盖在白面片上，红面团也擀成同样大的片铺在黄面片上，然后从一端卷起成长卷，揪成 20 个剂子，逐个按扁包入豆沙馅成圆球形，再用小刀片在圆球的周边斜着转划 5 刀～6 刀，呈斜平行裂道，用手指在圆球中心按成凹形，将青梅切成 20 个小薄片，分别放入凹处，码入屉内，上笼蒸 15 分钟即成。

>> 营养知识大讲堂

青梅含有大量的蛋白质、脂肪（脂肪油）、碳水化合物和多种无机盐、有机酸。青梅果实中有机酸含量一般在 3.0%～6.5%，远远高于一般水果。青梅所含的有机酸主要是柠檬酸、苹果酸、单宁酸、苦叶酸、琥珀酸、酒石酸等，具有生津解渴、刺激食欲、消除疲劳等功效，尤其是柠檬酸含量在各种水果中含量最多，柠檬酸是人体细胞物质代谢不可缺少的重要酸类，它能促进乳酸分解为二氧化碳和水排出体外，消除疲劳，且有益于钙的吸收。青梅营养丰富，低糖高酸，其 T 值（糖酸比）仅为 0.2，是梨的 1/70，杏的 1/8，比柠檬的 T 值还低。

猪肉酸菜包

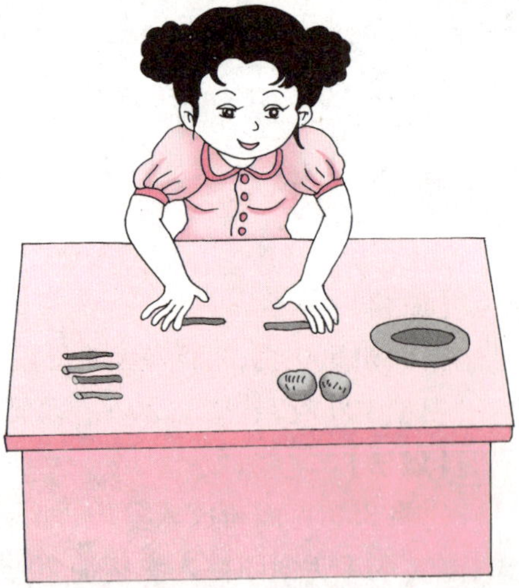

【原料】

精面粉 400 克，猪肉、面肥各 150 克，酸菜丝 700 克。

猪油、香油各 50 克，酱油 15 克，精盐 5 克，花椒面 2 克，碱面适量，葱花 15 克，姜末 7.5 克，味精少许。

【做法】

①猪肉剁成末，用猪油煸炒断生，加入酱油、精盐、味精炒匀，出锅晾凉，再加入葱花、姜末、花椒面、香油及酸菜丝，拌匀成馅。

②面粉放入盆内，加入面肥和 250 克温水和成面团，放在温暖处发酵。视面发起，上案对好碱，揉匀稍饧。

③将面团搓成条，揪成 20 个剂子，用手揉圆压扁成包子皮。

④一手托皮，皮中心放入适量肉馅，一手提边，每个小包捏约20个褶收口。全部包完后放入笼屉内蒸15分钟即熟。

小米面蜂糕

【原料】

小米面500克，面粉50克，红小豆100克。

鲜酵母10克。

【做法】

①红小豆淘洗干净，煮熟备用。

②面粉加鲜酵母和较多的温水和成稀面糊，静置发酵，待发酵后，加入小米面和成软面团发好。

③将蒸锅内的水烧开，铺上屉布，把和好的面团先放入1/3，用手蘸清水轻轻拍平，将煮熟的小豆撒上1/2，铺平，再放入剩余面团的1/2拍平，将余下的熟小豆放上，铺平，最后将面团全部放入，用手拍子盖严锅盖，用旺火蒸15分钟即成。

>> 营养知识大讲堂

每100克小米含蛋白质9.7克，比大米高。脂肪1.7克，碳水化合物76.1克，都不低于稻、麦。一般粮食中不含有的胡萝卜素，小米每100克含量达0.12毫克，维生素B_1的含量位居所有粮食之首。小米粥是健康食品，可单独煮熬，亦可添加大枣、红豆、红薯、莲子、百合等，熬成风味各异的营养品。小米磨成粉，可制糕点，美味可口。

什锦甜粥

【原料】

小米200克，大米100克。

绿豆50克，花生米50克，红枣50克，核桃仁50克，葡萄干50克，红糖适量。

【做法】

①将小米、大米、绿豆、花生米、红枣、核桃仁、葡萄干均用水淘洗干净。

②先将绿豆放入锅里，加少量水，用火煮至七成熟时，向锅内加入开水，将小米、大米、花生米、红枣、核桃仁、葡萄干放入，再加红糖，用勺搅匀，盖上锅盖，开锅后，改用小火，煮至熟烂即可。

果汁饭

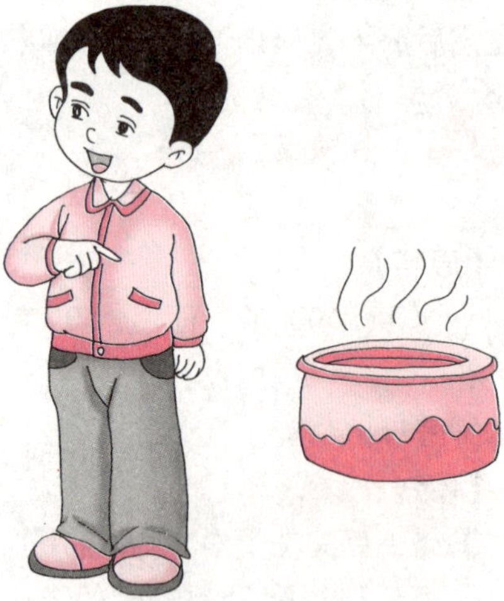

【原料】

标准米250克，牛奶250克，白糖200克，苹果丁100克，菠萝丁50克，蜜枣丁、葡萄丁、青梅丁、碎核桃仁各25克。

番茄沙司、玉米淀粉各15克。

【做法】

①标准米淘洗干净，放入锅内，加入牛奶和适量清水焖成软饭，再加入白糖150克拌匀。

②将番茄沙司、苹果丁、菠萝丁、青梅丁、蜜枣丁、葡萄干、碎核桃仁放入锅内，加入清水300毫升和白糖50克烧沸，用玉米淀粉勾芡，制成什锦沙司。

③将米饭盛入小碗，然后扣入盘中，浇上什锦沙司即成。

草莓绿豆粥

【原料】

糯米250克，绿豆100克，草莓250克。

白糖适量。

【做法】

①绿豆挑去杂质，淘洗干净，用清水浸泡4小时，草莓择洗干净。

②糯米淘洗干净，与泡好的绿豆一并放入锅内，加入适量清水，用旺火烧沸后，转微火煮至米粒开花，绿豆酥烂时，加入草莓、白糖搅匀，稍煮一会儿即成。

>> 营养知识大讲堂

糯米含有蛋白质、脂肪、糖类、钙、磷、铁、维生素 B_1、维生素 B_2、烟酸及淀粉等，营养丰富，为温补强壮食品，具有补中益气，健脾养胃，止虚汗之功效，对食欲不佳，腹胀腹泻有一定缓解作用。

第四篇

怀孕中期营养知识

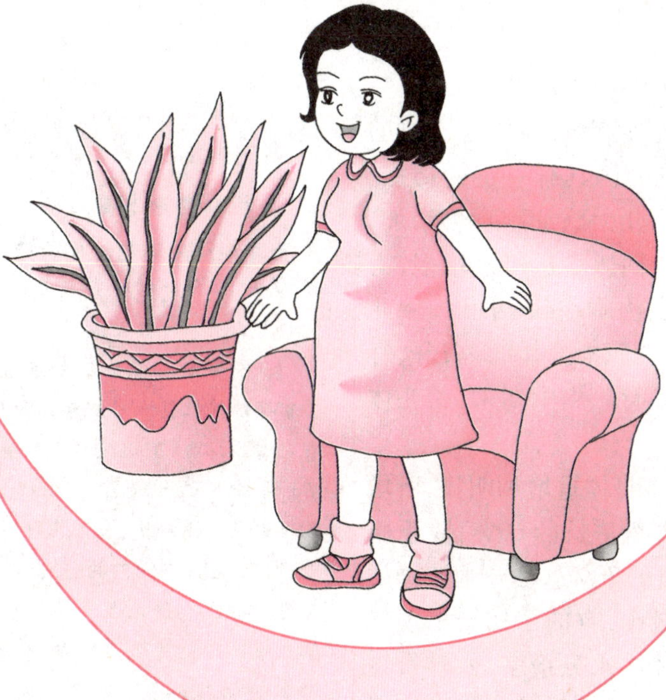

第一章

怀孕中期饮食营养原则

随着妊娠进展和子宫增大，胃部常因受到挤压而在餐后出现饱胀感，因此孕中期每餐摄食量可因孕妇食欲增加而有所增加，分4～5次进行，每次食量适度。如盲目地吃得过多，会造成营养过剩，孕妇体重增加过多，出生的婴儿为肥胖体质，易患心血管方面疾病。

孕中期饮食营养

孕中期是指妇女怀孕的4～7个月(13～27周)。

此期是胎儿迅速发育的时期，已形成的器官虽未成熟，但有的已具有一定的功能。到怀孕第20周时，胎儿大脑细胞不再增加，但脑内磷脂含量和胆固醇含量迅速增多，为大脑的功能发育奠定物质基础。同时，胎儿的骨骼开始骨化，心脏肌肉开始收缩，肝、肾也逐步完成形态的发育。到中期末，胎儿体重已达1000克。

在此期间，孕妇本身体重增加明显，所增体重可占整个孕期体重增长的60%，皮下脂肪储存量达到总储量的70%。由于血浆增加较多而红细胞增加较少，有的孕妇会出现妊娠生理性贫血。因体内水分增多，血容量增加，身体各系统功能加强，孕妇体内的负担增加，同时孕妇体内要开始储备多种营养物质，以便满足晚期胎儿生长发育和哺乳期营养供

>> 专家指南

孕中期要增加蛋白质的摄入量，以平均每日增加蛋白质15克为宜，其中动物蛋白质应占蛋白质总量的1/2。

一般孕妇都缺乏铁的营养素，孕中期缺铁性贫血患病率达30%左右。因此，必须重视铁的摄入量。

孕中期的妇女常在20周左右开始出现小腿抽搐、容易出汗、惊醒等现象，这多与她们的膳食中缺钙有关。孕妇从妊娠5个月开始，其体内每日约储存钙200毫克，故应增加钙的摄入量，最好每天达到1000毫克。

给的需要，以及应付分娩时的损失，故这时对孕妇特别需要供给富含蛋白质、脂肪、钙和铁等营养素的食物，以确保上述多方面的需求。

在此期间，孕妇对维生素 B_1、维生素 B_2、维生素 C 等的摄入量，也应随热量的增加而增加。每日的增加量为维生素 B_1、维生素 B_2 各 0.7 毫克，维生素 C 20 毫克。

脂质是人脑结构的重要原料，孕中期妇女膳食中还必须供给适量的脂肪，包括饱和与不饱和脂肪酸，以满足胎儿大脑发育的需要。脂肪供给量以占总热量的 20% ~25% 为宜。

孕妇在孕中期，每日可分 4 ~5 餐进食，每次食量要适度，不要吃得过多，否则会导致营养过剩、孕妇体重增加过多、出生婴儿过大等。

孕中期准妈妈营养原则

孕中期的营养原则是：较高的热量、蛋白质，适当增加脂肪、碳水化合物的摄入量，增加肉类、鱼虾类、蛋类及豆制品食物的供给，多吃蔬菜和水果。

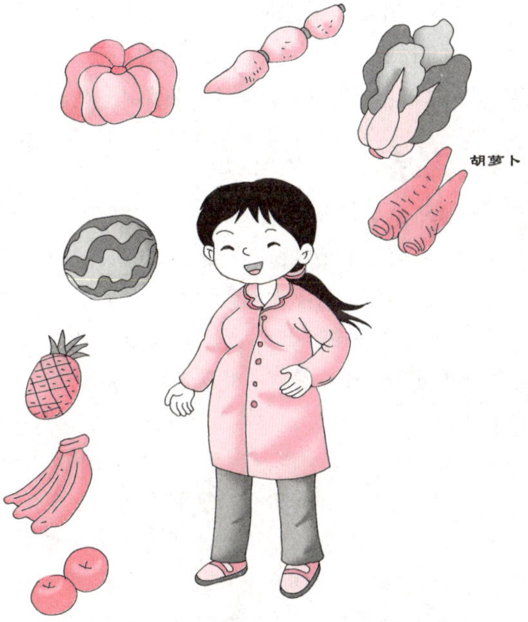

（1）较高的热量：较高的热量是通过多吃主食获得，孕中后期每天应当摄入 400 ~500 克的主食。适当增加脂肪的摄入量，可通过增加肉类食物实现。

（2）蛋白质：蛋白质的获得主要通过增加肉、鱼虾、蛋、豆制品的摄入来实现。

（3）增加牛奶的摄入量：孕中后期为保证钙及维生素的摄入量，每天应饮用 500 毫升以上的牛奶或奶制品。不能耐受牛奶者，可改用酸奶。为了补钙，还必须经常吃些虾皮，有人认为多吃肉类可以补钙，这是错误的，肉类食品中所含钙质微乎其微。

（4）多吃蔬菜、水果：补充维生素、纤维素、无机盐及矿物质。

孕中期必备的营养成分

由于怀孕中期胎儿生长发育迅速，对各种营养物质的需求会增大，因此这个时期的准妈妈需要补充丰富的营养，如蛋白质、维生素、碳水化合物、矿物质等。

(1)热能：每天主食摄入量应达到或高于400克，并且精细粮与粗杂粮搭配食用，热能增加的量可视准妈妈体重的增长情况、劳动强度进行调整。

(2)优质蛋白质：每天比孕早期多摄入蛋白质。动物蛋白质占全部蛋白质的一半以上。

(3)脂肪：准妈妈应适当增加植物油的量，也可适当选食花生仁、核桃、芝麻等含必需脂肪酸较高的食物。

(4)维生素：主食要有米、面并搭配杂粮，保证准妈妈摄入足够的维生素。部分准妈妈缺乏维生素D，应注意多吃海水鱼、动物肝脏及蛋黄等富含维生素D的食物。

(5)无机盐和微量元素：孕中期准妈妈应多吃含钙丰富的食物，比如奶类及奶制品、豆制品、鱼、虾等食物，每日应摄入钙不少于1000毫克，摄入足量的锌和铁也是同样重要的，建议准妈妈每日锌摄入量为20毫克、铁摄入量为25毫克。

>> 专家指南

孕中期营养不良害处多

孕妇贫血不仅对胎儿的健康有影响，而且孕妇贫血若发生在怀孕期，贫血孕妈妈也比健康孕妈妈患妊娠中毒症的风险高。

(1)胎儿和新生儿死亡率高：据世界卫生组织统计，新生儿及产妇死亡率较高的地区，母亲营养不良比较普遍。营养不良的胎儿和新生儿的生命力较差，不能经受外界环境中各种不利因素的冲击。此外，某些先天性畸形也与母亲营养缺乏有关。

(2)新生儿体重下降和早产儿增多：调查表明，新生儿的体重与母亲的营养状况有密切关系。据国外对216名孕妇的营养状况调查，其中营养状况良好者，出生婴儿的平均体重为3866克，营养状况极差者，出生婴儿的平均体重为2643克。

(3)贫血：营养不良会导致孕妇贫血，孕妇贫血具有一定的危害性，往往会造成早产，并使新生儿死亡率增高。孕妇贫血会使婴儿肝脏缺少铁储备，婴儿易患贫血。

(4)对婴儿智力发育的影响：人类脑细胞发育最旺盛的时期为妊娠最后3个月至出生后1年内，在此期间，最易受营养不良的影响。孕妇妊娠营养不良会使胎儿脑细胞的生长发育延缓，DNA合成过度缓慢，也就影响了脑细胞增殖和髓鞘的形成，所以母体营养状况可能直接影响下一代脑组织成熟过程和智力的发育。

孕中期如何制定食谱

根据孕中期营养生理特点，制定食谱应注意以下几点：

(1)增加热能：从孕中期开始，孕妇的基础代谢加速，糖利用增加，热能需要量每日比孕早期增加约1200千焦。但最近的调查表明，大部分妇女在怀孕5个月后都要调换做较轻的工作，家务劳动和其他活动有所减少，因此，热能的增加应依据劳动强度，活动量的大小因人而异，最好是观察孕妇体重的增加情况，孕中期和后期体重的增加应不少于每周0.3千克，不多于0.5千克。热能摄入过多，新生儿体重太大，难产机会越多。随着热能需要量的增加，与能量代谢有关的维生素 B_1、维生素 B_2 的需要量也相应增加。

(2)摄入足量的蛋白质：为了满足胎儿、子宫、胎盘、母血、乳房等组织迅速增加的需要，并为分娩消耗及产后乳汁分泌进行适当储备，蛋白质的摄入应足量，孕妇每月蛋白质的摄入量不应低于80～90克。同时，孕中期的胎儿脑细胞分化发育处于第一个高峰期，蛋白质的缺乏可导致脑细胞的永久性减少。一般每天要比孕早期多摄入15～25克，最好动物性蛋白质量占全部蛋白质的一半，另一半为植物性蛋白质(包括大豆蛋白质)。所以，除了以面粉、米为原料的主食外，肉类、鱼类、蛋类、奶类等副食品也尤为重要，注意副食品中蛋白质的利用。

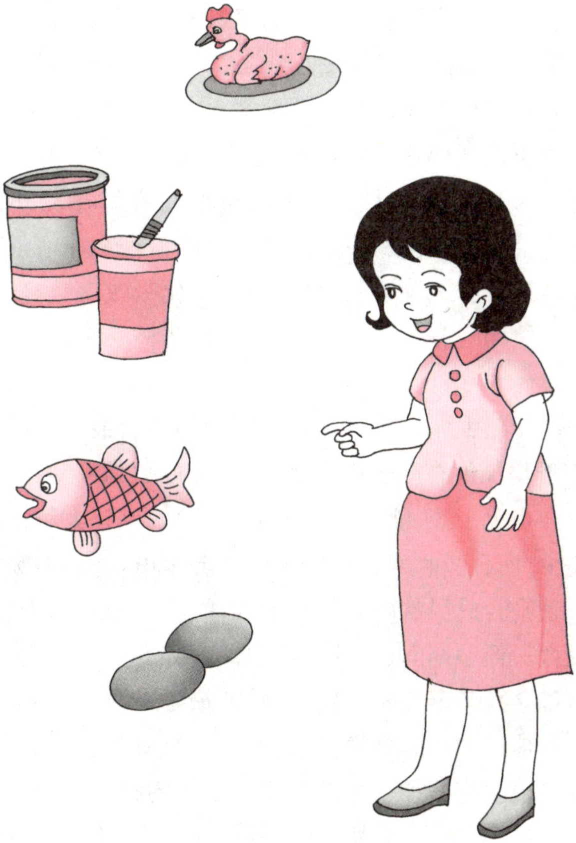

(3)保证适宜的脂肪供给:脂肪是提供能量的重要物质。动物性食品和植物油都有丰富的脂肪,孕妇应根据实际情况作以适量的补充。孕中期,脂肪开始在孕妇的腹壁、背部、大腿及乳房部位存积,为分娩和产后哺乳做必要的能量储备。怀孕24周时,胎儿也开始脂肪储备。脂肪还是构成脑和神经组织的重要成分。必需脂肪酸缺乏时,可推迟脑细胞的分裂增殖。脂肪的摄入量一般占全部热能的25%~30%为宜。植物油和动物油应有适当的比例。植物油所含的必需脂肪酸比动物油更为丰富。动物性食品,如肉类、奶类、蛋类已含有较多的动物性脂肪,孕妇不必再额外摄入动物油,如猪油、羊油、鸡油等,烹调菜肴时,只有植物油就可以了。

(4)多吃矿物质和微量元素丰富的食物:从怀孕的第10周开始,孕妇的血容量迅速增加,至第33周时达到最高峰,以后速度减慢。整个孕中期恰好是孕妇血容量增加速度最快的时期,血液相对稀释,从而造成生理性贫血,血红蛋白降低。这种低血红蛋白除了血液稀释的缘故外,往往还由孕妇缺铁以及胎儿本身制造血液和组织对铁的需要量的增加所致。孕妇铁摄入量不足时,会影响胎儿铁的储备,使婴儿期较早出现缺铁及缺铁性贫血。所以,妊娠中期应多吃含铁丰富的食物,必要时要给予铁剂治疗。轻度贫血对妊娠、分娩影响不大,重度贫血可引起早产或死胎,使孕妇发生贫血性心脏病。贫血还容易并发妊娠中毒症,减低机体的抵抗力,引起产后感染。食物中的铁分为血红素铁和非血红素铁。血红素铁主要含在动物血液、肌肉、肝脏等组织中,此种铁消化吸收率较高,一般为11%~25%。植物性食品中的铁均为非血红素铁,主要含在各种谷类粮食、蔬菜、坚果等食物中,此种铁吸收率较低,一般为1%~5%。鱼和肉除了自身所含的铁较容易吸收外,还有助于植物性食品中铁的吸收,因此,孕妇的膳食最好在同一餐中食入适量鱼或肉。维生素C能增加铁在肠道内的吸收,应多吃些维生素C含量多的蔬菜、水果。茶叶、咖啡中含有单宁酸,能抑制铁的吸收,孕妇不宜大量饮用浓茶和咖啡。牛奶和人奶铁含量少,而且吸收率低。蛋黄中铁含量虽稍多,但吸收率也较低。

碘是合成甲状腺素的重要物质。甲状腺素能促进蛋白质合成,促进胎儿的生长发育。怀孕期间,尤其自孕中期开始,甲状腺功能活跃,碘需要量增加。各种海产品都含有丰富的碘,是膳食碘的最好来源。

其他矿物质和微量元素,如钙、锌、镁等,随着胎儿发育的加速和母体的变化,需要量也相应增加。尤其需要加强钙的补给,牛奶是最佳的钙质来源,若孕妇本身不爱喝牛奶,那么,几块豆腐、两块薄芝士、小鱼、几两芥菜或西兰花等所含的钙质,亦相当于一杯牛奶。

(5)增加维生素的摄入量:自孕中期开始,孕妇对各种维生素的需要量增加,这时应多吃新鲜蔬菜和水果以及适量的动物内脏。

叶酸是合成核酸必需的物质,叶酸缺乏时核酸形成减少,影响红细胞成熟,引起巨幼红细胞性贫血。妊娠中、后期,孕妇对叶酸的需要量增加,同时由于孕妇胃酸分泌减少,胃肠功能减弱,吸收率较低。妊娠中、后期,胎儿的生长发育对叶酸的需要量也增加。因此,妊娠中、后期巨幼红细胞性贫血比较多见。叶酸最丰富的食物来源是动物肝脏,其次是绿叶蔬菜、酵母及动物内脏,孕妇应适当摄入。对于严重的叶酸缺乏者,应给予叶酸制剂治疗。

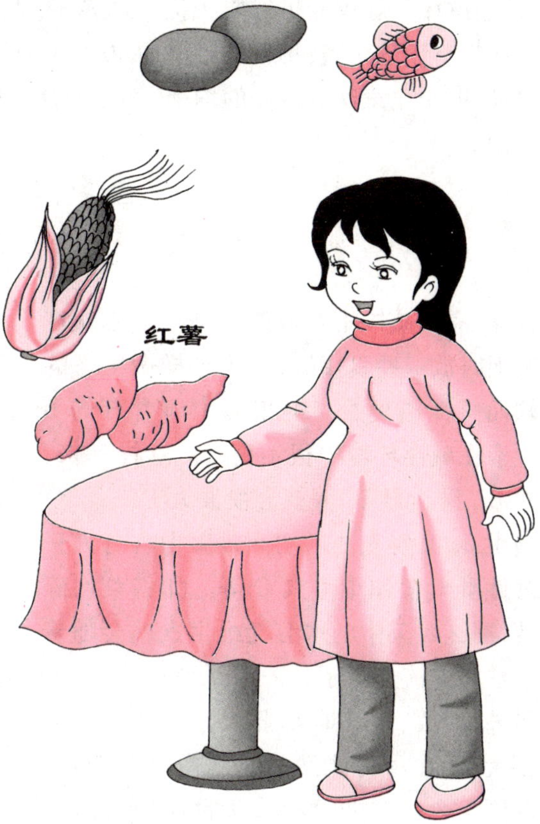

维生素 B_{12} 能促进红细胞的发育成熟,缺乏时,也可引起巨幼红细胞性贫血,一般和叶酸缺乏同时存在。维生素 B_{12} 主要含在动物肝脏中,也含于奶、肉、蛋、鱼中,植物性食品中一般不含维生素 B_{12}。

孕中期的食欲不振可能是饮食中缺乏某些物质所致,尤其是维生素 B 和锌。因此,要吃一些含维生素 B 和锌丰富的食物,即使不喜欢也要坚持吃几天,这样胃口可能马上就会好转。人体所需要的各种元素都是从食物中得到补充的。由于各种食物所含的元素种类和数量不完全相同,所以在平时的饮食中,要做到粗、细粮结合和荤素搭配,不偏食、不挑食,这样就能基本满足人体对各种元素的需要。孕中期,胎儿和孕妇对维生素 B_6 的需要量增加,尤其在怀孕 5 个月以后最明显。维生素 B_6 缺乏时,新生儿出生后体重降低。维生素 B_6 的分布很广,其中含量较多的食物有蛋黄、肉、鱼、奶、全谷、豆类及白菜。

(6)食欲和体重:此时期是孕妇怀孕期间食欲最好的时候。如果准妈妈在孕早期时,体内的养分供应失调,务必在这几个月间尽力补救,以免因为营养不足,出现母体与胎儿互争营养的情况。

此时期，也应该继续保持“少量多餐”的原则。对于嗜食的食物，若一次吃得太多，只能撑坏了肚皮。虽然要积极争取营养，但也不可吃得过胖。一般而言，由第4个月起至怀孕期满，每3个月增加4000~5000克为适当。由于容易掌握身体状况，孕妇更要注意饮食营养的均衡，不可偏食。尽量少吃甜品，牛奶、水果都是适当的零食。

做饭时怎样才能最大限度的保存维生素

首先，煮粥蒸饭不要放碱。许多人喜欢在煮粥蒸饭时放一些食用碱，认为这样做出来的饭黏软而且味道更香。但粮食中所含有的B族维生素在碱性环境中很不稳定。这样一来，维生素 B_1、维生素 B_2 等就会损失大半。

其次，做菜要先洗后切。蔬菜中含有大量的水溶性维生素如维生素C等。如将菜切碎再去洗，那么蔬菜中的水溶性维生素就会随着洗菜水白白的流失掉了。

另外，炒菜、焯菜时都要大火快速。炒菜时火要大，要在尽可能短的时间内将菜做熟。这也等同于食品工业上给罐头食品消毒时所遵循的“高温短时”原则，目的是最大限度的保存食物中的营养素。

>> 温馨提示

大家已经知道了维生素是一种必不可少的营养物质。也知道了什么食物里维生素的含量较多。但与此同时还要告诉大家一个令人遗憾的消息，那就是大多数维生素都比较容易分解。当我们对食物处理不当时，我们能吃到的维生素可能就所剩无几了。所以大家做饭时不但要选择正确的原料，更要掌握正确的方法，才能使妈妈及肚里的宝宝吃到足够量的营养。

最后，要告诉大家的是饭菜都要吃新鲜的。放置很久的饭菜营养素的损失很大，而且可能会被细菌感染或形成一些对健康不利的物质。

孕中期应避免的食品

孕妇妊娠5个月后，胎儿的脑开始逐渐形成，孕妇应该在这阶段多吃些健脑食品，以利胎儿脑组织发育。当宝宝出生后，大脑的发育非常迅速，长到7~8岁时，脑重量已达到成人的90%左右，为使宝宝大脑得到良好发育，妈妈从宝宝一出生，就应该从饮食中注意充分摄入对脑发育有促进作用的食品，提高宝宝大脑功能。

在健脑的同时营养学家们特别指出，妈妈还应注意有些食品避免让宝宝摄入过多，不然会对大脑有损。

1. 肉类

人体呈微碱性状态是最适宜的，若偏食肉类，则使体内趋向酸性，致使大脑迟钝、不灵活。许多宝宝很爱吃肉，膳食中肉食的比例很高，长久下去则会影响宝宝智力发展。

2. 精绵白糖和精白砂糖

精白砂糖等能够直接进入血液中，使血液不能畅通。过多食入精绵砂糖等渍制的食物，同样会产生这种不良后果。精白砂糖进入脑细胞，可带进水分，使脑细胞呈“泥泞”状态，不仅有损大脑，还可导致脑出血、脑血栓。若是宝宝长期大量食用精白砂糖，对大脑细胞的发育是不利的。

3. 精白米和精白面

米和面在精制过程中，会使有益于大脑的成分丧失很多，剩下的基本就是碳水化合物了。碳水化合物在体内只能起到“燃料”作用，而大脑需要的是多种营养。所以久吃精白米和精白面不利于宝宝的大脑发育。

4. 黄油

黄油又名奶油，其实就是脂肪块，脂肪容易滞留在血管壁上，妨碍血液流动。脑中有为数众多的毛细血管，通过这些毛细血管向脑细胞输送营养成分，若是脂肪使毛细血管不畅通，则会引起大脑缺乏营养物质，导致大脑正常发育受阻。

>> 专家指南

孕中期，早孕反应消失，食欲增加，此时需要摄入足够的营养。主食除了大米、白面外，还要食用一定数量的粗粮，如小米和玉米等。要保证优质蛋白质的摄入，大豆及豆制品和瘦肉、鱼、蛋等都富含优质蛋白质。

孕中期膳食原则

（1）妊娠四月：因胎儿发育较快，需补充优质蛋白质、钙、锌、植物脂肪，故应多食富含上述物质的食品，如牡蛎、海蜇、大豆、牛奶等。还应吃些富含维生素 E 的食物，以预防流产。

（2）妊娠五月：应继续大量补充优质蛋白质、钙、锌等，同时还要适当添加一些预防感染的食品，如冬瓜、赤豆等。

（3）妊娠六月：母体循环血量增加，容易出现生理性贫血，易疲劳，胎儿发育很迅速。应特别注意补充优质蛋白质、铁、锌、钙，此外，还应限制对食盐的摄入量。

(4)妊娠七月:胎儿发育仍比较快,皮肤与生殖器的发育处在重要阶段,孕妇体内钙的水平较低,有可能出现抽筋,循环血量增多。此时,在保证全面营养的同时,着重补充钙与维生素E,应多吃大豆、牛奶、猪排骨汤、胡萝卜、玉米等食品。

孕妇一定要吃早餐

从入睡到起床,是人体中禁食最长的一段时间,这时血糖为3.9~6.7毫摩尔/升(70~120毫克/分升)。人体进入活动状态以后,肌肉开始动用糖分,血糖降到3.3~3.6毫摩尔/升(60~65毫克/分升),人体便会感到饥饿。如无早餐供应补足血糖,肌肉与脑所需血糖必须来自肌肉中的蛋白质,由蛋白质转化为糖以供消耗。但是,肌肉通常无法供应足够的血糖,因此,脑内血糖仍会很低,这时人会感到疲劳,反应迟钝,注意力不集中,精神萎靡,学习落后,工作能力降低。

孕妇一定要吃早餐,因为孕妇比正常人体质弱一些,如果早餐不吃很容易引起低血糖,后果严重会引起头晕。如果怀孕初期,孕妇还有可能会造成流产,所以为了自己和宝宝的健康成长,原来不愿吃早餐的孕妇也要坚持吃一些。晨起的身体对于营养的吸收是有限的,建议早餐以流体食物为主,少量固体食物为辅。水分的补充很重要,但白开水的营养价值不高,应该饮用牛奶。牛奶中含有大量人体需要的钙、蛋白质和维生素,能够满足人体对营养的需要。早起喝杯早餐牛奶,搭配含有谷物纤维的固体食物,简单又营养。孕妇还可以直接饮用加了谷物的早餐奶,以满足人体所需的膳食纤维和微量元素。

>> 温馨提示

营养学家指出,孕妇应多吃些含铁丰富的食物,不能挑食或偏食,以防发生缺铁性贫血,从而危及自己和胎儿的健康。如果孕妇有晨吐现象,可在早上吃几块苏打饼干,过一会儿再吃早餐。孕妇的早餐应包括面包、鸡蛋或肉类、果汁和牛奶,并且要注意适当吃些新鲜的水果,以保证维生素和其他营养的需要。

孕期缺碘的危害

孕期缺碘最严重的后果是对胎儿、新生儿、婴儿造成的危害,如地方性甲状腺肿、克汀病、智力缺陷、生长迟缓、新生儿甲状腺功能减低、新生儿高促甲状腺素血症、早期和晚期流产的增加、围产期和婴儿死亡率增高等。孕周越小,胎儿甲状腺越不成熟,母体所供激素满足胎儿需要的程度越重要。因此如果孕早、中期孕妇缺

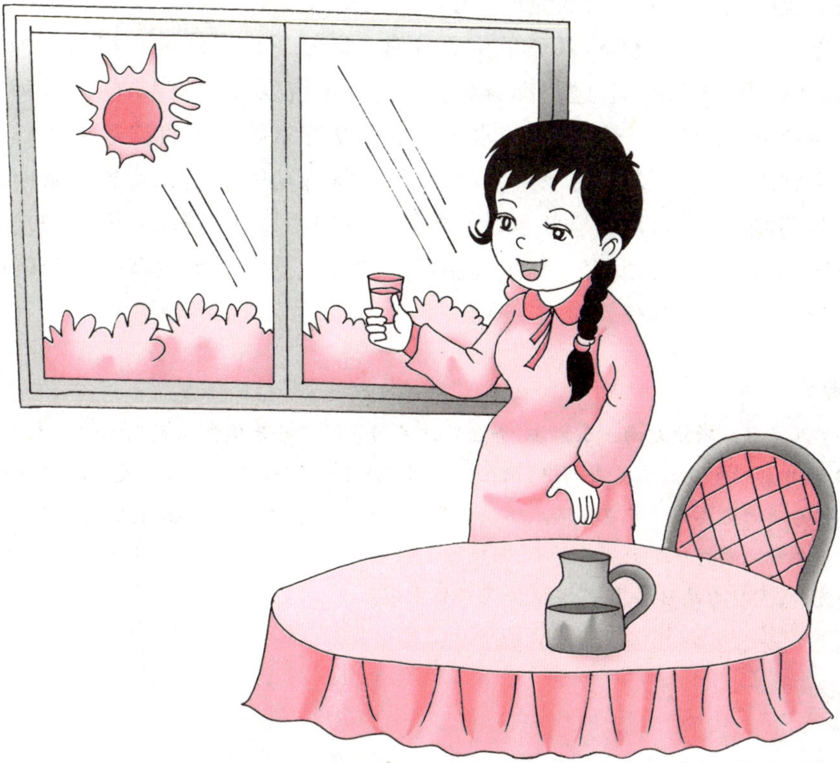

碘，对胎儿的危害最大。胎儿时期甲状腺激素缺乏的主要危害是大脑发育障碍（缺碘母亲的甲状腺激素经胎盘向胎儿转移少和缺碘胎儿甲状腺合成激素不足的共同作用）。胎儿期的中间3个月及后3个月的时期是神经细胞增殖、分化、迁移的关键期，碘缺乏时母体优先摄取碘。胚胎甲状腺处于劣势，甲状腺激素合成不足，影响神经细胞的增殖分化和髓鞘、突触的发育及功能的成熟，妊娠前及整个妊娠期间缺碘和甲状腺激素缺乏均可导致脑蛋白合成障碍，使脑内蛋白质含量降低，细胞体积减小，脑重量减轻，影响智力发育。在胚胎期特定大脑发育和听觉中枢发育的关键时刻，孕妇碘缺乏可造成胎儿大脑和听觉中枢发育障碍。

孕期严重碘缺乏时可引起不可逆的智力和躯体的发育迟缓，如众所周知的克汀病就是母血碘缺乏所致胎儿甲状腺功能减低的后果，孕期每天碘摄入低于25微克时婴儿常会发生地方性克汀病，其特点是智力缺陷、严重的耳聋、强直性痉挛或者是不大常见的黏液水肿型的克汀病。虽然克汀病有遗传倾向，但孕早期补碘后也可以有正常的婴儿分娩。胚胎期及婴幼儿期缺碘未得到及时纠正的儿童，在改善缺碘状况后，只能防止缺碘对大脑的进一步损害及防止地方性甲状腺肿的发生，并不能明显地改善智力发育，缺碘对大脑神经系统的损害一旦发生就是不可逆的。

甲状腺功能减低还可引起自然流产(比正常妇女高 2 倍)、20% 以上的围产儿死亡(死产、新生儿死亡)、10% ~20% 的先天异常。碘缺乏也会伴随一组精神神经发育紊乱,包括智力、认知缺陷,这些都与对胎儿神经系统发育的损害有关,这种损伤被认为是碘缺乏或胎儿——胎盘单位水平上的甲状腺素缺乏的直接后果。碘缺乏还可引起甲状腺肿大,如果缺乏严重,或肿大的甲状腺功能不能代偿到正常时。可出现甲状腺功能减低,胎儿在与母亲竞争碘的过程中明显处于劣势,甲状腺功能减低会严重影响胎儿的生长发育。新生儿甲状腺功能减低发生率在高碘区为 0.025% ,在碘缺乏区为 1% ~10% 。

>> 专家指南

碘盐是预防碘缺乏的一个方法,全世界许多国家已广泛开展食盐碘化工程。在发达国家,食物中的碘主要加在盐或奶中,但在这些国家人们对高盐摄入与血压关系的顾虑较多,碘盐作为碘的主要来源正在下降。碘缺乏是胎儿和婴儿大脑功能损害的主要原因,同时又是青少年智力发育延迟的主要原因,而碘缺乏又是可预防的。应该注意孕前及孕期的碘营养补充,减少智力缺陷婴儿的出生,提高人口素质。

孕妇应多吃粗粮

人体中含有氢、碳、氮、氧、磷、钙等 11 种大量元素,还有铁、锰、铬、铜、锌、碘、钒、氟等 14 种微量元素(只占体重的 0.01%)。这些元素虽然在体内的比重极小,却是人体中必不可少的,一旦供应不足便可产生一系列疾病,甚至出现死亡。人体必需的微量元素,对孕妇、乳母和胎儿来说更重要,因为他们缺乏微量元素时会引起更严重的后果。人们在日常生活中要注意不偏食,尤其是孕妇,应尽可能以“完整食品”(指未经细加工过的食品,或经部分精制的食品)作为热量的主要来源。例如,少吃精制大米和精制面等。因为“完整食品”,中含有人体所必需的各种微量元素(铬、锰、锌等)及维生素 B_4、维生素 B_6、维生素 E 等,它们在精制加工过程中常常被损失掉,如果孕妇偏食精米、精面,则易患营养缺乏症。孕妇的膳食宜粗细搭配、荤素搭配,不要吃得过精,以免造成某些营养素吸收不够。

粗粮是相对我们平时吃的精米白面等细粮而言的,主要包括谷类中的玉米、紫米、高粱、燕麦、荞麦、麦麸以及豆类中的黄豆、青豆、赤豆、绿豆等。由于加工简单,粗粮中保存了许多细粮中没有的营养。比如,含糖类比细粮要低,含膳食纤维较多,并且富含 B 族维生素,同时,很多粗粮还具有药用价值。

比如糙米就十分适合孕妇食用。每 100 克糙米胚芽中含蛋白质 3 克、脂肪 1.2

克、维生素 B_1、维生素 B_2 各 2.5 克、维生素 E 1.8 克、维生素 C 50 毫克、维生素 A 50 毫克、菸碱酸 250 毫克、叶酸 250 毫克、锌 20 毫克、镁 15 毫克、铁 20 毫克、磷 15 毫克，营养非常丰富。

还有玉米，富含镁、不饱和脂肪酸、蛋白质、淀粉、矿物质、胡萝卜素等多种营养成分。它还富含谷氨酸等多种人体所需的氨基酸，能够促进大脑细胞的新陈代谢，有利于排除脑组织中的氨。黄玉米子，又称为黄色植物食品，富含镁元素，能够帮助血管舒张，加强肠壁蠕动，增加胆汁，促使人体内废物的排泄，有利于身体新陈代谢。红玉米富含维生素 B_2，孕妇常吃可以预防及治疗口角炎、舌炎、口腔溃疡等核黄素缺乏症。玉米油则富含维生素 E，常吃不仅能美容，而且还能增强体力及耐力，能够有效地防治"妊娠巨幼红细胞性贫血"。玉米须煎水代茶饮，有利尿、降压、清热、消食、止血、止泻等功效，可用于防治妊娠高血压综合征、肝胆炎症以及消化不良等疾病。

>> 准妈妈必知

红薯又称甘薯或者地瓜，富含淀粉、铁、钙等矿物质，是营养全面的长寿食品。其氨基酸、维生素 A、维生素 B、维生素 C 及纤维素的含量都高于大米与白面。红薯含有类似雌性激素的物质，孕妇食用后能使皮肤白嫩细腻。红薯中含有黏蛋白，是一种多糖和蛋白质的混合物，属于胶原和黏多糖类物质。这种物质促进胆固醇排泄，防止心血管脂肪沉淀，维护动脉血管的弹性，从而能有效地保护心脏，预防心血管疾病。所以，红薯是孕妇的营养保健食品。

孕中期如何选择营养补充剂

营养素补充剂的使用方法

妇女在怀孕期间，除了保证本身需要的营养以外，还必须满足胎儿生长发育的需要，因而对各种营养素的需要量都有所增加。虽然合理调配膳食是获取营养的主要方式，但孕期对某些营养素的需求不能完全从膳食中得到满足，例如孕早期的叶酸，孕中、后期的铁、钙等，因此除膳食以外，尚需通过服用营养素补充剂（如维生素、矿物质等）来满足孕期的特殊需要。

根据研究确定，中国孕妇服用的营养素补充剂用量范围以中国营养学会制定的孕妇推荐膳食营养素用量的 1/3 ~ 2/3 较为合适。

营养素补充剂不能代替正常饮食

营养素补充剂仅仅是为了弥补膳食营养素摄入的不足，不能代替正常的饮食。

因为能量、蛋白质、碳水化合物等都必须通过膳食获得,营养素补充剂只能补充矿物质和维生素类的营养素。即便这些营养素,也应尽量从食物中获得。所以,首先应保证合理的膳食。

由于一般饮食常常不能满足机体对一些矿物质(如钙、铁、锌)以及维生素中的维生素A、叶酸、核黄素等的需要,因此建议有条件的孕妇服用营养素补充剂,也就是说孕妇应在保证合理膳食的条件下服用营养素补充剂。

>> 专家指南

营养素补充剂不是处方药,一般情况下医生也只是根据孕妇的具体情况建议孕妇服用营养素补充剂,以弥补膳食营养的不足。孕妇可以自己到药店购买营养素补充剂,也可就相关问题向妇产科医生咨询后再去购买。购买时请注意选购正规企业生产的、经过国家食品药品监督管理局批准的产品,尤其要注意是供孕妇使用的产品。

服用营养素补充剂过量的危害

营养素补充剂包括矿物质和维生素,按照说明书规定的用量,每天服用一次,不会造成过量中毒。但如果同时服用几种营养素补充剂则可能造成过量。例如维生素A、维生素D中毒及钙、铁过量等。

每天服用营养素补充剂的最佳时间

营养素补充剂中的某些维生素和矿物质可被膳食纤维吸收,并随粪便排除体外,维生素补充剂空腹服用可能会有胃肠道刺激症状,如恶心、呕吐等,故建议不要在饭前或吃饭时服用营养素补充剂,在吃过饭半小时后服用比较好。

孕中期也要提倡“粗茶淡饭”

有些孕妇在怀孕期间经常感觉下肢无力,皮肤粗糙。个别的有时还会出现心跳加快,走路稍快就会心慌、气促等情况。经产科及内科检查也未发现疾病。其实这有可能是维生素B_1缺乏的表现。

维生素B_1是B族维生素的一种,它在我们的体内参与碳水化合物的代谢。当维生素B_1缺乏时会出现周围神经炎并损伤心脏,同时还会发生皮炎。严重时会发生脚气病,不但影响孕妇的健康,也会殃及腹中的胎儿,并可能威胁到新生婴儿的生命。

维生素B_1在粗杂粮、硬果和鲜豆中含量较高。其中谷类中的维生素B_1主要存在于谷皮中。所以粮食加工得越精细,所含的维生素B_1就越少。如100克标准

粉中维生素 B_1 的含量是0.28毫克，而100克富强粉中维生素 B_1 的含量是0.17毫克。所以即使在孕期，我们也不提倡只摄入精米和精面。而可以多摄入一些粗粮、杂粮、适量的硬果、鲜豆等食物。

另外，维生素 B_1 对碱性环境比较敏感，如果您有在熬粥或蒸馒头时加碱的习惯，在怀孕期间还是克服掉的好。熬粥不放碱照样好喝。蒸馒头可以用酵母，这样既不破坏维生素，也使发酵时间缩短。

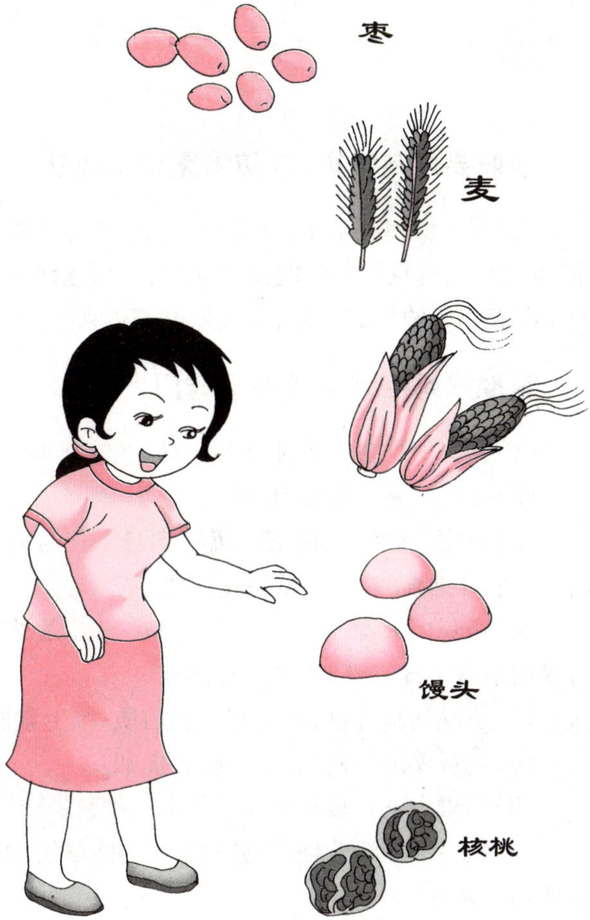

下面给大家推荐3款补充B族维生素的小吃：

(1)谷麦芽赤豆饮

取谷芽、麦芽各50克，赤小豆25克，花生仁(带红衣)50克，红枣10只。加水2000毫升，煮至600毫升，每天数次饮用。

(2)蚕豆红枣羹

取蚕豆60克，红枣10枚，红糖60克。蚕豆、红枣、红糖放锅中加水共煮烂服食，1天1次，连饮5～7天。

(3)猪肝绿豆粥

取猪肝100克，绿豆30克，粳米200克。煮时先加绿豆，待绿豆将熟时加粳米，最后加猪肝。经常食用。

孕妇要注意自己的体重

孕妇要控制体重，以防体重增加过快

老人们说一个人吃两个人补，多吃、吃好才能生个健康宝宝。为了下一代的健康，准妈妈将自身体重问题抛之脑后，尽可能地多吃。但是，体重的过度增加，不仅增添了新妈妈的烦恼，还给宝宝的健康带来了危害。

帮准妈妈控制体重的小窍门

(1)在家里准备一个体重测量计，随时掌握体重变化情况。

(2)一日三餐一定要有规律。

(3)多吃一些绿色蔬菜。蔬菜本身不但含有丰富的维生素，而且还有助于体内钙、铁、纤维素的吸收，以防止便秘。

(4)避免用大盘子盛装食物，面对一大盘子美味的诱惑可能会失去控制力。可以用小盘子盛装或者实行分餐制。

(5)少吃油腻食物，多吃富含蛋白质、维生素的食物。

(6)吃饭要细嚼慢咽，切忌狼吞虎咽。

(7)尽量少吃零食和夜宵，特别是就寝前2小时左右别吃东西。

(8)别为了怕浪费而吃过多食物。怀孕期间尤其不要这样，以免食物没浪费却增加了体重。

>> 专家指南

专家提出，孕妇体重过重会引发许多病症，如妊娠期高血压、妊娠期糖尿病及并发症等，也会增加孕育巨大儿的概率，难以顺产，使剖腹产相对增多。那么，到底孕期体重增加多少合适呢？美国医学会推荐：根据准妈妈孕前体重指数(BMI)＝体重(kg)÷身高的平方(m^2)来计算孕期体重增加量。BMI<19.8的准妈妈，孕期总增重量应为12.5～18.0千克；孕前BMI正常的妈妈们(19.8～26)，孕期体重增长可以为11.5～16千克；孕前BMI为26.1～29.9的孕妈妈，孕期体重增长应在7～11.5千克。如果孕前BMI>29.9，那孕期体重增长在6千克以上就行了。在孕期的10个月里，体重的增加并非按照时间顺序均等平摊。只有讲究科学，遵循孕期体重“增长曲线”的规律才能保证妈妈和宝宝的健康。

选择含维生素多的食物的方法

维生素分为脂溶性和水溶性两种，前者包括维生素 A、维生素 D、维生素 E、维生素 K，后者有维生素 C、B 族维生素、烟酸等。脂溶性维生素要配合脂肪类食物才能吸收，所以不仅要选择含维生素的食物，也要讲究烹调方法。

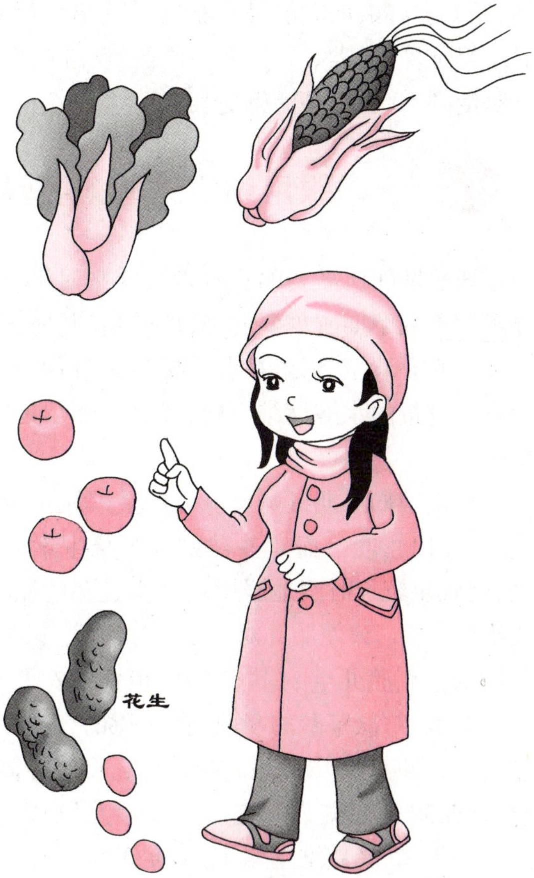

维生素 A、维生素 D 主要在动物肝脏、鱼肝油、蛋黄、奶油中，胡萝卜素可以转变为维生素 A，它存在于胡萝卜及含有色素的蔬菜水果中。如吃胡萝卜时要用油炒、凉拌时加些油均可增加它的吸收。

维生素 B 族主要在粗粮、豆类、花生、动物肝、肾、心、酵母、奶、蛋中。

维生素 C 在水果、蔬菜中，加热时间太久会被破坏。

维生素 E 主要存在于植物的果仁、胚芽中。

孕妇要多吃含维生素的食物。为了使钙更好吸收，在加服钙剂同时可配服维生素 D 丸或鱼肝油或含维生素 A、维生素 D 的牛奶。

孕妇饮食状况会影响宝宝未来的寿命

长期以来，人们一直在关注孕妇的饮食结构对孩子健康所产生的影响。英国科学家最近发表的一项研究结果表明，采用合理膳食结构的试验白鼠所生出来的后代活得更健康，更长寿。

在过去，曾有研究表明，“轻量级”新生儿容易在成人后患急心脏病和高血压。这说明母体本身得不到很好的营养供应会影响胎儿的正常发育。此外，研究还证明，胎儿在妊娠期间的发育状况对其出生后的寿命长短有着很大的影响。根据实验结果推算，人类妊娠期间不同的营养供应对孩子寿命影响很大，甚至可以影响孩子是活到50岁还是活得更长久一些。

孕妇服用维生素制剂要慎重

怀孕期间所需要的营养素要比平时多，这时如果食欲不好就可能使摄入的营养素达不到孕期所需要的量，所以适当补充一些维生素制剂还是有必要的。但有一点大家要清楚，那就是有些维生素过量会发生中毒。甚至一些我们平时认为不会发生过量的水溶性维生素，如果在怀孕期间摄入过量也可能会对胎儿产生不利影响。

许多孕妇早期妊娠反应较严重，恶心呕吐不能进食，医生往往允许服用少量维生素 B_6 以止吐。而有些孕妇以为维生素 B_6 是维生素，是人体所需物质，没有坏处，就较多较长时间地服用。其实过多的服用对胎儿是有害的。由于长期过多服用维生素 B_6，致使胎儿对它产生依赖性，医学上称为维生素 B_6 依赖性。

为什么胎儿会对其产生依赖性呢？原来，维生素 B_6 与氨基酸的吸收、蛋白质的合成以及脂肪的代谢有密切关系，是细胞生长的必需物质，胎儿的发育离不开它。然而胎儿发育生长一日需1~2毫克维生素 B_6 就足够了。这完全可以从母亲的饮食中获得。若母亲过多地服用维生素 B_6 胎儿就容易产生维生素 B_6 依赖性。胎儿出生后，维生素 B_6 的来源不如母体里充分，结果就容易出现兴奋哭闹不安、易受惊、眼珠震颤、甚至惊厥，这种惊厥的发生，是由于小儿离开母体后相对缺乏维生素 B_6，而导致体内中枢神经系统的抑制性物质含量降低。有这些症状的小儿，在1~6个月时还会出现体重不增，如诊治不及时，将会留下智力低下的后

> **>> 准妈妈必知**
>
> 孕期补充维生素，我们还是提倡优先选择食物。一般在早孕时期（怀孕的头12周）是胎儿器官发育最为活跃的阶段。这时服用药物，包括服用过量的维生素，对胎儿危害最大。补充维生素制剂，建议在怀孕4~6个月后进行。最好服用孕妇专用的维生素制剂。如有特别需要，一定要在医生的指导下来服用。总而言之，孕早期服用维生素制剂还是应该慎之又慎。

遗症。

此外，长期大量服用维生素 C 会导致流产。服用过多的叶酸也会对身体产生不良的影响，可能会影响体内锌的代谢而造成锌缺乏，致使胎儿发育迟缓；会掩盖维生素 B_{12} 缺乏的早期表现，而导致严重的神经系统损伤等。大量服用维生素 A 可能导致婴儿骨骼畸形、泌尿生殖系统缺损以及硬腭豁裂，服用维生素 E 过多会使胎儿大脑发育异常，过多的维生素 D 则会导致胎儿的大动脉和牙齿发育出现问题。

孕妇饮食与婴儿牙齿的关系

钙和磷是构成胎儿骨骼和牙齿的重要物质，妇女怀孕后对其需要量大大增加。

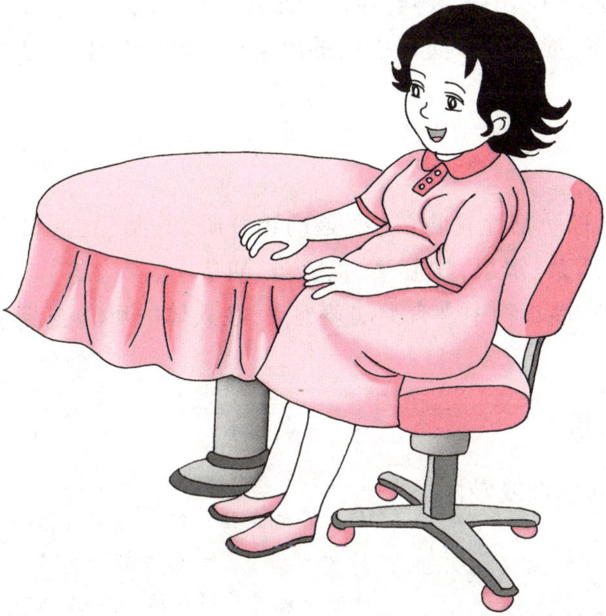

如果钙、磷供给不足，除了会使孕妇牙齿松动、严重者骨盆变形增加了难产的机会外，还会使胎儿骨骼发育不良，出牙时间延迟，容易发生龋齿等不良影响。婴幼儿骨和牙齿发育的好坏主要决定于胎儿期和出生后第一年的营养。因为胎儿发育 3 个月时，其乳牙就开始钙化，到出生前全副(20 只)乳牙基本形成，同时恒牙的胚体层也早在胎儿发育 4 个月时已产生，离开母体前第一对恒牙已钙化。所以，要使儿童牙齿长得坚实，整齐，必须注意母亲孕期中钙和磷的供给。一般来说，孕妇每天需要钙 1500 毫克、磷 2000 毫克。为了促进机体对钙、磷的吸收和利用，每天需要供给维生素 D 400 ~ 800 单位，同时加强户外活动，多晒太阳。

孕中期补充维生素 A 的注意事项

维生素 A 对胎儿生长发育的影响

妊娠期妇女摄入足量的维生素 A 有利于胎儿的正常生长发育和自身健康的维持。

由于孕妇血中的维生素 A 不易通过胎盘屏障进入胎儿体内，故胎儿更容易发生维生素 A 的缺乏。主要表现为胎儿早产，宫内发育迟缓以及低体重儿的发生；眼睛和视力发育发生障碍；出现先天畸形；上皮系统发育障碍；出生后对感染的易感性增加等。

然而，维生素 A 摄入过量时会引起中毒，还有导致胎儿先天畸形的可能。在发达国家和发展中国家的大中城市，维生素 A 过量引起的出生缺陷较维生素 A 缺乏更常见。

富含维生素 A 的食物

维生素 A 含量丰富的食物有动物性食物（主要是动物肝脏、乳制品、禽蛋类等）和植物性食物（主要是深色蔬菜、水果，如菠菜、豌豆苗、胡萝卜、青椒等）。动物性食物直接含维生素 A，而植物性食物中含有类胡萝卜素，在人体内可转变成维生素 A。

维生素 A 中毒是怎么回事

摄入大剂量维生素 A 可引起急性或慢性中毒及发生畸形。

1. 急性毒性

急性毒性产生于一次或多次连续摄入成人推荐摄入量 100 倍的维生素 A，或大于儿童推荐量（600 ~ 700 微克视黄醇当量/天）20 倍的维生素 A。成人一次摄入 90 000 ~ 300 000 微克视黄醇当量的维生素 A 或儿童一次摄入量大于 90 000 微克视黄醇当量的维生素 A 均会引起急性中毒，其早期症状为恶心、呕吐、头痛、眩晕、视

> **>> 专家指南**
>
> 预防维生素 A 中毒的方法：摄入普通食物一般不会引起维生素 A 过多。绝大多数维生素 A 中毒是过多摄入维生素 A 浓缩制剂引起，也有食用狗肝、熊肝或鲨鱼肝引起中毒的报道。成人每日可以服用的维生素 A 最高量不能超过 3000 微克视黄醇当量。

觉模糊、肌肉失调、婴儿囟门突起。剂量极大时，可表现为嗜睡、厌食、少动、反复呕吐等。

大量摄入类胡萝卜素可出现高胡萝卜素血症，易出现类似黄疸的皮肤，但停止使用类胡萝卜素，症状会慢慢消失，未发现其他毒性。

2. 慢性毒性

慢性中毒比急性中毒常见。由于维生素 A 易积蓄在肝脏和脂肪内，即使未超过急性中毒量，但若每天服用 24 000 ~ 30 000 微克视黄醇当量，半年后仍会造成慢性中毒。症状主要有皮肤干燥、粗糙、呈鱼鳞状，脱发，唇干裂，瘙痒，口舌疼痛，杵状指，骨肥厚，眼球震颤，指甲易碎，高钙血症，肝脾肿大等，甚至出现颅内压升高和低热。儿童还有厌食、肛门瘙痒、体重不增加，严重的有烦躁和出现骨头肿胀、疼痛以致运动受限等症状。

3. 致畸毒性

孕妇补充大剂量维生素 A 还会导致胎儿先天畸形。

精选食谱，躲避铅害

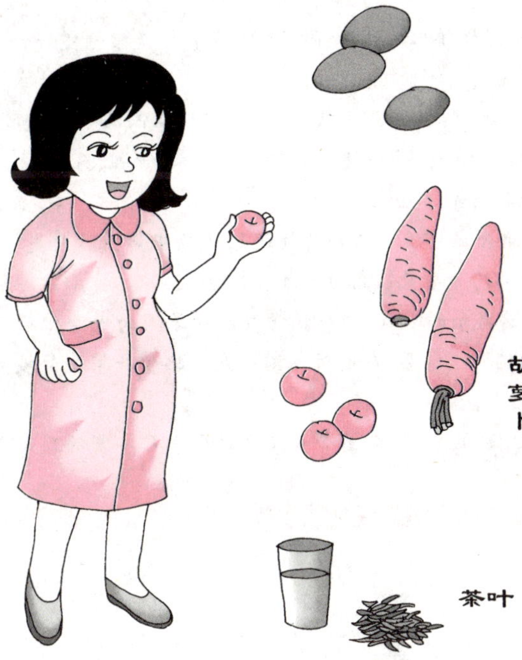

铅是一种对人体有害的金属，但由于铅的用途非常广泛，所以我们在日常生活中又离不开它。大家都知道，铅在儿童体内积蓄可导致儿童生长缓慢并影响孩子的智力发育。其实，对于孕妇来说，危害也不小。

孕妇接触过多的铅可使流产的发生率增加。铅还可以妨碍铁的吸收，引起孕期贫血。

对于胎儿来说，胎盘是一道天然的屏障，可以把很多有毒物质挡在外面，从而保护胎儿不受伤害。但胎盘的屏障功能也不是万能的，对于铅就是如此。胎盘对于铅毫无屏障作用。因此，孕妇体内的铅可以“长驱直入”进入胎儿体内。对胎儿的生长发育造成损害。

预防血铅过高的最简单有有效的办法就是减少与铅的接触。包括从饮食上防止“铅从口入”。

以下含铅较高的食物在孕期最好少食或不食：

(1)松花蛋：松花蛋的制作过程中会用到一种叫“黄丹粉”的物质，它就是铅的氧化物，可以使蛋中铅的含量升高。

(2)爆米花：不是指用爆裂玉米炒出来的爆米花。是用压力锅制作的爆米花，压力锅上有铅封，容易沾染在玉米花上。

(3)高脂肪食物：爆米花和松花蛋中的铅都是无机铅。在我们周围还存在着数量更大的有机铅化合物，这些化合物易溶解在脂肪中，膳食中的油脂可以促进有机铅的吸收，所以不要吃脂肪太高的食物。

(4)补钙剂：在孕期很多孕妇都服用钙片来补充钙质。有些补钙剂的原料含有较高的铅，特别是以一些动物的骨或壳制作的补钙剂，所以，孕妇在选用时需要引起注意。

>> 准妈妈必知

还有一些食物有抑制铅吸收或促进铅排出的作用，同时这些食物也是维持良好的孕期营养所必需的食物，可以适当多选用：

(1)含钙、铁、锌丰富的食物：钙、铁、锌对铅的吸收起抑制作用，从而减少铅吸收。含钙丰富的食物有牛奶、炸酥鱼、虾皮、油菜等，含铁丰富的食物有瘦肉、肝脏、血豆腐等，含锌丰富的食物有瘦肉、动物内脏及牡蛎等。

(2)高蛋白食物：蛋白质可与铅结合成可溶性络合物促进铅从尿中排出。肉类、蛋类、奶及奶制品、鱼类、禽类及大豆制品均为质量较高的蛋白质食物。

(3)高纤维食物：纤维可阻碍金属离子的吸收，但应注意过高纤维同时也会阻碍无机盐及一些有益的微量元素吸收，如钙、铁、锌等，应同时注意补充。膳食纤维含量较高的食物有芹菜、韭菜、海带等植物性食品。

(4)除上述食物外，胡萝卜、苹果、绿豆汤、茶水、金针菇及含维生素C丰富的蔬菜水果等都是有助于排铅的食品。

孕中期补充维生素 C 的注意事项

维生素 C 有哪些生理功能

维生素 C 又名抗坏血酸，在体内具有以下多种生理功能：

维生素 C 促进胶原合成，如果缺乏则伤口愈合延缓，微血管脆弱，出现不同程度的出血。

维生素 C 还可降低血液中胆固醇的含量，对防治心血管系统的疾病有一定作用。

维生素 C 对于铁的吸收也具有很好的促进作用，可用于缺铁性贫血的辅助治疗。

维生素 C 能够增强人体免疫功能，具有一定的防癌、抗癌作用。

孕期维生素 C 缺乏的影响

维生素 C 严重摄入不足可引发坏血病，早期表现为疲劳、倦怠、皮肤出现瘀点或瘀斑、毛囊过度角化、臀部和下肢毛囊周围轮状出血，继而出现牙龈肿胀出血、眼睛结膜出血、机体抵抗力下降、伤口愈合迟缓、关节疼痛及关节腔积液，同时可伴有贫血以及多疑、抑郁等精神症状。

孕期妇女维生素 C 摄入不足可引起低出生体重儿增多，早产率增高。

富含维生素 C 的食物

维生素 C 的主要来源是新鲜蔬菜和水果，如绿色和红色、黄色的辣椒、菠菜、番茄、韭菜、山楂、柚子、草莓和橘、橙等。野生的蔬菜和水果，如苜蓿、苋菜、刺梨、沙棘、猕猴桃和酸枣等维生素 C 含量尤其丰富。如经常能吃到足量的多种蔬菜和水果，注意合理的烹调，一般不会发生维生素 C 缺乏。动物性食物仅动物肝脏和肾脏含有少量的维生素 C，肉、鱼、禽、蛋和牛奶等食品中含量较少，粮谷类含量也很少。

应注意的是，植物中存在一种酶，可加速维生素 C 的破坏，随着储存时间的延长，维生素 C 的含量也逐渐下降。此外，维生素 C 为水溶性维生素且不耐热，在洗涤、烹调、加工过程中，均会造成损失。

孕妇要“提防”土豆

土豆是世界上公认的营养丰富的食物。很多欧洲人将土豆作为主食来食用，就像我们吃馒头和米饭一样。有些美国人认为，每餐只吃全脂奶粉和土豆，就可以得到人体所需的全部营养。土豆的蛋白质中含有大量的黏体蛋白质，能预防心血管类疾病。土豆中维生素 B_1 的含量，也居常食蔬菜之冠。

然而，食入发芽、腐烂了的土豆，却可导致人体中毒，这是怎么回事呢？原来，土豆中含有一种叫龙葵素的毒素，而且较集中地分布在发芽、变绿和溃烂的部分。有人测定，每千克土豆嫩芽中龙葵素的含量可高达 5200 毫克，高出土豆块中 60～65 倍。

>> 温馨提示

有的孕妇喜欢吃市场上出售的薯片，虽然它们接受过高温处理，龙葵素的含量会相应减少，但是它却含有较高的油脂和盐分，多吃除了会引起肥胖，还会诱发妊娠高血压综合征，增加妊娠风险。所以也不能贪吃。

鉴于此，孕妇吃土豆时还是小心为好，而且不要一次吃太多的土豆。

龙葵素吸收进入血液后有溶血作用，还可麻痹运动、呼吸中枢，刺激胃黏膜。最终可因呼吸中枢麻痹而死亡。此外，龙葵素的结构与人类的甾体激素如雄激素、雌激素、孕激素等性激素相类似。孕妇若长期大量食用含生物碱较高的土豆，蓄积体内会产生致畸效应。有人推算，有一定遗传倾向并对生物碱敏感的孕妇，食入 44.2～252 克的土豆，即可能生出畸形儿。而且土豆中的生物碱并不能因常规的水浸、蒸、煮等烹调而减少。

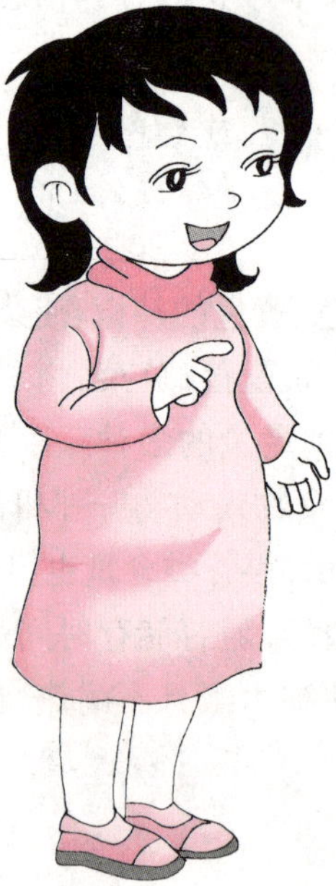

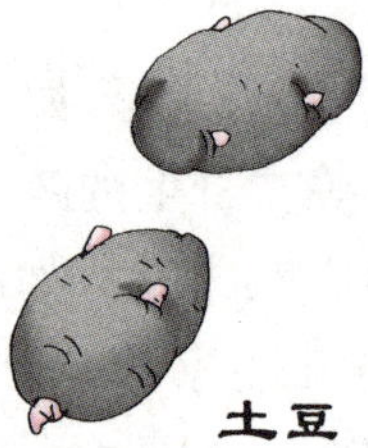

土豆

众所周知发芽的土豆有毒，多数人已有警惕，但未发芽而久储的土豆也不可吃。因为土豆含有生物碱，其含量和品种、播种地区、储存时间的不同有所差异，久储的土豆生物碱含量升高，土豆生物碱有致畸作用，主要是致神经管畸形。白求恩医科大学将土豆生物碱注射到小白鼠身上，结果导致无脑畸形。进入人体的生物碱并不很快消失，还能储存 1 ~2 个月，如妇女孕前食用含有一定量生物碱的土豆，孕后还可继续发挥其毒性作用，如在孕 8 周的胚胎器官分化的敏感期内继续食用久储的土豆，有可能导致胎儿神经管畸形。

孕中期补充维生素 D 的注意事项

补充维生素 D 的作用

维生素 D 参与钙代谢对孕妇十分重要。维生素 D 的缺乏可影响钙的吸收，使血钙浓度下降。这时，为了满足胎儿生长发育所必需的钙，就必须动用母体骨骼中的钙，其结果是母体骨钙不足，引起脊柱、骨盆骨质软化，骨盆变形，甚至造成难产。妊娠期妇女缺乏维生素 D 可导致胎儿骨骼和牙齿发育不良，并可导致新生儿手足抽搐、低钙血症。

所以，孕期有必要额外增加维生素 D 的摄入，以满足自身以及胎儿生长发育的需要。

哪些情况下孕妇容易发生维生素 D 缺乏

孕妇发生维生素 D 缺乏的原因有很多，主要有如下几点：

摄入不足可由于膳食中供给不足或机体而引起摄入不足。孕妇呕吐、腹泻等都可使维生素 D 大量流失。

人体吸收降低，孕妇消化系统功能障碍、胃酸分泌减少，引起吸收不良。

维生素 D 的需要量在孕期增加而摄入量却不相应增加。

人体日照不足，寒带、温带日照较少，特别是在多雨、多雾地区。

脂肪摄入不足，因维生素 D 是脂溶性的，

>> 专家指南

维生素 D 作为一种脂溶性维生素，过量摄入可引起维生素 D 过多症，表现为食欲缺乏、体重减轻、恶心、呕吐、腹泻、头痛、多尿、烦渴、发热，以至发展成动脉、心肌、肺、肾等软组织转移性钙化和肾结石。孕期维生素 D 中毒还可引起新生儿高钙血症及骨质硬化。所以孕妇补充维生素 D 应限量，每日维生素 D 的总摄入量应不超过 10 微克。

必须摄入一定的脂肪才能吸收。

预防维生素D缺乏的方法

维生素D可以从食物中获得，也可以由皮肤合成。人体内的胆固醇是合成维生素D的原料，储存于皮下，在日光或紫外线的照射下，可以转变成维生素D。因此经常晒太阳是人体廉价获得充足有效的维生素D的最好方式，在阳光不足或空气污染严重的地区，也可采用紫外线灯做预防性照射。成年人只要经常晒太阳，在普通膳食条件下一般不会发生维生素D缺乏。但当对维生素D的需要量增加时，如正在生长发育期的婴幼儿以及孕妇、乳母等，单靠日光照射是不够的，应予以适当补充。

维生素D的膳食来源主要有三个方面：普通食物、维生素D强化食物及天然浓缩食物。普通食物中维生素D的含量并不丰富，含脂肪高的海鱼、动物肝脏、蛋黄、奶油等维生素D的含量相对较高，瘦肉中维生素D的含量较少。目前许多国家在儿童食品，尤其是鲜奶中加入一定量的维生素D进行食品强化，这是一种较好的补充方法。天然浓缩食物主要是鱼肝油，其中维生素D的含量极高，多用于预防和治疗佝偻病等维生素D缺乏症。

孕中期补充B族维生素的注意事项

B族维生素的分类

B族维生素是水溶性维生素中的一大类，包括维生素B_1、维生素B_2、烟酸、维生素B_6、叶酸、维生素B_{12}、泛酸和生物素等8种。B族维生素是人体必需的营养素，而且容易缺乏。

富含B族维生素的食物

B族维生素的最好来源是动物性食物，如动物内脏、瘦肉、奶制品、禽蛋类等；此外，在植物性食物中也含有一定量的B族维生素，如豆类、花生、各种粗粮、蔬菜、瓜果等。对于中国居民而言，未精制的粮谷类食物是B族维生素的最主要来源。

维生素B_1缺乏对健康的影响

维生素B_1又称硫胺素或抗神经炎素。在人体内，维生素B_1以辅酶形式参与糖、支链氨基酸的代谢和能量代谢，还具有调节神经生理活动、心脏功能、胃肠功能等作用。

维生素 B_1 缺乏时，发病早期可有疲倦、烦躁、头痛、食欲不振、便秘和工作能力下降等表现。典型症状为脚气病。

脚气病可分为干性脚气病和湿性脚气病。

干性脚气病主要为多发性神经炎表现，如肌肉酸痛，有压痛（以小腿肚的腓肠肌最明显），上、下肢肌无力，出现手足下垂，严重者可出现肌肉萎缩、麻木、膝反射降低或消失，常表现为对称性。婴幼儿还可引起声音嘶哑和失音。

湿性脚气病主要表现为水肿，多见于足踝，严重者整个下肢水肿，同时出现活动后心悸、气短，并有右心室扩大等症状。

孕妇缺乏维生素 B_1 时母体可能没有明显脚气病的临床表现，但胎儿出生后却可能出现先天性脚气病，新生儿初期食欲缺乏、兴奋、呼吸急促，严重时身体青紫、水肿、心动过速、强直性痉挛，病情凶险且进展迅速，常于症状出现后 1～2 天内死于心力衰竭。

富含维生素 B_1 的食物

维生素 B_1 主要存在于种子的外皮和胚芽中，米糠和麸皮中含量很丰富。粗粮、豆类、花生、瘦肉、动物内脏及酵母等都是维生素 B_1 的良好来源，其中酵母中维生素 B_1 的含量极丰富。

食用富含维生素 B_1 的食物的注意事项

（1）合理安排膳食。维生素 B_1 主要存在于种子的外皮和胚芽中，所以主食不要吃得过于精细，同时注意补充各种副食。

（2）采用正确的烹调方法。食物经高温长时间加热或经水洗会导致维生素 B_1 的破坏和丢失，所以煮粥时不要加碱，尽量不用高压锅蒸煮食物。

（3）不生吃鱼类和软体动物。某些鱼及软体动物体内含有可分解破坏维生素 B_1 的硫胺素酶，加热可破坏硫胺素酶，需维持此类食物中的维生素 B_1 的含量。

维生素 B_2 缺乏对胎儿和孕妇的影响

维生素 B_2 又称为核黄素。核黄素对胎儿的生长发育有影响，孕妇缺乏时，可出现舌炎、口角炎、脂溢性皮炎、眼结膜炎、畏光、贫血等，同时还有影响身体内铁的利用。

核黄素的缺乏主要是因为机体摄取维生素 B_2 量不足。我国正常成年女性每天膳食推荐摄入量为 1.2 毫克，孕妇、乳母为 1.7 毫克。维生素 B_2 在机体中的储存有限，摄取过多也不会引发过剩症，多余部分会随着尿液排出体外。

富含维生素 B_2 的食物

植物性食物能合成维生素 B_2，而动物性食物则一般不能合成。肠道菌群虽可合成维生素 B_2，但量少，不能满足机体需要，故维生素 B_2 主要依赖食物供给。

动物性食物，特别是动物内脏（如肝、肾、心），以及鳝鱼、蛋、奶等含有丰富的维生素 B_2。

植物性食物中以豆类及绿叶蔬菜含量较多，谷类、一般蔬菜和水果含维生素 B_2 较少。

干豆类、花生等食物中维生素 B_2 含量尚可。

烹调及谷类加工可损失较多维生素 B_2，应加以注意。

> **>> 专家指南**
>
> 维生素 B_6 对生理功能的影响
>
> 维生素 B_6 参与机体的多种代谢，还具有抑制呕吐、促进胎儿发育等功能。孕妇适量服用维生素 B_6 可缓解早孕反应，减轻恶心、呕吐症状，还可减缓夜间肌肉痉挛（脚抽筋）、手麻痹等各种手足神经炎的病症。

维生素 B_6 缺乏对孕妇健康的影响

孕妇缺乏维生素 B_6 可表现为眼、鼻与口腔周围皮肤脂溢性皮炎，随后扩展到面部、前额、耳后及会阴等部位，并在颈项、前臂和膝部出现色素沉着，有口唇干裂、舌炎及口腔炎症，产生急躁、精神抑郁、无表情、嗜睡等精神症状以及肌肉萎缩、体重下降等。孕妇维生素 B_6 严重缺乏还可影响胎儿的发育，导致宫内发育迟缓。

富含维生素 B_6 的食物

动、植物性食物中均含有维生素 B_6，但一般含量不高。白色肉类（鸡肉、鱼肉）含量最高，其次为肝脏、豆类和蛋黄，蔬菜、水果中含量也较多，奶类含量较少。

具体地说，富含维生素 B_6 的食物包括鸡肉、鱼肉、啤酒酵母、小麦麸、麦芽、动物肝脏与肾脏、大豆、美国甜瓜、甘蓝菜、糙米、蛋、燕麦、花生、核桃等。

孕中期补充维生素 E 的注意事项

维生素 E 缺乏对孕妇健康的影响

维生素 E 又名生育酚，是一种强抗氧化剂，有抗动脉硬化、抗癌、改善免疫功能、延缓衰老等功能。维生素 E 还可以影响孕妇红细胞的寿命，其缺乏时可引起红细胞数量减少，生存时间缩短，从而发生溶血性贫血。

富含维生素 E 的食物

维生素 E 广泛存在于动植物性食品中，在各种油料种子及植物油中以芝麻油的维生素 E 含量最高，豆油的维生素 E 含量也很高，玉米油、棉籽油、葵花子油、花生油中也含有一定量的维生素 E。某些谷类、坚果类食品中也含有一定量的维生素 E。肉类、奶油、奶、蛋及鱼肝油中均含有维生素 E。我国居民维生素 E 的主要来源为植物油。由于维生素 E 广泛存在于各类食物中，而且可以在体内储存较长时间，因此一般情况下，很少发生维生素 E 缺乏。

>> 准妈妈必知

中国营养学会推荐正常妇女每天摄入维生素 E 14 毫克，孕妇不增加摄入量，为每日 14 毫克，乳母亦为每日 14 毫克。这是因为我国居民膳食中 70% 的维生素 E 来自油脂，考虑到孕妇、乳母需适当控制脂肪摄入量，因此建议维生素 E 适宜摄入量与成年妇女相同。

第二章

怀孕中期饮食之忌

孕中期里孕妈妈的孕吐、恶心的症状消失，很多准妈妈胃口大开，开始毫无顾忌的进食各种食物。其实，孕中期有些美食是不适宜准妈妈吃的。为了宝宝的健康，准妈妈们先来了解一下，准妈妈孕中期饮食禁忌有哪些吧！

孕妇忌盲目大量补充维生素类药物

有些孕妇担心胎儿缺乏维生素，每天服用许多维生素类药物。在胎儿的发育过程中，维生素是不可缺少的，但是盲目补充维生素只会对胎儿造成损害。

医学家对孕妇提出忠告，过量服用维生素A会影响胎儿大脑和心脏的发育，诱发先天性心脏病和脑积水。孕妇如果维生素D摄入过多，则会导致特发性婴儿高钙血症，表现为囟门过早闭合、鼻梁前倾、主动脉窄缩等畸形，严重的还伴有智商减退。

如果孕妇长期服用大量维生素C，婴儿会患维生素C缺乏性坏血症。如果孕妇怀孕期间大量服用维生素K，可使新生儿出现生理性黄疸。

孕妇忌过多食用高钙食品

妇女在怀孕6个月时常会感到小腿抽筋，很多人认为这是体内缺钙造成的，故此，有的孕妇就会盲目地进行高钙饮食，大量饮用牛奶，加服钙片、维生素D等。但是，如果服用钙片过多，胎儿有可能得高血钙症，不仅容易造成胎儿颅缝过早闭合导致难产，甚至会使胎盘过早老化引起胎儿发育不良，出生后，胎儿会囟门太早闭合、额骨变宽而突出、主动脉窄缩等，既不利健康地生长发育，又有损颜面健美。另外，庞大的子宫压迫盆腔血管和输尿管，如果再加上高尿钙，会增加形成尿路结石的危险性。再者，钙摄入量过高不利于其他微量元素如铁、锌、镁、磷的吸收利用，尤其是铁，容易引起贫血。高血钙还可能降低锌的生物利用率，当每日钙摄入量接近2000毫克时，锌的吸收率则由24%降至3%，当血中钙与镁之比大于5时，就会出现镁缺乏，同样影响胎儿的发育。因此，孕妇补钙要适当，尤其要注意微量元素之间的平衡，否则容易顾此失彼。

一般说来，孕妇在妊娠前期每日需钙量为800毫克，后期可增加到1100毫克，这并不需要特别补充，只要从日常的鱼、肉、蛋等食物中合理摄取就够了。

孕妇忌多吃罐头食品

>> 温馨提示

罐头食品的保质期一般均在一年。市场经常有超过保质期限的罐头出售，这些罐头的质量得不到保障。有些外表虽然看不出变化，其实质量已发生了变化。所以，对于有孕妇特别是早孕妇女的家庭来说，最好不要经常这样“偷懒”，还是多吃新鲜食物为好。

罐头食品方便、好吃而且容易储存。现代生活节奏很快，很多年轻人下班回家不用买菜做饭，从冰箱里拿出几听罐头作为晚餐，非常方便。还有很多怀孕初期的妇女喜食甜酸可口的水果。如果逢水果淡季，则常以水果罐头代替新鲜水果而大量食用。这样做究竟好不好呢？让我们来权衡一下利弊吧！

罐头食品在生产过程中往往加入一定量的添加剂，如人工合成色素、香精、甜味剂和防腐剂等。这些物质大都是人工合成的化学物质，在正常标准范围内对人影响不大，但对于敏感的胚胎组织还是有一定影响的。据营养学专家研究证实，妊娠早期大量食用含有食品添加剂的各类罐头，对胎儿发育是不利的。在胚胎早期（受孕20～60天），胎儿正处于成形期，各组织器官均未健全，对一些有害化学物质的反应和解毒功能尚未健全。因此，尽管罐头食品中添加剂量不大，但长时间大量食用也会引起慢性中毒，甚至可能引起孕妇流产和胎儿畸形。

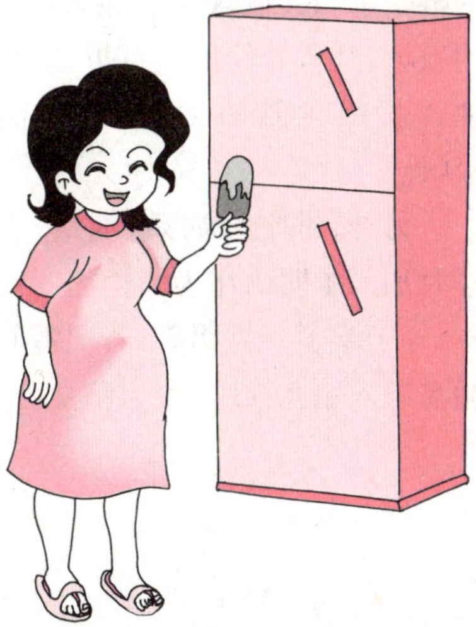

孕妇忌多吃冷饮

孕妇在怀孕期，胃肠功能减弱，对冷的刺激非常敏感，多吃冷饮会使胃肠血管突然收缩，胃液分泌减少，消化功能降低，从而引起食欲不振、消化不良、腹泻，甚至引起胃部痉挛，出现剧烈腹痛现象。孕妇的鼻、咽、气管等呼吸道黏膜往往充血并伴有水肿，如果大量贪食冷饮，充血的血管突然收缩，血液减少，可致局部抵抗力降低，使潜伏在咽喉、气管、鼻腔、口腔里的细菌与病毒乘机而入，引起嗓子痛、哑，咳嗽，头痛等，严重时能引起上呼吸道感染或诱发扁桃体炎。现代医学研究表明，胎儿对冷的刺激十分敏感，当孕妇吃过多的冷饮后，胎儿会躁动不安。因此，孕妇吃冷饮一定要有所节制。

孕妇忌多吃熏烤及油炸食物

熏烤食物是用木材、煤炭做燃料熏烤而成的，在熏烤过程中，燃料会散发出一种叫苯并芘的有毒物质，污染被熏烤的食物。而苯并芘是多环芳烃化合物的代表，是目前已知的强致癌物质，进入人体后，会使细胞核的脱氧核糖核酸的分子结构发生改变，从而导致癌变。

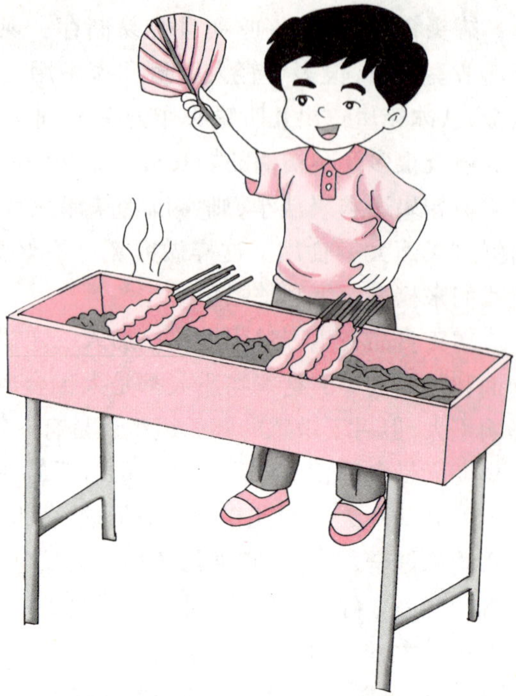

食品专家认为一些油炸食品的油被反复加热煮沸。炸制食品的食油内，可能含有致癌的有毒物质。油炸食品都经过高温处理，食物中的维生素和其他营养素都受到较大的破坏，其营养价值大打折扣，而且油炸食品含脂肪太多，难以消化吸收。

另外，常吃的油条、油饼，在制作时加入了明矾作为膨松剂。每500克油条加明矾15克，如果孕妇每天吃2根油条，等于吃了3克明矾，若积蓄起来摄入量不少。明矾为含铝化合物，铝可以通过胎盘进入胎儿大脑，使大脑发育障碍，增加痴呆的发生率。

>> 温馨提示

现代生活节奏的加快，以方便面为代表的方便食品大量出现在人们的日常饮食中。但是，方便面、面包、点心、三明治、汉堡包等方便食品，普遍缺少蔬菜所具有的成分——维生素C、胡萝卜素、食物纤维、某些人体必需的微量元素和其他各种维生素。孕妇如长期吃这些方便食品，缺乏上述这些营养成分，势必影响自身和胎儿的健康。此外，几乎所有的方便食品都是酸性食物，在体内代谢过程中产生大量的酸性物质，对胎儿的生长发育十分不利，因此，孕妇应少吃方便食品，多吃新鲜蔬菜和水果，保持饮食的酸碱平衡，才有利于自身健康和胎儿的正常生长发育。

孕妇忌暴饮暴食

孕期加强营养，并不是说吃得越多越好，过多的饮食反而会导致孕妇体重大增，营养过剩，结果对孕妇和胎儿都没有好处。

吃得过多将会使孕妇体内脂肪蓄积过多，导致组织弹性减弱，分娩时易造成滞产或大出血，并且过于肥胖的孕妇有发生妊娠高血压综合征、妊娠合并糖尿病、妊娠合并肾炎等疾病的可能。

吃得过多使胎儿也身受其害：一是容易发生难产，胎儿体重越重，难产率越高。二是容易出现巨大胎儿，分娩时使产程延长，易影响胎儿心跳而发生窒息。胎儿出生后，由于胎儿期脂肪细胞的大量增加，引起终生肥胖。三是围产期胎儿死亡率高。因此，孕妇要合理安排饮食，每餐最好只吃七八分饱，并可由三餐改为五餐，实行少吃多餐。

>> 专家指南

孕妇晚餐三不宜

(1)不宜过迟。如果晚餐后不久就上床睡觉，不但会加重胃肠道的负担，还会导致难以入睡。

(2)不宜进食过多。晚餐暴食，会使胃机械性扩大，导致消化不良及胃疼等现象。

(3)不宜厚味。晚餐进食大量蛋、肉、鱼等，在饭后活动量减少及血液循环放慢的情况下，胰岛素能将血脂转化为脂肪，积存在皮下、心膜和血管壁上，会使人逐渐胖起来，容易导致心血管系统疾病。

因此，孕妇不应过晚就餐，晚餐也以清淡、稀软为好。

孕妇忌营养过剩

孕妇适当地改善饮食，增加营养，可以增强孕妇体质，促进胎儿发育。但若营养过剩，危害不浅。单纯地追求营养，使营养过剩，结果孕妇出现血压偏高，胎儿过大（超过4000克，即成为巨大儿）。我国孕产妇死亡率为0.488%，其主要原因是妊娠患有高血压；另一原因是“巨大儿”造成难产，分娩期延长，引起产后大出血。因此，孕妇不宜营养过剩。

孕妇忌吃蜂王浆

蜂王浆是工蜂分泌出的一种白色或淡黄色略带甜味并有些酸涩的黏稠状流体，是专供蜂王享用的食物。据检测，每100克蜂王浆中含有水分66克、蛋白质12克、脂肪6克以及其他20多种氨基酸、多种维生素、乙酰胆碱、油脂、矿物质等共70多种成分。蜂王浆和蜂蜜配制成的流体称为蜂乳，蜂乳中若再掺入人参等滋补品，则可制成人参蜂王浆等口服液。这类口服液通常被认为是较好的滋补品，但是，其中的激素类物质会刺激孕妇的子宫，引起宫缩，干扰胎儿的生长发育。所以，孕妇不宜服用蜂王浆。

孕妇忌过量食用海带

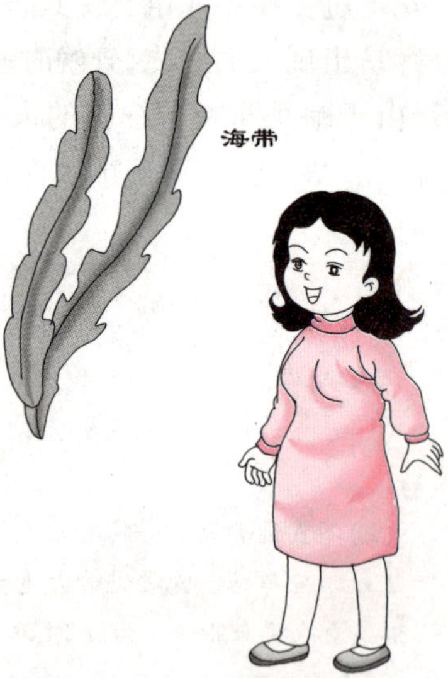

海带含有丰富的蛋白质、糖类、矿物质和纤维素，特别是含碘量很高，对人体健康大有益处，但孕妇过量食用会事与愿违，对胎儿产生危害。

首先，海带中含有较多的碘，吸收进入血液后，可以通过胎盘进入胎儿体内，孕妇每日摄入海带量超过20克以上，即可对胎儿产生不良影响。过多的碘可引起胎儿甲状腺发育障碍，婴儿出生后可能出现甲状腺低能症。

其次，由于现代工业高速发展，造成环境包括海水的污染，而海带不只对碘“情有独钟”，它对砷、铅、汞也“一视同仁”，所以海带中吸附着这些毒性极强的金属元素，特别是砷含量较高，长期大量食用，会引起蓄积中毒。并通过胎盘对胎儿产生影响，造成畸形、死胎等。

再次，海带具有软坚、散结、化淤功能，食用后对早期妊娠有造成出血、流产之弊。

因此，怀孕的妈妈不宜过量食用海带。

孕妇不宜长期食用高脂肪食物

孕妇要重视加强营养，适量吃些营养丰富的食物，以保证自身健康及优生。但不宜长期采用高脂肪食物。

长期摄入高脂肪膳食不仅会堵塞动脉血管，还会损害大脑的功能，更容易造成听觉损害而发生听力减退。孕妇在妊娠期能量消耗较多，而糖的储备减少，这对分解脂肪不利，因而常因氧化不足而产生酮体，容易引发酮血症，孕妇可出现尿中酮体、严重脱水、唇红、头晕、恶心、呕吐等症状。孕妇长期摄入高脂肪食物，还会增加婴儿罹患生殖系统癌瘤的危险。医学家指出，脂肪本身虽不会致癌，但长期多吃高脂肪食物，会使大肠内的胆酸和中性胆固醇浓度增加，这些物质的蓄积能诱发结肠癌。同时，高脂肪食物能增加催乳激素的合成，促使发生乳腺癌，不利于母婴健康。

如果想控制体内的脂肪不致过量，可以利用一些具有降脂作用的食物，“吃”掉体内脂肪。如葡萄和苹果、大蒜、韭菜、洋葱、冬瓜、胡萝卜、玉米、燕麦、牡蛎、牛奶、香菇及富含纤维素、果胶及维生素 C 的新鲜绿色蔬菜、水果和海藻，诸如芹菜、甘蓝、青椒、山楂、鲜枣、柑橘以及紫菜、螺旋藻等，均具有良好的降脂作用。

孕妇忌长期摄入高蛋白质饮食

医学研究认为，蛋白质供应不足，易使孕妇体力衰弱，胎儿生长缓慢，产后健康恢复迟缓，乳汁分泌稀少。故孕妇每日蛋白质的需要量应达 90 ~ 100 克。但是，孕期过量的高蛋白质饮食会影响孕妇的食欲，增加胃肠道的负担，并影响其他营养物质摄入，使饮食营养失去平衡。研究证实，过多地摄入蛋白质，人体内可产生大量的硫化氢、组胺等有害物质，容易引起腹胀、食欲减退、头晕、疲倦等现象。同时，蛋白质摄入过量，不仅可造成血中的氮质增高，而且也易导致胆固醇增高，加重肾脏肾小球滤过的压力。有人认为，蛋白质过多地积存于人体结缔组织内，可引起组织和器官的变性，较易使人罹患癌症。因此，孕妇不宜长期食用高蛋白质饮食。

>> 专家指南

对胎儿来说，先天营养是决定胎儿生命力的重要环节，营养供给不足，就会带来严重后果，如缺乏蛋白质，就会影响神经细胞的增殖，形成智力低下；缺乏无机盐、钙、磷等元素，就会影响骨骼、牙齿的生长发育，会得软骨病；缺乏维生素，免疫力要下降，影响健康生长发育，甚至可导致发育不全；缺乏脂肪，胎儿出生后容易发生低血糖和呼吸窘迫症，且新生儿抵抗力普遍较低，对孩子今后的智力发育也有一定影响。

孕妇忌节食

有的年轻孕妇怕吃得太胖影响形体美观，或怕胎儿太大，生产困难，为此常常节制饮食，尽量少吃。其实这种做法是十分有害的。

妇女怀孕以后，新陈代谢变得旺盛起来，与妊娠有关的组织和器官也会发生增重变化，妇女在孕期要比孕前增重 11 千克左右。所以孕妇体重增加、身体发胖这些都是必然的、合理的，大可不必担心和控制。

孕妇过度节制饮食容易引起营养不良，对自己和胎儿都有极大危害。

孕妇缺乏蛋白质，就不能适应子宫、胎盘、乳腺组织的变化，尤其是在怀孕后期，会因血浆蛋白降低而引起水肿，还可以使抗体合成减小，对疾病的抵抗力降低而导致多病；孕妇缺钙会使骨骼软化，腰酸腿痛；孕妇缺铁，会出现贫血、头晕脑涨；孕妇缺乏维生素 A，容易出现早产、死胎，而且身体抵抗力降低，容易发生产后感染；孕妇缺乏维生素 B，会影响食欲和乳汁分泌，而下肢水肿也加剧，易得脚气病；孕妇缺乏维生素 C，可加剧便秘、贫血等孕期症状，并容易出现早产、流产。

由此可见，孕妇不可任意节食，饮食安排要合理，讲究荤素搭配、营养均衡，否则就容易形成某种营养素的缺乏或相互间失去平衡。怀孕 5 个月后，每日至少需热量 11 290 ~ 11 700 千焦，这些热量可从饮食总量中获得。要保证充分的蛋白质，适量的脂肪、糖、钙、铁、维生素的供给，要多吃鸡、蛋、鱼、瘦肉、猪肝及乳类、杂粮、豆类、新鲜蔬菜、水果和海产品等。要合理搭配饮食，不挑食、不偏食，这样才能满足妊娠期营养的需求。

孕妇忌多吃人参

人参属大补元气之品，很多人认为孕妇多吃人参既补身体，胎儿出生后又会很聪明而且抵抗能力特强。这种观点是错误的，多数孕妇怀孕后阴血偏虚，食用参类的补品会引起气盛阴耗，很容易上火，加重妊娠反应，还会出现呕吐、水肿及高血压等症状，可引起见红、流产及早产等危险情况。因此，孕妇不宜多吃人参。此外，鹿茸、鹿胎等补品，准妈妈们也不宜服用。

>> 专家指南

专家们建议，孕妇最好减少食用动物肝脏，以偶尔吃一次为宜，每次控制在30～50克。至于动物肝脏中含有的丰富的维生素A、维生素B和微量元素锌等，可以从其他食品中获得。例如，新鲜蔬菜、水果等。因为胡萝卜、菠菜、白菜和橘子等所含的胡萝卜素可以转化为维生素A。此外，可以从鱼类、瘦肉中补充B族维生素和微量元素锌等。

孕妇忌过多吃动物肝脏

过去，人们都提倡孕妇的饮食中必须包括动物肝脏，因肝脏含有丰富的维生素和微量元素，认为是孕妇食谱中必不可少的食品。但是，过多地食用动物肝脏，也会导致不良反应。

近年来英国学者研究发现，孕妇过多食用动物肝脏易导致体内维生素A达到危及胎儿的水平，并可能有致畸作用。同时，动物实验也提示：如果喂养牲畜时添加维生素A，对未出生的胎儿产生潜在危害。美国疾病控制中心发现，孕妇服用大量维生素A易发生胎儿畸形。因此，近年来英国政府告诫孕妇，在食谱中减少或去除肝脏和肝制品。因为孕妇过多食用动物肝脏，会导致体内维生素A摄入过多，很容易超过孕妇的需要量。

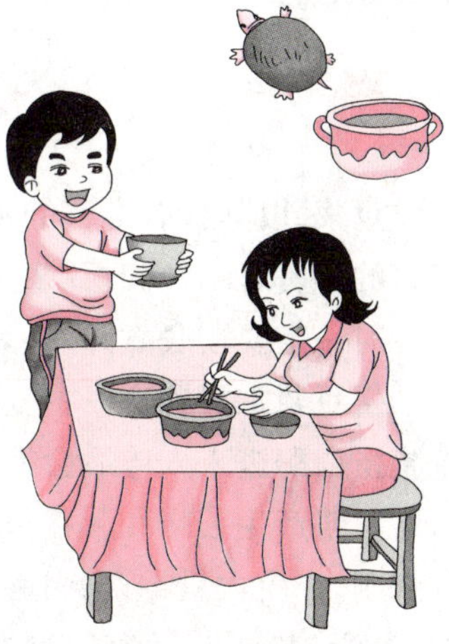

孕妇忌多吃甲鱼

甲鱼又称鳖，其味鲜美，营养价值高，含丰富优质动物蛋白质，其壳为名贵中药材。甲鱼人人想吃，并非人人皆宜，孕妇就不宜多吃甲鱼。中医认为，鳖的主要功能是滋阴养血，还有软坚散结的作用，最适合于阴虚内热的人食用。而久病体虚、阴虚怕冷、消化不良、食欲缺乏者均应慎吃；凡脾虚、湿重、孕期及产后泄泻的人也不宜吃，因吃后易引起胃肠不适等症状。还有人吃了甲鱼后产生变态反应，皮肤出现风疹块的瘙痒症状，并使胃肠道平滑肌痉挛而出现腹痛、腹泻等，特别是吃甲鱼时又喝酒，甲鱼中的蛋白质分解产生的蛋白胨，易通过肠黏膜而引起全身性的变态反应。此外，患有妊娠合并慢性肾炎、肝硬化、肝炎的孕妇吃甲鱼，有可能诱发肝昏迷。凡此种种，说明孕妇适量吃甲鱼是有益的，但不宜多吃，特别是不能一次吃得太多，也不能在早孕反应时吃，以免损害消化功能。

孕中期忌不吃黄花菜

黄花菜又名金针菜，浙、赣、湘、滇等省都有栽培，以云南产者最佳。黄花菜的花生在茎顶端，食其花蕾。采收时必须在花蕾含苞待放的中午时分，这时采摘的黄花菜质量最佳。

干黄花菜含有多种营养成分，每100克中含有蛋白质19.4克、脂肪1.4克、糖类34.9毫克、钙301毫克、磷216毫克以及多种维生素，对人体健康特别对胎儿发育甚为有益。同时，由于它含有冬碱及秋水仙碱等成分，具有止血、消炎、利尿、健胃、安神等功能。因此，有些地方将黄花菜作为孕妇、产妇的必备食品。入药常用于治疗大便出血、小便不通、吐血、鼻出血、肺结核等症。

>> 营养知识大讲堂

鲜黄花菜含有高比值的秋水仙碱，具有强烈的毒性，对人的胃肠及呼吸系统产生很大的刺激，使人的嗓子发干，胃有烧灼感，并有恶心、呕吐、腹泻，严重的还会便血、尿血或尿闭。所以，不能吃新鲜的黄花菜，如要吃，必须将鲜黄花菜在开水中煮一下，火力要大，加热要彻底，使菜内的秋水仙碱溶解掉。

孕妇忌喝不熟的豆浆

豆浆，以其含有丰富的蛋白质、不饱和脂肪酸、卵磷脂及钙、铁、锌而成为孕妇青睐的早餐之一，同时豆浆中的营养成分都溶解在水中，易于消化吸收。但是，喝豆浆时一定要彻底煮开5~6分钟后再食用，否则会引起全身中毒症状。

生豆浆本身含有一些有害物质，如抗胰蛋白酶、酚类化合物、皂素和脲酶等。抗胰蛋白酶进入人体后会抑制胰蛋白酶的活性，直接影响消化和吸收；酚类化合物可使豆浆产生苦味和腥味；皂素和脲酶刺激消化道，会引起恶心、呕吐、腹泻，破坏红细胞，产生大量毒素，引起全身中毒症状。严重的腹泻不仅易引起宫缩，造成流产、早产，大量的毒素还会随着血液循环到达胎儿体内，影响胎儿的正常发育。

喝豆浆时应注意饮用方法：一是豆浆不要和鸡蛋同吃；二是豆浆中不要加入红糖；三是豆浆忌在保温瓶中存放。

第三章

怀孕中期饮食营养食谱

到怀孕中期，早孕的反应减轻乃至消失，身体较为舒适。同时子宫还不太大，不致使胃部受到压迫，食欲会增加。胎儿开始形成骨骼、牙齿、五官和四肢，同时大脑也开始形成和发育。因此，在这个阶段营养是至关重要的。孕中期的营养是整个孕期最为关键的阶段。

腌花菜

【原料】

胡萝卜 200 克，芹菜 100 克，白菜 100 克。

精盐、白酒各适量。

【做法】

(1)将胡萝卜洗净，切成 3 厘米长的丝，用沸水焯一下，放入小盆内；将芹菜洗净择去叶，削去根，切成 3 厘米长的段，放入小盆内；将白菜洗净，先切成 3 厘米长的段，再顺切成丝，放入小盆内。

(2)然后撒上精盐，倒入一点白酒，拌匀，盖上盖，腌 24 小时即可食用。

>> 营养知识大讲堂

每 100 克胡萝卜中，约含蛋白质 0.6 克，脂肪 0.3 克，糖类 7.6 ~ 8.3 克，铁 0.6 毫克，维生素 A 原(胡萝卜素)1.35 ~ 17.25 毫克，维生素 $B_1$0.02 ~ 0.04 毫克，维生素 $B_2$0.04 ~ 0.05 毫克，维生素 C 12 毫克，热量 150.7 千焦，另含果胶、淀粉、无机盐和多种氨基酸。各类品种中尤以深橘红色胡萝卜素含量最高，各种胡萝卜所含能量在 79.5 ~ 1339.8 千焦。胡萝卜是一种质脆味美、营养丰富的家常蔬菜，素有“小人参”之称。胡萝卜富含糖类、脂肪、挥发油、胡萝卜素、维生素 A、维生素 B_1、维生素 B_2、花青素、钙、铁等营养成分。

雪里蕻炖豆腐

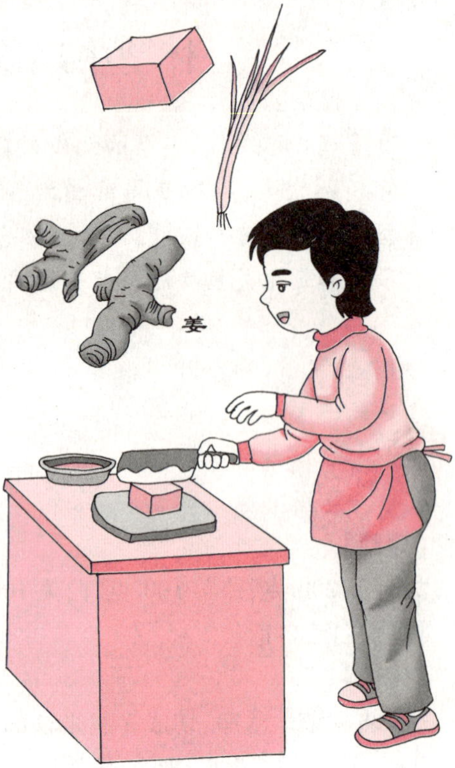

【原料】

豆腐400克，腌雪里蕻150克。

花生油、精盐、味精、葱、姜、高汤各适量。

【做法】

(1)将豆腐用清水冲洗一下，切成3厘米长、2厘米宽、1厘米厚的块，放入开水中烫透，捞出，控净水分；将雪里蕻洗净，沥干水，切成末；将葱、姜洗净，用刀拍散，切成末。

(2)锅置于火上，烧热，倒入花生油，待油热冒烟时，下葱、姜末炝锅，随后放入雪里蕻炒出香味，放入豆腐，添汤(汤没过豆腐)，待开锅后放精盐，再用小火煨炖10分钟，用味精调好味，翻匀即可。

海米醋熘白菜

【原料】

白菜心500克，水发海米25克。

花生油50克，花椒油5克，酱油10克，白糖30克，醋15克，精盐2克，味精1克，水淀粉15克，料酒少许。

【做法】

(1)将白菜心切成约2.4厘米长、1.5厘米宽的片，放入沸水锅内焯一下，捞出沥干水分。

(2)炒锅上火，放油烧热，下海米和酱油、精盐、醋、料酒、白糖，加入白菜片翻炒，加水少许，待汤沸时，用水淀粉勾芡，放味精，淋花椒油，盛入盘内即成。

鲜蘑莴笋尖

【原料】

莴笋尖20条(叶和茎各半),罐头鲜蘑300克,鸡汤250克。

花生油、鸡油各50克,精盐、料酒各5克,味精2克,水淀粉15克。

【做法】

(1)将莴笋尖掰去老叶,留下嫩叶,把茎的一端削去皮和筋,削成粗细一致的圆柱形,洗净,放入沸水锅内烫至半熟,捞出用凉水冲透,再把两头切改整齐,使其长短一致(不能切断,要整条);鲜蘑开罐后沥去水。

(2)炒锅上火烧热,放花生油,下鲜蘑和笋尖稍煸,舀入鸡汤,加精盐、料酒,调好味,开透后放鸡精,用水淀粉勾芡,淋鸡油,盛入盘内即成。

>> 营养知识大讲堂

莴笋味道清新且略带苦味,可刺激消化酶分泌,增进食欲。其乳状浆液,可增强胃液、消化腺的分泌和胆汁的分泌,从而促进各消化器官的功能,对消化功能减弱、消化道中酸性降低和便秘的患者尤其有利。莴笋钾含量大大高于钠含量,有利于体内的水电解质平衡,促进排尿和乳汁的分泌,对高血压、水肿、心脏患者有一定的食疗作用。

樱桃萝卜

【原料】

胡萝卜300克,鸡蛋1个。

香油5克,白糖、面粉、水淀粉、酱油各50克,番茄酱25克,精盐2克,味精1克,醋15克,植物油1000克(约耗100克)。

【做法】

(1)胡萝卜洗净,切成1.3厘米见方的丁,放入沸水锅内焯透,捞出用凉水泡凉,沥去水分放入碗内,加入鸡蛋液、水淀粉、面粉拌匀。

(2)将酱油、白糖、醋、番茄酱、精盐、味精、水淀粉和50克清水放入碗内,对成芡汁。

(3)炒锅上火,放入植物油,烧至七成热,下浆好的胡萝卜丁,炸至表面酥脆呈金黄色时捞出沥油。

(4)炒锅留底油少许,倒入兑好的汁炒浓,下胡萝卜丁,翻炒均匀,淋入香油,盛入盘内即成。

拌腐竹

【原料】

腐竹 100 克,香菇 10 克,芹菜 250 克。

香油 10 克,精盐、味精各适量。

【做法】

(1)腐竹用温水泡 2 小时,至泡透柔软时捞出,用刀从中间顺劈为二,切成 3 厘米长的段,放入沸水锅内焯透,捞出沥水,盛入盘内。

(2)芹菜择洗干净,取中段切成 2.5 厘米长的段(粗的从中间劈开),放入沸水锅内稍焯一下,捞入凉开水内投凉,沥净水放入盘内。

(3)香菇洗净,用温水泡开,切成 2.5 厘米长的条,用沸水稍焯一下,捞入盛腐竹、芹菜的盘内,加入精盐、味精、香油,拌匀即成。

柿椒炒嫩玉米

【原料】

嫩玉米粒 300 克,红绿柿椒 50 克。

花生油 10 克,精盐 2 克,白糖 3 克,味精 1 克。

【做法】

(1)玉米粒洗净,红绿柿椒切成小丁。

(2)炒锅上火,放入花生油,烧至七八成热,下玉米粒和盐,炒 2 分钟 ~3 分钟,加清水少许,再炒 2 分钟 ~3 分钟,放入柿椒丁翻炒片刻,再加白糖、味精翻炒均匀,盛入盘内即成。

>> 营养知识大讲堂

青椒果肉厚而脆嫩,维生素 C 含量丰富。青果含水分 93.9% 左右、碳水化合物约 3.8%,维生素 C;红熟果含维生素 C 最高可达 460 毫克。可凉拌、炒食、煮食、作馅、腌渍和加工制罐,制蜜饯。

豆腐干拌豆角

【原料】

豆腐干 200 克,豆角 250 克,胡萝卜 50 克。

花椒油 10 克,精盐 6 克,味精 2 克,姜少许。

【做法】

(1)豆角去掉筋丝,切成小片,放入沸水锅内焯熟,捞出放冷水中投凉,沥干水分。

(2)豆腐干切成小片,放入沸水锅内焯一下,捞出沥干水分。

(3)胡萝卜洗净,切成小片;姜切末。

(4)将豆角片堆放在盘子中间,豆腐干片放在豆角的四周,胡萝卜片放在豆角上面。

(5)将花椒油、精盐、味精、姜末放在小碗内调匀,浇在豆角和胡萝卜片上,吃时拌匀。

砂锅狮子头

【原料】

肥瘦猪肉 200 克,油菜 300 克。

酱油 15 克,精盐 4 克,料酒 5 克,水淀粉 50 克,葱、姜各 10 克,花生油 250 克(约耗 10 克),汤(或水)适量。

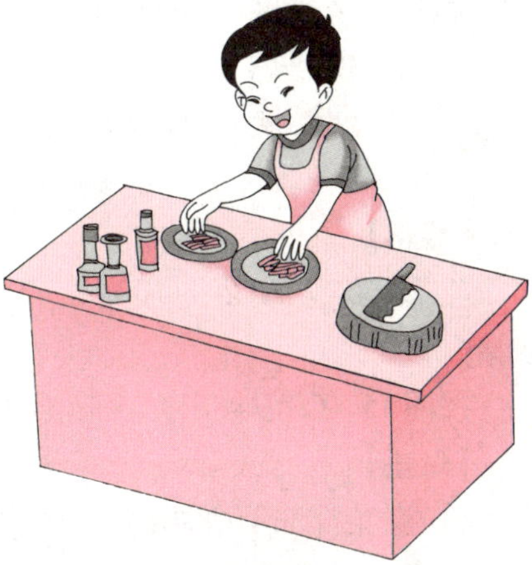

【做法】

(1)猪肉剁成末,葱、姜切末;将剁碎的肉末放入碗内,加入葱末、姜末、酱油、精盐、料酒、水淀粉和少许水,搅匀成馅,团成 4 个大肉丸子;油菜择洗干净,切成段。

(2)炒锅上火,放入花生油,烧至六成热,下肉丸炸至呈金黄色,捞出沥油;将油菜炒至半熟,倒入砂锅内,放入肉丸,加酱油、料酒、葱、姜及汤(或水),用微火慢烧 20 分钟即成。

桂花肉

【原料】

猪五花肉 150 克,鸡蛋 2 个。

白糖 15 克,醋 10 克,酱油 3 克,精盐、椒盐、香油各 1 克,料酒 6 克,糯米粉 5 克,干淀粉 2. 5 克,味精、葱末、姜末各 2 克,花生油 500 克(约耗 40 克),面粉少许,肉汤适量。

【做法】

(1)猪五花肉切成0.7厘米厚的片，鸡蛋磕入碗内，加入精盐、味精、料酒、面粉、糯米粉调匀成糊，放入肉片，均匀挂糊。

(2)将白糖、醋、酱油、干淀粉放入小碗内，加肉汤调匀成味汁。

(3)炒锅上火，放入花生油，烧至六成热，下肉片炸至呈淡黄色，浮在油面时，捞出沥油。

(4)炒锅置火上，注入底油，下葱末、姜末略炸，放入炸过的肉片，烹入余下的料酒，加椒盐、香油，炒匀即成桂花肉，盛入盘内。再将锅上火，放油少许，把调好的糖醋汁倒入，勾成卤汁，盛入小碗内，供蘸食。

>> 营养知识大讲堂

五花肉味甘咸、性平，入脾、胃、肾经；补肾养血，滋阴润燥；主治热病伤津、消渴羸瘦、肾虚体弱、产后血虚、燥咳、便秘、补虚、滋阴、润燥、滋肝阴，润肌肤，利二便和止消渴。猪肉煮汤饮下可急补由于津液不足引起的烦躁、干咳、便秘和难产。

拌合菜

【原料】

菠菜150克，胡萝卜100克，白菜心50克，豆腐皮25克，蒜苗15克，香菜1棵，瘦猪肉100克。

香油15克，精盐3克，味精1克，醋10克，花生油、水淀粉各适量。

【做法】

(1)菠菜择洗干净，用沸水氽一下，捞入凉开水内投凉，捞出沥水，切成约3厘米长的段，放在大盘内。

(2)胡萝卜洗净，切成细丝，放入沸水锅内氽一下，捞入凉开水内投凉，捞出沥水，放在菠菜上；白菜心切成细丝，放在胡萝卜上。

>> 营养知识大讲堂

菠菜中含有大量的β胡萝卜素和铁，也是维生素B_6、叶酸、铁和钾的极佳来源。菠菜叶中含有铬和一种类胰岛素样物质，其作用与胰岛素非常相似，能使血糖保持稳定。丰富的B族维生素含量使其能够防止口角炎、而β胡萝卜素能防治夜盲症等维生素缺乏症的发生。菠菜中含有大量的抗氧化剂，如维生素E和硒元素，具有抗衰老、促进细胞增殖作用，既能激活大脑功能，又可增强青春活力，有助于防止大脑的老化，防止老年痴呆症。

(3)蒜苗、香菜择洗干净，均切成3厘米长的段，撒在白菜丝上；豆腐皮切成细丝，放在盘内。

(4)猪肉洗净，切成细丝，加水淀粉上浆；炒锅上火，放入花生油，烧至五成热，下肉丝滑散，至色白熟透时捞出，放入温水中冲去油分，沥净水，放在菜的最上面，加入精盐、味精、醋、香油，拌匀即成。

肉丝海带

【原料】

瘦肉150克，冬笋50克，水发海带150克。

红辣椒1个，花生油、酱油、精盐、味精、醋、白糖、姜各适量。

【做法】

(1)海带洗净，切成丝，放入开水锅内烫透捞出，控净水，装入盘中；把肉洗干净，切成丝；炒勺置于火上，倒入花生油，油热冒烟时，将肉丝放入，迅速炒散，肉丝变色时，加入酱油，翻炒几下，盛入盘中。

(2)把冬笋洗净，切成丝，放入开水锅内烫一下，捞出，控净水，放在盘内；把姜洗干净，切成丝，放在盘内再加入精盐、味精、醋、白糖。

(3)把辣椒去蒂、籽，洗净，切成丝；将炒勺置于火上，倒入花生油，油热后，放入辣椒丝，炸出辣味，倒入盘中，拌匀即可。

醋椒鱼

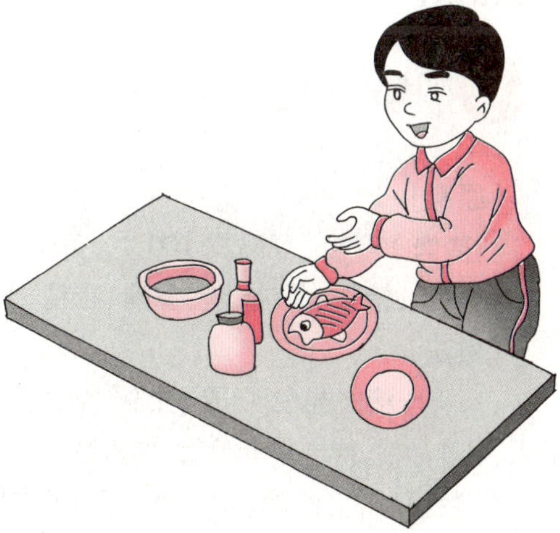

【原料】

活鲤鱼、鸡汤各1000克，香菜10克。

熟猪油75克，精盐4克，味精2克，白胡椒粉1克，醋10克，料酒25克，葱、姜各15克。

【做法】

(1)鲤鱼去鳞、去鳃，剖腹去内脏，洗净，在鱼身上剞十字花刀，用开水略烫。

(2)炒锅上火,放熟猪油烧热,下葱、姜、胡椒粉,煸出香味后烹料酒,加鸡汤、精盐、味精,用旺火将汤煮沸几次,把鱼放入汤内再煮 15 分钟,捞入汤盆内。原汤过滤,加醋,倒入汤盆内,撒上葱丝、香菜段即成。

奶汤鲫鱼

【原料】

鲫鱼 2 条(约 500 克),熟火腿 3 片,豆苗 15 克,笋片 15 克,白汤 500 克。

熟猪油 50 克,精盐 3 克,味精 2 克,料酒 15 克,葱 2 段,姜 2 片。

【做法】

(1)鲫鱼去鳞、去鳃、去内脏,洗净,用刀在鱼背两侧每隔 1 厘米剞人字形刀纹。

(2)炒锅置旺火上,放入熟猪油 25 克,烧至七成热,下葱、姜炸出香味,放入鱼两面略煎,烹入料酒稍焖,加白汤及清水 150 克、熟猪油 25 克,盖盖煮 3 分钟左右,见汤汁白浓,转中火煮 3 分钟,焖至鱼眼凸出,放入笋片、火腿片,加精盐、味精,转旺火煮至汤浓呈乳白色,下豆苗略煮,去掉葱、姜,出锅装盆,笋片、火腿片齐放鱼上,豆苗放两边即成。

>> 营养知识大讲堂

鲫鱼肉质细嫩,肉味甜美,营养价值很高,每百克肉含蛋白质 13 克、脂肪 11 克,并含有大量的钙、磷、铁等矿物质。鲫鱼药用价值极高,其性味甘、平、温,入胃、肾,具有和中补虚、除湿利水、补虚羸、温胃进食、补中生气之功效。

肉丝拌豆腐皮

【原料】

瘦猪肉 150 克,豆腐皮 100 克,黄瓜 50 克,海米 10 克。

花生油、精盐、酱油、醋、香油、味精、大蒜各适量。

【做法】

(1)将瘦猪肉洗净,切成丝;炒勺置于火上烧热,放入花生油,待油热冒烟后,将肉丝放入,迅速炒散,待肉丝变色后,加入酱油,煸炒几下,炒勺离火,倒入小盆内。

(2)将豆腐皮洗净,切成丝,用开火烫一下,捞出,控干水分;把黄瓜洗净,用凉开水冲一下,切成丝,放入小盆内;将海米用温开水泡好,捞出,撒在上面。将大蒜剥去皮,捣成泥,加入精盐、醋、香油、味精,兑好汁,浇入小盆内,拌匀装盘即成。

炝肉丝蒜苗

【原料】

瘦肉 150 克，蒜苗 150 克。

花生油、淀粉、姜、精盐、味精各适量，花椒少许。

【做法】

（1）将蒜苗洗净，切成 3 厘米长的段，放入沸水锅内，烫透捞出，控净水；将肉洗净切成细丝，挂上淀粉糊，倒入沸水锅内，烫至肉熟时捞出，控净水。

（2）将炒勺置于火上，倒入花生油，油热后放入花椒，炸至花椒变色有香味时，将花椒捞出，即成花椒油；将姜洗净，切成丝，与肉丝、蒜苗一起放入大碗中，加入精、盐、味精、花椒油，搅拌均匀在大碗上扣一盘，略焖一会儿，即可食用。

牛奶大米饭

【原料】

大米 500 克，牛奶 500 克。

【做法】

大米淘洗干净，放入锅内，加牛奶和适量清水，盖上锅盖，用小火慢慢焖熟即成。

香椿饼

【原料】

面粉 500 克，猪五花肉 200 克，腌香椿芽 150 克，花生油适量。

【做法】

（1）将猪五花肉切成黄豆大小的丁，再将腌香椿芽用水浸泡清洗干净，切成碎末，与肉丁一起放在盆内，加入花生油，拌匀成馅心。

（2）将面粉加入清水 250 毫升和成面团，揉匀揉透后，搓成长条，揪成每个重 45 克的面剂，擀成直径约 15 厘米的圆形面皮，包入馅心 1 份，收口捏紧，轻轻按成圆饼，即成饼坯。

（3）将平锅置于炉上加油烧热，放入饼坯干烙，烙好一面再翻个烙另一面，待两面均烙至金黄色饼已熟时，即可出锅食用。

>> 营养知识大讲堂

香椿是时令名品，含香椿素等挥发性芳香族有机物，可健脾开胃，增加食欲。含有维生素E和性激素物质，有抗衰老和补阳滋阴的作用，故有“助孕素”的美称。香椿具有清热利湿、利尿解毒之功效，是辅助治疗肠炎、痢疾、泌尿系统感染的良药。香椿的挥发气味能透过蛔虫的表皮，使蛔虫不能附着在肠壁上而被排出体外，可用治蛔虫病。香椿含有丰富的维生素C、胡萝卜素等，有助于增强机体免疫功能，并有润滑肌肤的作用，是保健美容的良好食品。香椿头含有极丰富的营养。据分析，每100克香椿头中，含蛋白质9.8克、含钙143毫克、含维生素C115毫克，都列蔬菜中的前茅。另外，还含磷135毫克、胡萝卜素1.36毫克，以及铁和B族维生素等营养物质。

小窝头

【原料】

细玉米面330克，黄豆粉75克。

白糖200克，小苏打少许。

【做法】

(1)将玉米面、黄豆粉、白糖放入盆内，掺和均匀，逐次加入温水适量及苏打水，边加水边揉合，揉匀后，用手蘸凉水，将面团搓条，分成若干小剂，并把每个小剂捏成小窝头，使其内外光滑，似宝塔形。

(2)将做好的窝头摆在笼屉上，放进烧开的锅内，盖严锅盖，用旺火蒸15分钟即熟。

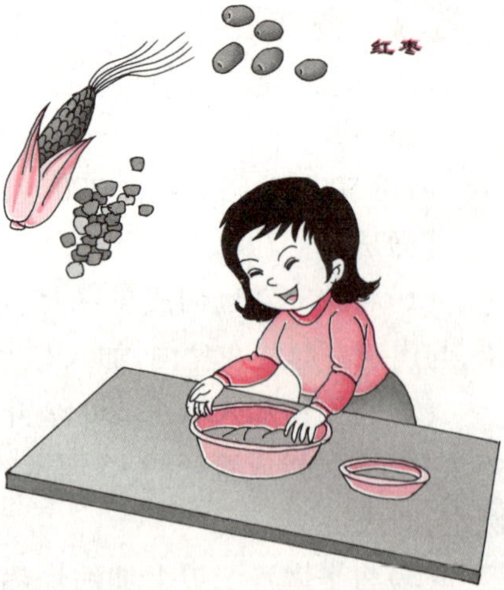

玉米面发糕

【原料】

玉米面500克，红糖100克，小红枣150克，面肥75克。

碱面5克。

【做法】

(1)小枣洗净，放入碗内，加水适量，上屉蒸熟，取出晾凉。

(2)面肥放入盆内，加水解开，倒入玉米面，和成较软的面团发酵。待面团发起，加碱和红糖搅匀。

(3)将屉布浸湿铺好，把面团倒在屉布上，用手沾水抹平，约2厘米厚，将小枣均匀地摆在上面，用手轻按一下，上笼用旺火蒸30分钟即熟，取出扣在案板上，切成菱形小块即可。

鸡蛋家常饼

【原料】

面粉500克，鸡蛋250克。

植物油100克，精盐10克，葱花100克。

【做法】

(1)鸡蛋磕入小盆内，加入葱花、精盐搅匀。

(2)面粉放入盆内，加温水300克和成较软的面团，稍饧，上案搓成条，揪成5个剂子，用擀面杖擀开，刷上植物油，撒少许精盐，卷成长条卷，盘成圆形，擀成直径12厘米的圆饼。

(3)平底锅置火上烧热，把饼放入锅内，定皮后抹油(只抹一面)，再烙黄至熟取出。

(4)将鸡蛋液分成5份，把1/5鸡蛋液倒在平底锅上摊开(大小与饼一致)，将饼无油的一面贴敷在蛋上，烙熟即成，食时切成小块。

荷叶粥

【原料】

大米500克。

鲜荷叶2张，白矾、白糖适量。

【做法】

(1)将大米淘洗干净，放锅中加水烧开，再用小火熬煮成粥。

(2)另用一盆，盆底垫上一张荷叶，洒上一些白矾水(白矾加水即可溶化)，把刚煮好的大米粥

>> 营养知识大讲堂

中医认为，荷叶性平，味苦涩，有解暑热、清头目、止血之功效。现代营养学也证明，荷叶含有荷叶碱、莲碱等成分，具有清泻解热、降脂减肥及良好的降压作用。因此，荷叶粥或荷叶饭是夏天极佳的解暑食物。特别是中老年人常喝荷叶粥，对高血脂、高血压及肥胖症有一定的疗效。

倒入,再在上面盖一张荷叶,盆上加盖稍焖片刻。

(3)食用时盛入碗中,撒上白糖即可。如在夏季,放进冰箱里冰凉再吃味道更佳。

阳春面

【原料】

鸡蛋面条 100 克,鸡蛋 1 个。

青蒜苗 3 棵,香油、精盐、高汤各适量,花生油、味精各少许。

【做法】

(1)将鸡蛋磕入碗内搅匀,炒锅上火烧热,用洁布抹一层花生油,倒入蛋液摊成蛋皮,取出切成细丝;蒜苗洗净,切成 2.5 厘米长的段。

(2)锅置火上,加水烧开,下鸡蛋面条煮熟,捞出盛在碗内,撒上蛋皮丝、青蒜段。

(3)将高汤倒入锅中烧开,撇去浮沫,加精盐、味精调味,再淋点香油,浇在面条上即成。

第四章

孕期常见病调养餐

怀孕期间，女人的身体随之变化，但是一些常见的症状也是在所难免，为了腹中胎儿健康地成长，孕妈妈开始远离药物的治疗，那么什么样的方法才是最健康有效的呢？还是从食疗入手吧，简单又健康，是解决孕期常见症的好点子。

肌肉酸痛调养餐

黄豆烩肉丁

【原料】

黄豆150克，猪肉100克，精盐、味精、葱丝、姜末、酱油、猪油、肉汤各适量。

【做法】

(1)将猪肉洗净切丁；黄豆去杂洗净，下锅煮熟。

(2)锅加油烧热，放入葱、姜煸香，放肉丁炒至变白，放入酱油、熟黄豆、精盐，注入肉汤，烧沸后撇去浮沫，烧至肉熟、豆烂入味，点入味精，出锅装碗即成。

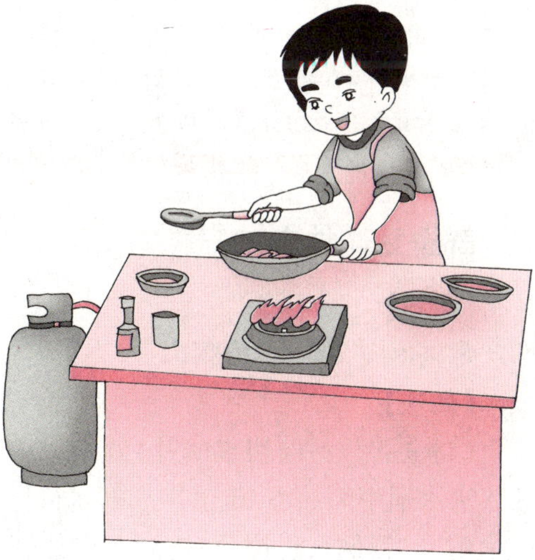

【原料】

芹菜250克，香干100克，料酒、香油、味精、精盐各适量，葱丝少许。

【做法】

(1)将芹菜择洗干净，切成3厘米

长的段;香干切成细丝。

(2)锅置旺火上,放入植物油烧热,用葱丝炝锅,下入芹菜煸炒几下,放入香干、料酒、味精、精盐,炒拌均匀,淋入香油,拌匀即成。

芹菜清脆,香干味美。

肉丝雪里蕻

【原料】

雪里蕻 100 克,瘦猪肉 50 克,酱油、精盐、味精、葱丝、姜末、料酒、熟豆油各适量,鸡汤少许。

【做法】

(1)将猪肉切成细丝。

(2)雪里蕻切丁,放入开水锅里烫一下,捞出,沥去水分。

(3)炒锅上火,放油烧热,放入葱末、姜末煸香,下入肉丝煸炒,然后下雪里蕻煸炒,加入鸡汤、酱油、料酒、精盐,调好口味,放入味精,出锅即成。

咸香味美,营养丰富。

雪里蕻含有大量的抗坏血酸(维生素 C),是活性很强的还原物质,参与机体重要的氧化还原过程,能增加大脑中氧含量,激发大脑对氧的利用,有醒脑提神、解除疲劳的作用。

雪里蕻具有解毒消肿,开胃消食,温中利气的功效,可明目利膈,主治疮痈肿痛,胸膈满闷,咳嗽痰多,耳目失聪,牙龈肿烂,便秘等病症。每 100 克雪里蕻中,含水分 91.5 克,蛋白质 2.8 克,脂肪 0.6 克,维生素 1.6 克,碳水化合物 3.6 克,钙 23.9 毫克,磷 64 毫克,铁 3.4 毫克,维生素 B_1 0.07 毫克,核黄素 0.06 毫克,尼克酸 0.7 毫克,抗坏血酸 83 毫克。

鲜蚕豆瓣炒肉

【原料】

嫩蚕豆瓣 200 克,瘦猪肉 75 克,精盐、味精、蛋清、色拉油各适量。

【做法】

(1)先将瘦猪肉切成薄片,放入碗内加上蛋清、精盐、味精抓拌均匀。蚕豆瓣放入沸水锅中焯一下,迅速捞起沥水待用。

(2)炒锅倒入色拉油,烧至五成热,将肉片放入,炒至初变色,倒入蚕豆瓣,加精盐煸炒至入味,点入味精炒几下即成。

鲜香适口。

小米绿豆粥

【原料】

小米 150 克，绿豆 50 克。

【做法】

(1)将小米、绿豆分别去杂，淘洗干净。

(2)锅内加水适量，放入绿豆煮至熟，再放入小米煮至豆酥米烂成粥，出锅即成。

豆酥米烂，清香适口。

习惯性流产调养餐

母鸡小黄米粥

【原料】

老母鸡 1 只，红壳小黄米适量。

【做法】

(1)将鸡宰杀后去毛及内脏，洗净切块，放入锅中，加水适量，用旺火煮沸后，改用文火炖至鸡肉烂熟。

(2)再将小黄米洗净，加到鸡汤中同煮成粥即成。

鸡肉熟烂，粥香味美。

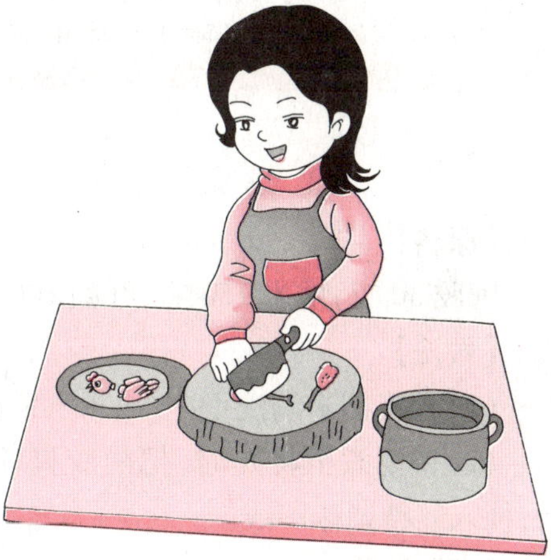

糯米莲子粥

【原料】

莲子肉 60 克，糯米 250 克，山萸肉 45 克。

【做法】

(1)将莲子肉、山萸肉洗净，与淘净的糯米一起放入锅中。

(2)加清水适量同煮至莲子肉、糯米烂熟成粥即成。

清淡适口。

南瓜粳米粥

【原料】

南瓜 50 克，粳米 50 克，饴糖 25 克。

【做法】

(1)将南瓜去皮,切成小丁。

(2)粳米淘洗干净,同放锅内,加适量水,用旺火烧开,改用小火煮至粳米烂熟,加入饴糖搅匀,出锅即成。

南瓜香甜,粳米稠烂。

>> 营养知识大讲堂

南瓜中丰富的类胡萝卜素在机体内可转化成具有重要生理功能的维生素A,从而对上皮组织的生长分化、维持正常视觉、促进骨骼的发育具有重要生理功能。南瓜不仅有较高的食用价值,而且有着不可忽视的食疗作用。据《滇南本草》载:南瓜性温,味甘无毒,入脾、胃二经,能润肺益气,化痰排脓,驱虫解毒,治咳止喘,疗肺痈便秘,并有利尿、美容等作用。近年来,据国内外医学专家、学者研究实验表明,食南瓜,还有治疗前列腺肥大(南瓜子可治前列腺肥大)、预防前列腺癌、防治动脉硬化与胃黏膜溃疡、化结石作用。

阿胶粥

【原料】

阿胶30克,糯米150克,红糖100克。

【做法】

(1)先将糯米淘洗干净,放入煮锅内,加入清水适量,置于火上煮粥。

(2)待粥煮至将熟时,把阿胶捣碎,放入粥锅内,继续边煮边搅,待煮二三沸后,加入红糖调味即成。

粥稠,味甜。

黄酒蛋羹

【原料】

鸡蛋5枚,黄酒50毫升,精盐少许。

【做法】

将鸡蛋液磕入碗内,加入黄酒、清水、精盐,搅拌均匀,上笼蒸1小时即成。

酒香味浓,蛋羹嫩滑,容易消化。

鲫鱼姜仁汤

【原料】

鲫鱼1条(约400克),生姜6克,砂仁15克,猪油、精盐、味精各适量。

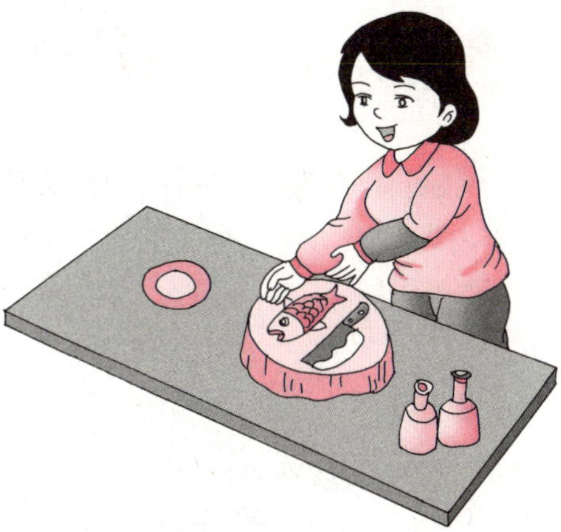

【做法】

(1)将鲫鱼去鳞,剖腹去内脏,洗净。

(2)把砂仁冲洗干净,沥干,研成末,放入鱼腹内。

(3)将生姜去皮,洗净,切成细丝。

(4)取一炖盅,将鱼放入盅内,再加入姜丝,盖好盅盖,隔水炖2小时,加入猪油、精盐、味精调味,再稍炖片刻,出锅即成。

汤味鲜香可口,鱼肉洁白细嫩。

核桃鸡蛋汤

【原料】

核桃6个,鸡蛋2枚,精盐、味精、花生油各适量。

【做法】

(1)将核桃砸碎取仁,放入搅拌机里搅碎。

(2)煮锅洗净,加入清水适量,置于火上,放入碎核桃,用中火煮半小时,过滤去渣,取汁备用。

(3)将核桃汁重置于锅内,打入鸡蛋搅匀,用旺火煮沸,点入花生油、精盐、味精调味,再煮沸即成。

咸香味美,可作餐后汤。

苎麻根炖鸡汤

【原料】

母鸡1只(约500克),干苎麻根30克,精盐少许,蜜枣10枚。

【做法】

(1)将母鸡宰杀,用沸水烫过,去毛,剖腹,除去内脏、头、爪,冲洗干净。

(2)把干苎麻根斩成小段,用清水洗净,放入鸡腹内。

(3)锅置火上,加入适量清水,加盖,用旺火烧开后,放入鸡及清洗干净的蜜枣,再用旺火烧开,转入小火熬煮3小时,加入少许精盐调味,拣去苎麻根即可。

鸡肉熟烂,口味咸甜,并有清香味。

妊娠烧心调养餐

不能吃未成熟的西红柿，因为青色的西红柿含有大量的有毒番茄碱，孕妇食用后，会出现恶心、呕吐、全身乏力等中毒症状，对胎儿的发育有害。

番茄肉片

【原料】

熟猪五花肉（去皮）100 克，西红柿 100 克，鸡蛋 1 个，水淀粉 30 克，面粉 20 克，白糖 70 克，花生油 500 克（约耗 50 克）。

【做法】

（1）将熟猪肉切成长 4 厘米、宽 2 厘米、厚 0.6 厘米的片，放入碗内，磕入鸡蛋液，加入水淀粉、面粉搅匀上浆。

（2）另取一净碗，放入去皮的西红柿，捣成泥，加入冷开水、白糖调成汁备用。

（3）锅置火上，放入花生油烧至七成热，逐个下入猪肉片，炸呈浅黄色时捞出沥油。

（4）原锅留底油，倒入调好的汁，下入炸好的肉片，颠翻几下即成。

色泽鲜红，味甜酸。

糖花生

【原料】

花生仁 500 克，玉米粉 50 克，红糖 150 克。

【做法】

（1）把糖放入锅内，加入 100 克清水，用温火将糖炒得起泡，放入花生仁，随翻炒随放入玉米粉。

（2）将糖、面裹匀花生仁，炒至花生仁熟，倒入盘内即成，晾凉即可食用。

虾皮萝卜汤

【原料】

白萝卜 250 克，虾皮 15 克，青蒜、葱花、精盐、味精、花生油、香油各适量。

【做法】

（1）将萝卜洗净，切成极细的丝。

(2)将葱、青蒜洗干净切葱花、青蒜段。

(3)锅置火上,放入花生油,烧至八成热时,将葱花、萝卜丝一起放入翻炒,然后再放入虾皮,继续翻炒几下,加水烧沸,用精盐、味精调味,出锅前撒上青蒜段,淋上香油即成。

清淡味美。

蜜汁荸荠

【原料】

荸荠500克,蜂蜜50克,山楂糕50克,白糖适量。

【做法】

(1)将荸荠洗净,剥去皮,放入开水锅内焯一下,立即捞出,放入大碗内,加入白糖,再上屉蒸烂后取出。

(2)将蒸荸荠的原汤撇在炒勺内,加上蜂蜜烧开,改用小火烧至汤汁浓稠。

(3)将蒸好的荸荠摆置盘内,山楂糕切成"象眼"片,用热水稍烫一下,摆在荸荠上,将烧好的蜂蜜汁浇在上面即成。

绵甜可口,清香爽口。

>> 营养知识大讲堂

荸荠口感甜脆,营养丰富,含有蛋白质、脂肪、粗纤维、胡萝卜素、维生素B、维生素C、铁、钙、磷和碳水化合物。可以生吃,也可以用来烹调,可制淀粉,还可作中药。

妊娠呕吐调养餐

姜汁蹄花

【原料】

净猪蹄1000克,生姜50克,葱20克,酱油30克,香油25克,精盐、米醋各适量。

【做法】

(1)将猪蹄劈成两半,放入汤锅内煨至软烂后捞出,稍凉后砍成小块,放入盘内。

(2)将姜、葱洗净,切成碎末,放入一小碗内,再放入酱油、醋、精盐、香油调匀成汁,浇在盘中猪蹄块上,拌匀即成。

鲜香味美。

拌二笋

【原料】

春笋150克，净莴笋250克，酱油30克，香油25克，白糖5克，清水500克，姜、味精、精盐各适量。

【做法】

(1)将姜洗净，切成末；春笋洗净，切成4厘米左右的段，一剖两片，再切成手指粗的条块；莴笋切成条形滚刀块。

(2)锅上旺火，放入清水，下入笋条烧沸，改用小火熬几分钟，捞出沥水，放入盘内；莴笋放入碗内，加入精盐拌腌几分钟，挤去盐水，也放入盘中与笋条拌匀。

(3)把酱油、白糖、味精、姜末同放入一小碗内调匀，浇在二笋上，淋入香油拌匀即成。

清香脆嫩，味美爽口。

砂仁鲫鱼

【原料】

活鲫鱼1条(约250克)，砂仁3克，味精3克，生姜6克，葱1根，花生油15克，精盐1克，料酒5克，淀粉少许。

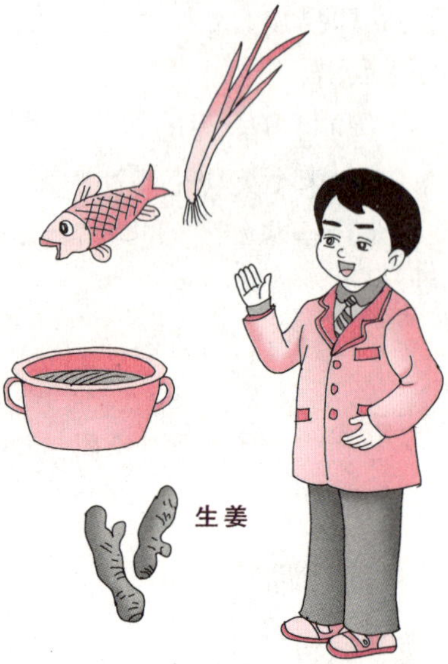

【做法】

(1)将鲫鱼去鳞、去鳃、去内脏，用清水洗净，沥干水；把葱择洗好、洗净，切成段；生姜去皮，洗净，切成丝；砂仁洗过后，研成末。

(2)把花生油、精盐与砂仁末拌匀，装入鱼腹内，用淀粉封住鱼腹口，将鱼放入蒸盘内，把葱段、姜丝铺放在鱼身上，洒上料酒和味精后，用碗盖严，隔水蒸熟即成。

不腥不腻，鲜香可口。

醋熘大白菜

【原料】

大白菜菜叶300克，花生油40克，醋25克，酱油、白糖、姜末、精盐各适量。

【做法】

(1)将白菜叶洗净，切成2厘米长的条，再切成3厘米长的斜方片。

(2)锅上火，放入花生油，用旺火烧热，放入姜末炒出香味时，放入白菜片，翻炒几下，加入白糖、酱油、精盐炒匀，再烹入醋急炒，待闻到醋香味时，出锅即成。

糖姜增香，酸甜可口。

>> 营养知识大讲堂

白菜的营养十分丰富，每100克大白菜含热量41.84千焦，粗纤维1.5克，蛋白质0.8克，碳水化合物1.2克，脂肪0.1克。大白菜中含有大量粗纤维，可促进肠壁蠕动，保持大便通畅。祖国医学认为，白菜性味甘平，有清热除烦、解渴利尿、通利肠胃的功效，经常吃白菜可防止维生素C缺乏症(坏血病)。《本草纲目拾遗》中说白菜“甘渴无毒，利肠胃，利大小便”。

蜜汁鲜桃

【原料】

鲜桃750克，白糖100克，蜂蜜50克。

【做法】

(1)将鲜桃一切两半，取出桃核，放在盘内，上笼蒸熟，取出去掉外皮，再切成小块，放在盘内晾凉。

(2)锅置火上，放入少量水，加入白糖、蜂蜜烧开，用小火慢慢熬制，待到水分大部分蒸发，汤汁浓稠时，倒出晾凉，浇在蒸熟的桃上即成。若再将成品放入冰箱内稍冰镇一下，其口味更佳。

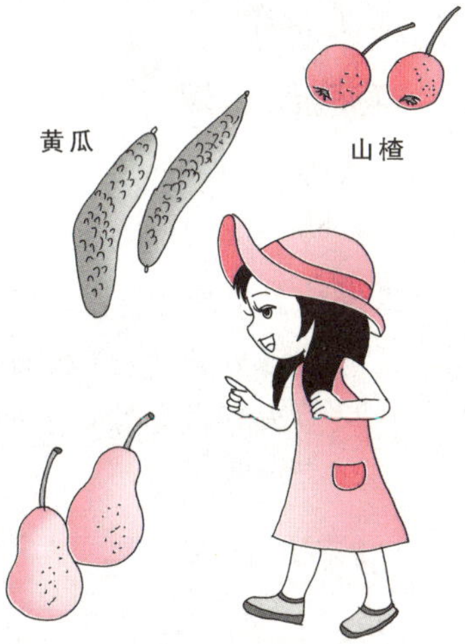

清鲜，凉甜，可口开胃。

>> 营养知识大讲堂

桃仁提取物有抗凝血作用，并能抑制咳嗽中枢而止咳，同时能使血压下降，可用于高血压患者的辅助治疗。

开胃三丝

【原料】

新鲜黄瓜1根，大鸭梨2个，山楂糕100克，白糖、香油各适量。

【做法】

(1)将黄瓜去蒂，洗净，用凉水冲一下，切成细丝，放入盘内。山楂糕切成细丝，放在黄瓜丝上；鸭梨去蒂，削去外皮，去核，切成细丝，放入盘内。

(2)将三种材料轻轻掺拌均匀，再将白糖均匀地撒入盘中，再滴入几滴香油，调拌均匀即可食用。

清淡鲜香，爽口开胃，微酸微甜，孕妇喜吃。

蛋醋止呕汤

【原料】

鸡蛋 2 枚，米醋 50 克，白糖 30 克。

【做法】

(1)将鸡蛋磕入碗内，用筷子打匀，加入白糖、米醋，再搅匀。

(2)锅中加入水，上旺火烧沸，倒入碗内鸡蛋液，煮沸即可食用。

口味酸甜。

燕麦绿豆粥

【原料】

燕麦片 100 克，绿豆 50 克，白糖适量。

【做法】

(1)将绿豆洗净，放入锅内加水适量。

(2)用火烧煮至绿豆熟而开花，下入燕麦片搅匀即可出锅食用。

味道香甜。

莲子小米粥

【原料】

去芯莲子 50 克，小米 150 克，红糖适量。

【做法】

(1)将莲子洗净，泡发；小米去杂洗净。

(2)同放锅内，加水适量，煮至成粥，米烂时加入红糖调匀，出锅即成。

软烂适口。

两米稀饭

【原料】

小米 500 克，大米 300 克，

【做法】

(1)将小米、大米分别去杂，淘洗干净。

(2)锅中放水适量,烧沸后加入小米、大米搅匀,煮沸改为小火焖至米烂饭熟,出锅即成。

稀软适口,口感绵软,香气浓厚。

>> 营养知识大讲堂

小米的营养价值很高,含蛋白质9.2%～14.7%,脂肪3.0%～4.6%及维生素,除食用外,还可酿酒、制饴糖。每100克小米含蛋白质9.7克,比大米高;脂肪1.7克,碳水化合物76.1克,都不低于稻、麦。一般粮食中不含有的胡萝卜素,小米每100克含量达0.12毫克,维生素B_1的含量位居所有粮食之首。中国北方许多妇女在生育后,都有用小米加红糖来调养身体的传统。小米熬粥营养价值丰富,有"代参汤"之美称。由于小米不需精制,它保存了许多的维生素和无机盐,小米中的维生素B_1含量高于大米的几倍;小米中的无机盐含量也高于大米。除了丰富的铁质外,小米也有蛋白质,复合维他命B、钙质、钾、纤维等。因为小米性质是碱性的,所以烹煮时,不需要加太多的盐或干脆不用盐煮。

竹菇糯米粥

【原料】

糯米50克,鲜竹菇50克,白糖适量。

【做法】

(1)先将鲜竹菇煎取汁。

(2)将糯米洗净,然后放入锅内,加入竹菇汁,用旺火烧沸后改用文火煮至米烂汤稠成稀粥。

软烂香甜。

小米豆浆

【原料】

小米500克,黄豆250克,白糖适量。

小米的蛋白质有谷蛋白、醇蛋白、球篮白等多种。种子蛋白质含多量的谷氨酸、脯氨酸、丙氨酸和蛋氨酸。

【做法】

(1)将黄豆、小米分别去杂,放入盆内用冷水浸泡2～3小时,上磨磨成稀浆,滤出浆汁,不用渣子,盛入盆内。

(2)锅内加适量清水烧沸,把滤好的浆汁下入锅内,边下边搅,煮沸即成。

清香可口。

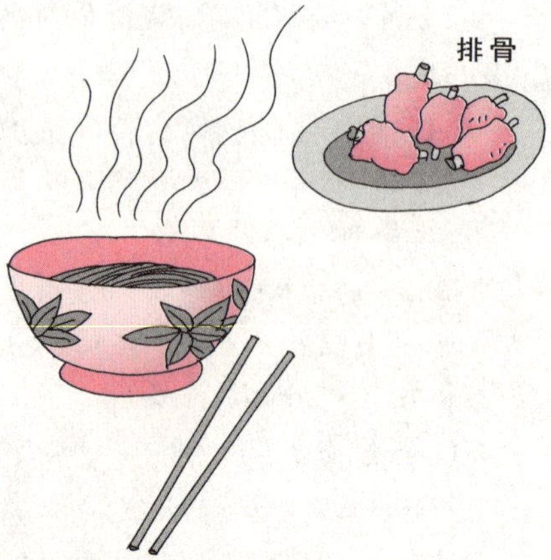

排骨汤面

【原料】

面条250克，猪排骨250克，青菜心75克，料酒、精盐、味精、酱油、葱花、姜末、胡椒粉各适量。

【做法】

(1)将排骨切成小块，洗净，下入炒锅中煸炒，加入酱油、葱花、姜末、料酒、精盐和适量水，用旺火烧沸，改用小火煮至排骨肉熟离骨，捞出骨，放入洗净切段的青菜心，烧至入味，用味精、胡椒粉调味后即可离火。

(2)将面条下入沸水锅中煮熟烂透，捞出装入碗内。

(3)将排骨汤上火烧沸，再加入熟面条继续煮段时间即成。

面软肉烂，清香不腻。

陈皮面

【原料】

陈皮10克，面粉150克，精盐、豆豉各少许。

【做法】

(1)把陈皮洗净，沥干，研成末；面粉加少许水，和匀揉透后，展平做成面条。

(2)锅里加入清水适量，置旺火上烧沸，下入面条，煮一会儿，放入精盐、豆豉作羹，再加入陈皮末与面条调匀即成。

味道清香。

妊娠牙龈炎调养餐

肉菜豆腐

【原料】

瘦猪肉50克，油豆腐50克，白菜100克，水发黑木耳少许，酱油25毫升，植物油10毫升，葱花3克，姜末2克，精盐2克。

【做法】

(1)瘦猪肉、油豆腐都切成片，将肉片用酱油腌制一下，5分钟后取出，同葱花、姜末一起放入烧到七成热的油锅内炒熟。

(2)将切好的白菜片放入锅内，将油豆腐片、黑木耳、盐及余下的酱油放入，炒熟，起锅装盘即可上桌。

素炒小白菜

【原料】

小白菜250克，精盐、味精、花生油各适量，姜、葱花各少许。

【做法】

(1)将小白菜洗净，切段。

(2)锅上火，放花生油烧热，下姜、葱丝煸香，放入小白菜用旺火煸炒，熟后加精盐、味精调味即成。

色碧绿，味清淡。

>> 专家指南

妊娠期龈炎是在妊娠期出现特有症状的牙龈炎，也称为妊娠性龈炎。据统计，怀孕的妇女发生率约50%。临床症状为全口牙龈炎，尤其是牙间乳头肿有明显，色暗红，发亮、松软，严重者可能有溃疡和假膜形成，并有轻度的疼痛发生。妊娠期龈炎一般在怀孕后2～4个月出现，分娩后则消失。若妊娠前已有牙龈炎存在，则可使症状加剧。因此，出现前期症状的孕妇，一定要及时做好口腔卫生保健。

虾仁烩菜花

【原料】

菜花200克，鲜虾仁20克，鸡蛋清1个，香菇50克，葱丝、姜末、水淀粉、精盐、香油、味精、料酒、清汤各适量，植物油40毫升。

【做法】

(1)将菜花切块，洗净后放沸水中焯一下；香菇洗净切片；虾仁洗净，加淀粉、精盐、蛋清搅匀。

(2)锅内放油烧至七成热，倒入虾仁，略微翻炒即捞出。

(3)锅留底油，放葱、姜煸炒，加虾仁、香菇、菜花、清汤，煮沸后加料酒、精盐、味精，快熟时淋入香油即成。

鲜香可口，汤清味美。

猪肝炒油菜

【原料】

猪肝50克，小油菜200克，酱油25克，植物油15克，精盐2克，料酒3克，葱末、姜末各2克。

【做法】

(1)将猪肝洗净,切成薄片,放入碗内,用酱油、葱末、姜末、料酒等浸泡;油菜洗净切段,梗、叶分别放置。

(2)锅置火上,放入植物油烧热,放入猪肝片快炒几下,出锅。

(3)把锅烧热,先下入油菜梗,稍后再下入油菜叶,炒至半熟,放入猪肝,并倒入余下的酱油、料酒,用旺火快炒几下,出锅即成。

>> 营养知识大讲堂

猪肝含有丰富的铁、磷,它是造血不可缺少的原料。猪肝中富含蛋白质、卵磷脂和微量元素,有利于儿童的智力发育和身体发育。猪肝中含有丰富的维生素A,常吃猪肝,可逐渐消除眼科病症。

猪肉焖豆腐

【原料】

老豆腐100克,瘦猪肉100克,淀粉5克,酱油、植物油各适量。

【做法】

(1)将猪肉洗净,剁成末,用少量油及酱油加一起,调成肉馅儿,装入油豆腐内。

(2)锅上火,放入适量清水,加入酱油,放入装有肉馅儿的油豆腐,用小火焖煮,待肉馅儿熟时,倒入少量淀粉勾芡,芡熟后出锅即成。

豆腐滑嫩,猪肉鲜美。

八宝西红柿

【原料】

西红柿12个,樱桃、蜜瓜片、桃脯、桃仁、菊饼各15克,冬瓜糖、水发莲子、蜜枣各25克,淀粉40克,鸡蛋4枚,熟猪油60克,白糖100克,精盐适量。

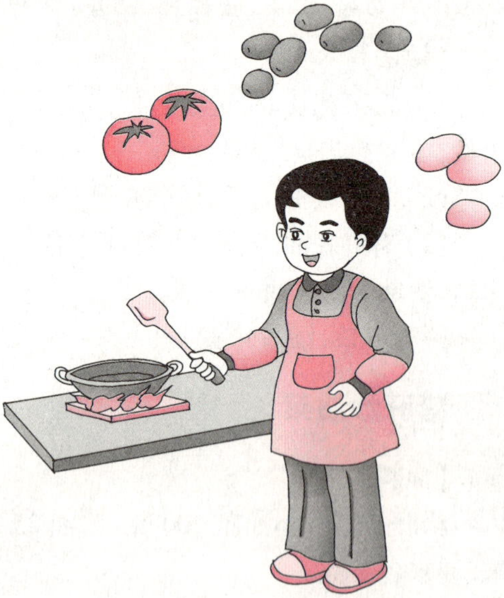

【做法】

(1)将8种料收拾好,去核,去杂,均切成绿豆大小的粒,用白糖50克拌匀成馅料。

(2)将西红柿洗净,在距顶端1.5厘米处切开,成盖,再逐个用小刀挖空西红柿内瓤,填入八宝蜜饯馅儿。

(3)用一小碗打入鸡蛋液,搅匀加入淀粉,调匀成蛋糊;将装好馅儿的西红柿用盖沾蛋糊封盖,放入盘内,放入锅内蒸5分钟后取出。

(4)锅置火上,放入清水100克,白糖50克和适量盐,烧沸,用淀粉勾芡成汤芡,淋上猪油,浇在蒸好的西红柿上即成。

枣能提高人体免疫力,并可抑制癌细胞。药理研究发现,红枣能促进白细胞的生成,降低血清胆固醇,提高血清白蛋白,保护肝脏。

清香爽口,甜润味美。

香芹鲜枣汤

【原料】

芹菜250克,鲜枣10枚,精盐、味精、葱段各少许,花生油20毫升。

【做法】

(1)将芹菜择洗干净,放入沸水中烫一下,捞出沥水,切3厘米长的段;大枣洗净、去核。

(2)锅上火,放入油烧热,下葱段煸香,加水适量,加入芹菜、大枣烧至熟,加入味精、精盐即成。

色泽鲜艳,微甜咸香。

妊娠合并心脏病调养餐

紫菜黄瓜汤

【原料】

水发紫菜250克,黄瓜150克,精盐、味精、酱油、姜末、香油各适量。

【做法】

(1)将紫菜去杂,洗净,切成小片;黄瓜去蒂,洗净切片。

(2)锅中放水烧沸,放入精盐、酱油、姜末、黄瓜烧沸放入紫菜,点入味精,淋入香油即成。

汤鲜味美。

香菇烧豆腐

【原料】

豆腐400克,水发香菇50克,笋片10克,熟油菜叶10克,料酒、精盐、味精、酱油、白糖、葱丝、湿淀粉、鲜汤、豆油各适量。

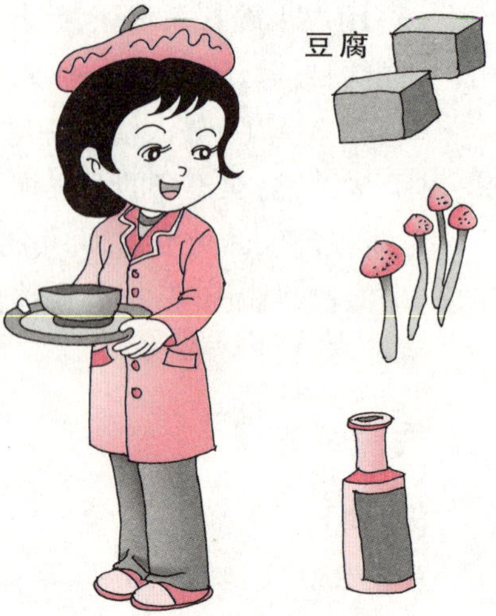

【做法】

(1)将豆腐切成小方块，下入沸水中焯一下，捞出；将水发香菇去杂，洗净，大块撕开。

(2)锅内加入豆油烧热，用葱丝、酱油炝锅后，加入一勺鲜汤，随即倒入笋片、油菜叶、香菇，再加精盐、料酒、白糖、豆腐、鲜汤，烧沸后加入味精，烧至入味后，用湿淀粉勾芡即可出锅食用。

豆腐软嫩，菇香笋脆。

红椒莲藕

【原料】

白嫩莲藕 250 克，红柿子椒 3 个，白糖 20 克，生姜 10 克，香油 10 克，米醋、精盐各适量，凉开水 300 克。

【做法】

(1)将姜洗净，切成丝；将藕洗净，削去边皮，横刀切成薄片，片之间相连，将红柿子椒去蒂、籽，切成小片，放入沸水中稍烫，取出，摆在藕片周围。

(2)将白糖、醋、姜丝撒在藕和红椒上，稍腌一会儿，淋上香油即可食用。

此菜色红、白，质脆嫩，味甜香。

>> 营养知识大讲堂

藕微甜而脆，可生食也可做菜，而且药用价值相当高，它的根根叶叶，花须果实，无不为宝，都可滋补入药。用藕制成粉，能消食止泻，开胃清热，滋补养性，预防内出血，是妇孺童妪、体弱多病者上好的流质食品和滋补佳珍。

什锦肉片

【原料】

瘦猪肉 50 克，油豆腐 50 克，白菜 100 克，水发黑木耳适量，酱油 25 克，植物油 100 克，葱花 3 克，姜末 2 克，精盐 2 克。

【做法】

(1)将猪肉洗净，切片，加入一些酱油浸泡 5 分钟后取出；豆腐切与肉片相同的片。

(2)锅置火上，放入植物油烧至七成热，先下入葱、姜末，再将肉片、豆腐片放入，炒熟；将白菜洗净，切成小片，也放入肉锅内，再放入黑木耳、盐及余下的酱油，继续炒至菜熟，起锅装盘即成。

口味清淡，咸香适口。

鸡丝馄饨

【原料】

面粉500克，瘦猪肉250克，熟鸡肉丝50克，青蒜50克，干淀粉50克，紫菜25克，酱油80克，精盐5克，葱末5克，姜末5克，鸡（或肉）汤2500克，芝麻油25克。

【做法】

（1）先将面粉放入盆内，加入适量水和成面团，用干淀粉作面，擀成薄面片，折叠后切成梯形馄饨片，共150张片。

（2）把瘦猪肉洗净，剁成泥状，放入大碗内，加入酱油、精盐、葱末、姜末、芝麻油，搅拌成馅儿，与面片共捏成馄饨150个。

（3）将紫菜洗净，撕成小片；青蒜洗净切末。

（4）锅内放入水烧沸，下入馄饨，再烧沸后，用小火煮熟，捞出10个放入碗内，撒上紫菜、青蒜末、熟鸡丝，再把烧沸的鸡（肉）汤浇在盛馄饨的碗内即成。

馅儿香汤鲜。

黄米红枣切糕

【原料】

新黄米面500克，干红枣500克，白糖100克。

【做法】

（1）红枣洗净，放入水锅内上火煮至四成熟时捞出。

（2）净锅内加水500克，烧沸后，把枣倒入，再把黄米面加水500克，和成面糊，用勺把面糊细细地溜入锅内，并用锅铲不停地搅动成稠糨糊状，煮熟后倒入瓷盘内晾凉（或放入冰箱内透凉）成糕，然后翻扣在案板上，用薯片刀沾水，切成块装盘，吃时蘸白糖即成。

红烧海参

【原料】

水发海参500克，鸡汤250克，青、红丝各少许，料酒50克，鸡油30克，熟粉丝少许，葱花5克，姜末5克，味精1克，酱油5克，白糖5克，精盐5克，淀粉5克。

【做法】

（1）先将海参洗净，切成条状，下入温油锅中炸一下，捞出迅速用水焯透。

(2)将鸡油放入炒锅内烧热,放入葱花、姜末炝锅,烹入料酒,加入鸡汤,烧开,煮成浓汤,将海参条放入,加入酱油、白糖、精盐、味精,待烧至汤汁浓稠时,淋上少许淀粉,撒上青、红丝及熟粉丝,稍煮,即可出锅食用。

鲜美适口。

>> 温馨提示

发好的海参不能久存,最好不超过3天,存放期间用凉水浸泡上,每天换水2~3次,不要沾油,或放入不结冰的冰箱中;如是干货保存,最好放在密封的木箱中,防潮。

妊娠期糖尿病调养餐

素炒卷心菜

【原料】

新鲜卷心菜200克,植物油10毫升,酱油25毫升,姜末3克,葱花3克,精盐2克,味精少许。

【做法】

(1)先把卷心菜洗干净,切成丝。

(2)待油锅烧热后,放入葱花、姜末稍煸一下,再放卷心菜丝,炒至半熟时,加入酱油、精盐,用旺火炒一会儿,加入味精,即可装盘上桌。

色泽鲜艳,爽脆可口。

红烧栗子山药

【原料】

栗子20颗,淮山药20克,熟地黄5克,鸡肉250克,冬菇5只,盐1/3茶匙,糖1/3茶匙,湿淀粉2汤匙,盐1/4茶匙,糖1/4茶匙,淀粉1茶匙,姜汁、酒各1茶匙,油1茶匙。

【做法】

(1)鸡肉切丝,加入腌料拌匀,约腌20分钟,泡嫩油捞起。

(2)栗子去壳去皮,与淮山药同浸水约15分钟。

(3)冬菇浸软去蒂,洗净后切成丝,用油、盐、糖少许拌匀。

(4)烧红油锅,炒热淮山药、栗子及冬菇,然后加入地黄、鸡肉等同煮;再加入水2/3杯加盖至栗子熟至软;加入辅料兜匀,至汁液将干时,加入湿淀粉即成。

里脊肉炒芦笋

【原料】

黑木耳适量，嫩里脊肉 150 克，青芦笋 3 根，大蒜 4 瓣，盐少许，胡椒粉 1/2 汤匙，淀粉 1 小匙，水 1 大匙。

【做法】

(1)将黑木耳洗干净，捞起后沥干，切丝备用。

(2)将嫩里脊肉切成细条状，粗细和芦笋相当。

(3)把里脊肉和芦笋都切成小段，每小段约 3 厘米长。

(4)将锅预热，加入少许油，先把蒜片爆香，再放入里脊肉、芦笋和黑木耳拌炒均匀。

(5)加入盐和胡椒粉炒熟后盛盘，将淀粉加水勾芡好淋上即可。

>> 准妈妈必知

将各种蔬菜拌炒在一起，可以增加对宝宝神经管发育非常重要的叶酸的摄入。另外，蔬菜的热量低，即使是孕妇吃得很饱，也只是摄入了少许热量，血糖不会升高。青芦笋含有丰富的维生素 E、维生素 C 和纤维素，有清血和平衡血糖的功能。

黄瓜拌粉皮

【原料】

粉皮 200 克，黄瓜 50 克，大蒜、芝麻酱、香油、生抽各适量。

【做法】

(1)将粉皮洗净，焯水，晾凉，切细丝；黄瓜洗净，切丝；芝麻酱用温水调成芝麻酱糊；大蒜去皮洗净，捣成泥，备用。

(2)将黄瓜丝与粉皮丝一起放在盘中，放入芝麻酱糊、蒜泥、生抽，淋上香油拌匀即可。

黄瓜含有铬等微量元素，有降血糖的作用，适合孕期有妊娠糖尿病症状的孕妇食用。

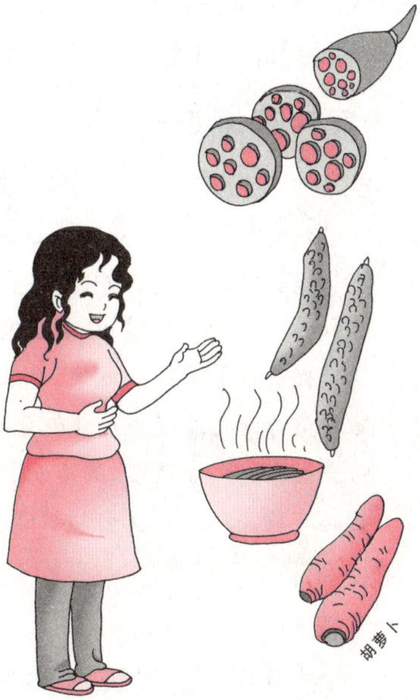

玉竹炒藕片

【原料】

玉竹 200 克，莲藕 200 克，胡萝卜 50 克，精盐、味精、姜汁、胡椒粉、植物油各适量。

【做法】

(1)玉竹洗净,去根须,切段,焯熟,沥干;莲藕洗净,切片,焯水;胡萝卜去皮,切片。

(2)锅上火放油烧热,倒入藕片、玉竹段、胡萝卜片炒至断生,加精盐、姜汁、胡椒粉翻炒均匀,加味精即可装盘。

莲藕健脾开胃、益血生肌、止泻;玉竹养阴润燥、生津止渴,两者同烹,适用于各型糖尿病孕妇常食。

苦瓜炒肉丝

【原料】

苦瓜300克,瘦猪肉50克,酱油、精盐、料酒、水淀粉各适量,姜丝、味精、醋各少许,花生油50毫升。

【做法】

(1)将猪肉洗净,切细丝,用水淀粉和精盐少许浆好;苦瓜洗净,去蒂、瓤,切丝。

(2)炒锅置火上,放花生油烧至七成热,下入肉丝滑散,取出备用。锅内留底油,放入苦瓜丝煸炒一会儿,再放入肉丝翻炒,最后放入姜丝、酱油、料酒、醋、味精、精盐翻匀,即可出锅食用。

猴头菇烧鸡翅

>> 营养知识大讲堂

猴头菇是一种高蛋白、低脂肪、富含矿物质和维生素的一种优良食品,含不饱和脂肪酸,能降低血胆固醇和甘油三酯含量,调节血脂,利于血液循环,是心血管患者的理想食品。猴头菇含有的多糖体、多肽类及脂肪物质,能抑制癌细胞中遗传物质的合成,从而预防和治疗消化道癌症和其他恶性肿瘤,而且含有多种氨基酸和丰富的多糖体,能助消化,对胃炎、胃癌、食道癌、胃溃疡、十二指肠溃疡等消化道疾病的疗效令人瞩目。另外,猴头菇具有提高肌体免疫力的功能,可延缓衰老。

【原料】

鸡翅1000克,猴头菇200克,黄芪10克,油菜心20棵,葱、姜、料酒、酱油、盐、植物油、水淀粉、大料、高汤各少许。

【做法】

(1)将鸡翅剁去两头,放入开水锅中焯一下,捞出,用冷水冲洗干净。

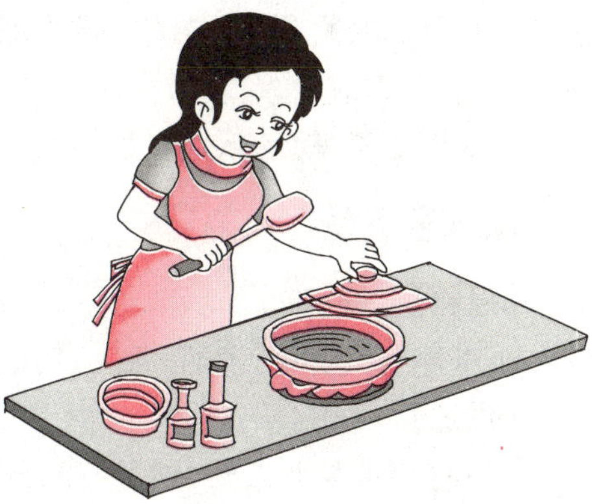

(2)锅上火烧热，倒入少许植物油，翻炒后倒入鸡翅，炒成红色，再倒入少许酱油、料酒煸炒，再倒入适量水烧煮，同时加入葱、姜、大料。

(3)将猴头菇洗净，用开水焖发，去其底部木质部分，拔去刺尖，再冲洗一遍，切片放入盘中，倒入高汤，放入黄芪片，入笼蒸60分钟。

(4)将鸡翅烧熟，放入碗中，摆上猴头菇，并将蒸猴头菇的汁倒入锅内，拣去黄芪，用水淀粉勾芡，浇在碗中，将油菜心(焯熟)摆放在上面即成。

菇香肉烂，香嫩润口。

肉丝芹菜

【原料】

猪肉50克，芹菜500克，植物油10克，酱油15克，料酒3克，淀粉5克，葱花3克，姜末5克，精盐5克，味精少许。

【做法】

(1)先把芹菜择去叶，洗净，切成3厘米长的段，放入开水锅中焯过；猪肉洗净切成丝，放入大碗内，用淀粉、酱油、料酒拌好。

(2)锅上火，放入植物油烧热，下入葱花、姜末炝锅，下入猪肉丝，炒至肉丝八成熟时，放入芹菜段，略炒片刻，加入酱油，用旺火快炒至熟，再放入味精拌匀，出锅装盘即成。

菜脆肉嫩，味道鲜美。

冬瓜鲤鱼汤

【原料】

冬瓜1000克，鲤鱼1条(约150克)，料酒、精盐、姜片、葱段、胡椒粉、花生油各适量。

【做法】

(1)将冬瓜去皮，去瓤、籽，洗净切片；将鲤鱼去鳞、鳃、鳍，剖腹去内脏，洗净，控去水。

> **>> 温馨提示**
>
> 用冬瓜和豆腐煮汤供食用，可治疗口疮。用冬瓜黑鱼汤治疗下肢虚肿患者，疗效令人满意。利用冬瓜皮治疗家畜腹症，治愈率高，疗效显著。

(2)锅上火，加入花生油烧热后，下入鲤鱼煎至金黄色，锅中再注入适量清水，下入冬瓜片、料酒、精盐、葱段、姜片，煮至鱼熟瓜烂时，拣去葱、姜，加入胡椒粉调味，烧一会儿即成。

鱼汤鲜而不腻，冬瓜烘烂适口。

凉拌萝卜块

【原料】

小水萝卜 150 克，米醋 25 克，精盐 5 克。

【做法】

(1)将小水萝卜去根、顶，洗净，先直刀切，后用斜刀切，切成条块，放入盆内，用盐腌几分钟。

(2)腌好后，用手挤一下水分，再放入醋，拌匀即可食用。

口味酸咸，清凉爽口。

妊娠高血压调养餐

海米烧芹菜

【原料】

芹菜 400 克，海米 20 克，料酒、葱花、精盐、味精各适量，花生油 30 毫升。

【做法】

(1)将海米用温水泡开，取出控干水分；芹菜择洗后切成段。

(2)炒锅上火，放花生油烧热，先下海米略炸一下，放入葱花，再放入芹菜，将泡海米的水倒入少许，翻炒片刻，烹料酒，加精盐、味精即可。

白绿相间，味鲜清淡，脆嫩适口。

>> 营养知识大讲堂

海米营养丰富，富含钙、磷等多种对人体有益的微量元素，是人体获得钙的较好来源，含钙比较多的食物还有奶制品和鸡蛋等。海米蛋白质含量非常高，在 55% 以上。

海带炖鸡

【原料】

白条鸡 1 只(750 ~ 1000 克)，水发海带 250 克，料酒、葱花、精盐、味精各适量，姜片、花椒各少许。

【做法】

(1)将鸡剁成块；海带洗净，切菱形块。

(2)锅内放入凉水,将鸡块下锅,用旺火烧开,撇去浮沫,加入葱花、姜片、花椒、料酒和海带,用中火炖至鸡肉烂时,放入精盐、味精拌匀,即可食用。

鲜香味鲜,鸡肉嫩烂,海带软滑。

洋葱炒豆干

【原料】

洋葱200克,豆腐干25克,瘦猪肉50克,水淀粉、酱油、鲜汤、精盐、味精各适量,醋少许,熟豆油50克。

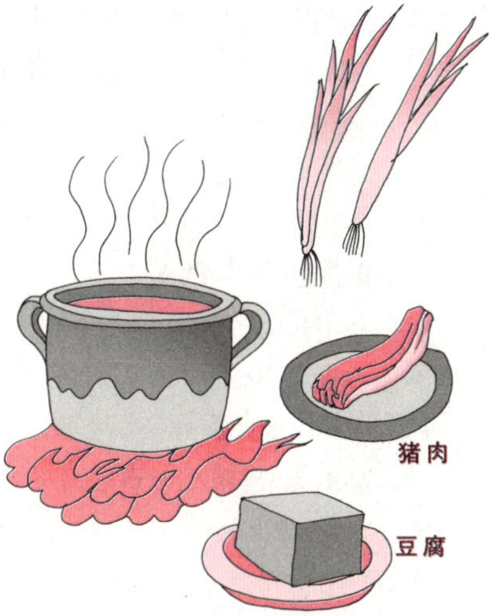

【做法】

(1)将豆腐干切成丝,投入开水中烫透,捞出,沥净水;洋葱剥洗干净,切成丝;瘦猪肉切成细丝。

(2)炒锅置旺火上,放入油,烧热后投入干豆腐丝煸炒几下,添入鲜汤,将锅移至慢火上稍煮片刻,然后再将锅端到旺火上,投入肉丝、洋葱丝,加入酱油、精盐和味精翻炒,炒至肉、洋葱熟后,烹入醋,用水淀粉勾芡,出锅即成。

口蘑烧冬瓜

【原料】

口蘑100克,冬瓜500克,香菜10克,酱油、淀粉、精盐、味精各适量,黄豆芽汤100毫升,植物油75毫升。

【做法】

(1)将冬瓜洗净,去皮、瓤,把冬瓜下入开水锅煮烂,用凉水泡1个小时,捞出切成滚刀块;口蘑洗净,除去杂质;香菜择洗干净,切成小段。

(2)炒锅置火上,加入植物油烧热,下盐和酱油炝锅,倒入冬瓜块、口蘑,加黄豆芽汤烧开,改小火慢慢煨一会儿,用水淀粉勾芡,撒上香菜段,即可出锅装盘食用。

味鲜清淡,口蘑软滑,冬瓜熟烂。

茄子炒肉丝

【原料】

嫩茄子750克,瘦猪肉100克,豆瓣酱50克,白糖、水淀粉、花生油、味精、料酒、高汤各适量。

【做法】

(1)将茄子切去蒂,剥去皮,切成5厘米长的条;瘦猪肉洗净切丝。

(2)锅置火上,放入花生油,烧至六成热时,将茄子条倒入油锅中炸至熟。

(3)锅内留底油,烧热后将肉丝下锅炒散,放入豆瓣酱,炒至红色时,加入茄子条,继续煸炒,烹入料酒,加入汤、白糖、味精炒匀,用水淀粉勾芡,立即起锅装盘即成。

>> 营养知识大讲堂

茄子的营养,也较丰富,含有蛋白质、脂肪、碳水化合物、维生素以及钙、磷、铁等多种营养成分,特别是维生素P的含量很高,每100克中即含维生素P 750毫克。维生素P能使血管壁保持弹性和生理功能,保护心血管、抗坏血酸,这种物质能增强人体细胞间的黏着力,增强毛细血管的弹性,减低毛细血管的脆性及渗透性,防止微血管破裂出血,使心血管保持正常的功能,防止硬化和破裂,所以经常吃些茄子,有助于防治高血压、冠心病、动脉硬化和出血性紫癜,保护心血管、抗坏血酸。此外,茄子还有防治坏血病及促进伤口愈合的功效。

鸡胗芹菜

【原料】

鸡胗200克,芹菜250克,淀粉10克,花生油、酱油、精盐、料酒、白糖、味精各适量。

【做法】

(1)将鸡胗洗净,切成细丝;淀粉放入大碗内,加入酱油、料酒、白糖及少量的水,调成糊状,再将切好的鸡胗丝放入糊内,拌匀;将芹菜削去根,择去叶,洗净,切成3厘米长的段,放入沸水锅中烫一下,捞出,用凉开水投凉,控净水。

(2)锅置火上,烧热后倒入花生油,待烧至油冒烟时,放入鸡胗片,迅速炒散,待鸡胗变色时,放入芹菜段,翻炒几下,加入精盐、味精,炒匀装盘即成。

滑嫩,香脆。

白菜肉丝

【原料】

瘦猪肉50克,白菜200克,花生油15克,酱油15克,精盐3克,淀粉5克,料酒3克,葱3克,姜2克。

【做法】

（1）将瘦猪肉洗净，切成丝，用酱油、淀粉、料酒调汁，将肉丝拌好；把白菜择洗干净，放在开水锅里烫过，晾凉后切成3厘米长的丝。

（2）锅置火上，放入花生油烧热，用葱、姜炝锅后，放入肉丝煸炒，然后放入白菜丝继续翻炒，出锅前撒上精盐即成。

清香，肉质鲜嫩。

虾皮炒茭白

【原料】

茭白300克，虾皮50克，青椒2.5克，花生油、葱、姜、精盐、白糖各适量。

【做法】

（1）将茭白削去皮，洗净，放在开水锅内略焯一下，捞出，剖成两半，再改刀成斜片；将青椒去蒂，剖开去籽，洗净，切成片；将虾皮去杂洗净，捞出控干水分；将葱、姜洗净，先用刀拍散，再切成末。

（2）锅置火上，倒入花生油烧八成热，下入葱、姜末和虾皮，煸炒出香味，加入茭白、青椒、精盐、白糖，煸炒几下，稍加点开水，炒匀出锅即成。

茭白滑嫩，虾皮鲜香。

>> 营养知识大讲堂

茭白甘寒，性滑而利，既能利尿祛水，辅助治疗四肢浮肿、小便不利等症，又能清暑解烦而止渴，夏季食用尤为适宜，可清热通便，除烦解酒，还能解除酒毒，治酒醉不醒。茭白含较多的碳水化合物、蛋白质、脂肪等，能补充人体的营养物质，具有健壮机体的作用。

蜜烤红薯

【原料】

红薯1000克，白糖75克，红糖100克。

【做法】

（1）先将红薯洗净，削去两头，放入沸水锅内煮至五成熟时捞出。

（2）取一大砂锅和一陶碗，将碗扣在砂锅内底部，把煮过的红薯放在砂锅内碗的上面。

>> 营养知识大讲堂

绿豆蛋白质的含量几乎是粳米的3倍，多种维生素、钙、磷、铁等无机盐都比粳米多。因此，它不但具有良好的食用价值，还具有非常好的药用价值，有“济世之食谷”之说。

(3)另用一锅,放入凉水,加入红糖烧沸,将糖水倒进红薯砂锅内。

(4)将砂锅放火上,烧开后,再改用微火煨烤,锅上加盖,煮至红薯九成熟,用筷子可以穿透时,加入白糖,把红薯稍翻动一下,再盖好,烤至汤汁耗去八成时,将红薯盛入盘中摊开,浇上汁,即可食用。

三宝绿豆糕

【原料】

绿豆面1000克,青梅75克,核桃仁50克,红枣肉50克,面粉75克,白糖、桂花各适量,香油5克。

【做法】

(1)将红枣肉洗净,放入开水中煮熟,捞出,剥去外皮,放入大碗内,捣烂,掺入白糖,搅匀;把青梅切成细丝;核桃仁压碎。三料与桂花、香油、面粉一并放入大碗内,加少量水,搅拌均匀,即成红枣馅儿。

(2)将绿豆面放入盆内,掺入白糖,加清水少许,拌成潮湿面团,加入红枣馅儿。

(3)锅置火上,倒入开水,放好笼屉,将制好的面团排放在笼屉上,盖好锅盖蒸10分钟左右,熟后出屉即成。

质地松软,香甜爽口。

枣泥凉果

【原料】

糯米400克,枣泥500克,青红丝10克,桂花酱2.5克,白糖100克。

【做法】

(1)将糯米洗净,分放在两个碗内,每碗中放入清水300克,入笼蒸熟,取出后搅拌成泥,做成30个面团,擀成小饼。

(2)将枣泥做成30个小圆团,逐个放在小饼的边上,用手一推,卷好枣泥团,两边呈翅状,将小饼相对的一边竖起,枣泥露在外边,把青红丝、桂花酱和白糖撒在缝里即成。

小巧别致,糯软适口。

妊娠水肿调养餐

猪肉烩冬瓜

【原料】

冬瓜150克,青豌豆粒150克,黄瓜100克,猪里脊肉100克,淀粉、精盐、味精、花生油各适量。

【做法】

(1)将猪肉洗净,切丁;冬瓜去皮、瓤洗净,切丁;黄瓜洗净,切丁。

(2)炒锅烧热,放入适量花生油烧热,然后倒入肉丁,煸炒后倒入豌豆、冬瓜丁、豌豆粒,稍炒后兑入适量开水,烩至基本熟时,放入精盐、黄瓜丁,起锅前用水淀粉勾芡,放入味精,装碗中即可食用。

清淡,鲜嫩,适口。

>> 营养知识大讲堂

蛋黄中有大量的磷,还有不少的铁,同时,鸡蛋中所有的卵磷脂均来自蛋黄,而卵磷脂可以提供胆碱,帮助合成一种重要的神经递质——乙酰胆碱。所以,婴儿的第一种辅食,往往就是鸡蛋黄。蛋黄对孩子补铁有益,对孩子的大脑发育也有益。蛋黄里含有的叶黄素和玉米黄素还可帮助眼睛过滤有害的紫外线,延缓眼睛的老化,预防视网膜黄斑变性和白内障等眼疾。

蛋黄蒸糕

【原料】

面粉750克,鸡蛋1000克,瓜子仁10克,青红丝10克,白糖250克,熟猪油15克。

【做法】

(1)先将面粉摊放在盘内,上锅蒸熟后晾凉;把鸡蛋液磕在盆内,用筷子向一个方向打20分钟,加入白糖,再搅打5分钟,倒入蒸熟的面粉和匀。

(2)用15个铁制的碗型模具,用熟猪油擦一遍,将瓜子仁、青红丝分别放在模具底层,再把调好的鸡蛋面糊灌入模具中,灌至八成满,把模具放入蒸屉内用旺火蒸约15分钟,出笼后稍凉,扣入盘中即成。蒸糕也可以用一铁盆蒸熟,晾凉后切块。

糕松软,味甜香。

蛋羹鱼

【原料】

鲫鱼1条(约300克),鸡蛋200克,料酒15克,清汤300克,葱、姜、精盐、味精、酱油、香油各适量。

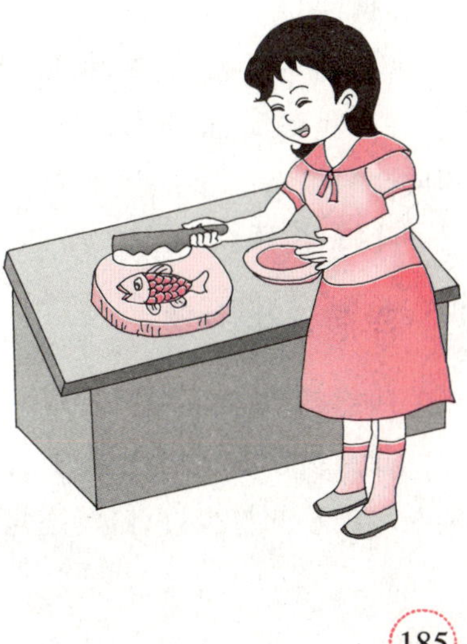

【做法】

(1)将鲫鱼去鳞、鳃,开膛去内脏,洗净,用水焯过,沥干。

(2)将鸡蛋液打入碗内,用筷子打匀,加入精盐、料酒、味精、清汤,再搅匀。

(3)葱、姜洗净,切末。

(4)取一蒸碗(或盘)将鲫鱼放入中间,将蛋液倒入四周,上笼蒸10~15分钟,蛋羹成脑状;用酱油、香油、葱姜末、清汤少量调成清汁,淋入蛋鱼和羹碗内即成。

糖酥鲫鱼

【原料】

鲜鲫鱼500克,葱白400克,冰糖30克,酱油50克,米酒50克,花生油500克(约耗75克),肉汤1000克,味精、香油各适量。

【做法】

(1)将鲫鱼去鳞,剖腹去内脏,洗净,放入八成热的油锅中炸至黄色时捞出,控油;把葱白切成6厘米长的段;冰糖放入锅内,加少量水,炒成糖汁。

(2)锅置旺火上,下入花生油50克,烧至五成热,下入葱白翻炒,然后放入酱油、糖汁和肉汤,烧沸后盛出。

(3)在原炒锅内垫上一半葱白,葱白上放鱼,鱼上边再放入葱白,随即将作料汤倒入,用小火慢烧,待汤汁减半时,将鱼翻过再烧,放入米酒,直到汤干鱼酥时,盛入盘中,淋上香油,撒上味精即成。

肉嫩汤鲜,酥香味美。

冬瓜番茄汤

【原料】

冬瓜250克,番茄200克,味精、葱花各少许。

【做法】

(1)将冬瓜去皮、瓤,切块;番茄洗净,切块。

(2)将冬瓜、番茄放入锅内,加水适量,待冬瓜煮熟后放入葱丝,加味精调味即成。

味鲜,清淡。

洋葱炒牛肉丝

【原料】

洋葱250克,牛肉100克,酱油25克,精盐2克,味精1.5克,料酒10克,水淀粉15克,小苏打少许,鲜汤适量,花生油500克(约耗75克)。

【做法】

(1)将洋葱剥去老皮,切去根,洗净,先切成两半,再横切成粗约0.3厘米的丝;牛肉剔去筋膜,洗净,先切成薄片,再按膜纹切成与洋葱丝相同的丝,放入碗内,加少许水淀粉、小苏打,抓匀上浆。

(2)锅置火上,放入花生油烧至六七成热,将浆好的牛肉丝下入油锅中,用铁筷子划开,至牛肉丝八成熟时,捞出控油。

(3)原锅留适量油,烧至七八成热时,下入洋葱快速煸炒,见洋葱变色,呈透明状时,随即加入料酒、酱油、盐和少许鲜汤,烧开后,放入牛肉丝、味精,用水淀粉勾芡,颠翻均匀,出锅装盘即成。

>> 营养知识大讲堂

洋葱营养丰富,且气味辛辣。能刺激胃、肠及消化腺分泌,增进食欲,促进消化,且洋葱不含脂肪,其精油中含有可降低胆固醇的含硫化合物的混合物,可用于治疗消化不良、食欲不振、食积内停等症。牛肉含有丰富的蛋白质,氨基酸组成比猪肉更接近人体需要,能提高机体抗病能力,对生长发育及手术后、病后调养的人在补充失血、修复组织等方面特别适宜。寒冬食牛肉,有暖胃作用,为寒冬补益佳品。

鸭肉冬瓜粥

【原料】

鸭肉100克,冬瓜50克,粳米50克,精盐适量。

【做法】

(1)将鸭肉洗净,切成小丁;冬瓜去皮,洗净,切丁。

(2)粳米淘洗干净,放入锅内,加水适量,放入鸭肉、冬瓜,用旺火烧开,后用文火煮至肉、瓜、米熟烂,下精盐调味即成。

粥味软稠,清淡鲜香。

鱼香葱豉粥

【原料】

鲤鱼1条,糯米100克,葱白、豆豉各适量。

【做法】

(1)将鲤鱼去鳞,去内脏,洗净;糯米用清水淘洗干净。

(2)锅上火,放入水,再放入鲤鱼,煮至水减半时,取出鱼(可作它用)下入糯米及葱白、豆豉煮成粥即成。

黏糯软稠,粥味鲜香。

妊娠下肢痉挛调养餐

凤尾虾

【原料】

鲜河虾 1000 克，罐头青豆 50 克，鸡蛋 2 个，肉汤 50 毫升，百合粉 50 克，香油 750 毫升，味精、湿淀粉、胡椒粉、精盐各适量。

【做法】

(1)将鲜河虾洗净，从中选出大虾 300 克，剥去头部虾壳，保留尾壳，使虾仁与尾壳仍连在一起；将余下的 700 克虾全部去壳，取出虾仁，一齐盛入瓷盆中，加入精盐少许，用手搅动，出现黏液时，即用清水冲洗两次，沥干水分；将蛋清盛入碗中，用筷子搅散，放入百合粉、精盐、味精调匀，再放入虾仁(包括有尾壳的虾仁)拌匀上浆。

(2)将香油倒入炒锅，在中火上烧至五成热时，下虾仁走油，迅速用筷子划散，防止粘连，达八成熟时，倒入漏勺沥油。炒锅内留油少许，放入虾仁、青豆煸炒几下，淋入肉汤，再用湿淀粉调稀勾芡，出锅装盘，撒上胡椒粉，淋入香油即成。

>> 营养知识大讲堂

虾营养丰富，其肉质松软，易消化，对身体虚弱以及病后需要调养的人是极好的食物；虾中含有丰富的镁，能很好的保护心血管系统，它可减少血液中胆固醇含量，防止动脉硬化，同时还能扩张冠状动脉，有利于预防高血压及心肌梗死；虾肉还有补肾壮阳，通乳抗毒、养血固精、化瘀解毒、益气滋阳、通络止痛、开胃化痰等功效。

牛肉末炒芹菜

【原料】

牛肉 50 克，芹菜 200 克，酱油 5 克，淀粉 10 克，料酒 3 克，姜 2.5 克，葱 2.5 克，盐 5 克，植物油 15 克。

【做法】

(1)将牛肉去筋膜，洗净，切碎，用酱油、淀粉、料酒调汁拌好。

(2)芹菜择洗干净，切碎，放入开水锅中烫过。

(3)葱去皮，洗净切花；姜洗净切末。

(4)锅置火上，放油烧热，下入葱花、姜末炝锅，再放入腌过的牛肉末，用旺火快炒，取出备用。

(5)锅中留余油烧热，下入芹菜快炒，加盐炒匀，然后放入炒过的牛肉末，再用旺火快炒，并加入剩余的酱油和料酒，炒匀即成。

海带排骨汤

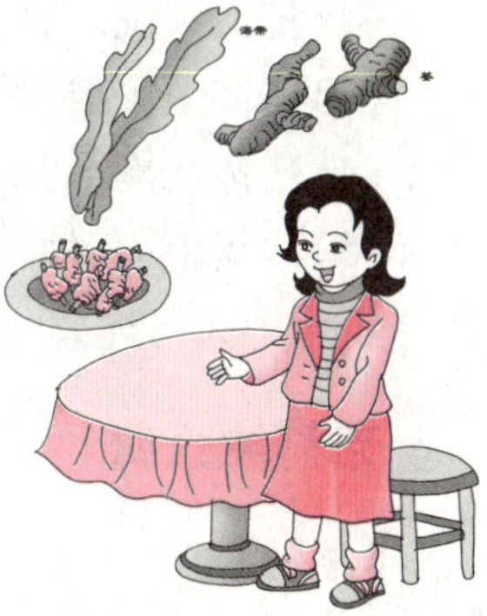

【原料】

猪排骨300克，海带100克，料酒、精盐、葱段、姜片、香油各适量。

【做法】

(1)将海带用温水泡发，洗净后切成菱形；将猪排骨洗净，切成小块，放沸水锅焯一下，捞出再用温水冲净。

(2)锅中放排骨、清水、生姜片、葱段、料酒，烧沸后撇去浮沫，用小火炖烧至肉熟，加入海带、精盐烧至入味，拣去姜、葱，起锅盛入汤碗，淋上香油即成。

色泽分明，汤味鲜美。

虾皮炖豆腐

【原料】

豆腐500克，虾皮10克，花生、淀粉、菜油、酱油、豆瓣酱、葱花、味精各适量，香油50克。

【做法】

(1)将豆腐用水煮一下，捞出沥干水分，捣烂成泥状。

(2)把花生放入油锅中炸酥，捞出压成碎粒。

(3)菜油放入锅中烧热，下入豆瓣酱炒至油呈红色时，放入捣烂的豆腐泥、虾皮。炒至发酥时，加入酱油、味精、香油、淀粉汁同时翻炒，加入葱花再翻炒几下，出锅装盘，撒上花生米碎粒即成。

白嫩鲜香，营养全面。

砂锅炖豆腐

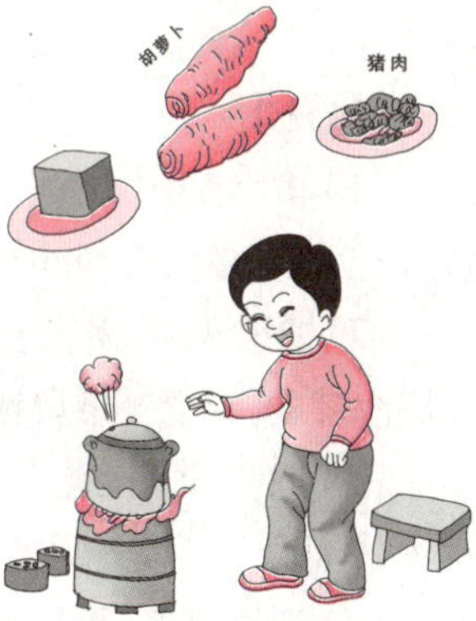

【原料】

豆腐2块(约600克)，猪五花肉50克，海米20克，胡萝卜50克，油菜50克，肉汤1000克，精盐、味精、香油各适量。

【做法】

(1)将豆腐切成3厘米长、2厘米宽、1厘米厚的条块，下入沸水中烫过，捞出沥水。

(2)把油菜洗净,切成小片。

(3)胡萝卜去根,洗净,切成“象眼”片,用开水烫后沥水。

(4)猪肉洗净,切成小片;海米用温水泡发好。

(5)砂锅上火,加入肉汤烧沸,撇去浮沫,加入豆腐块、海米、胡萝卜片、肉片,烧开后用小火再炖20分钟,加入油菜、盐,稍炖后,放入味精、香油,即成。

菇笋炖豆腐

【原料】

嫩豆腐500克,鲜蘑菇50克,熟竹笋片50克,酱油10克,香油25克,素汤汁300克,精盐、味精、料酒各适量。

【做法】

(1)将嫩豆腐放于盆中,加入料酒,上笼用旺火蒸40分钟,取出,切成5厘米见方的小块,放入锅内,用沸水焯后,用漏勺捞出。

(2)鲜蘑菇去根,洗净,放入沸水中焯1分钟,捞出,用清水漂凉,切成片。

(3)在炒锅内放入豆腐、笋片、鲜蘑菇片、精盐和素汤汁,使汤没过豆腐,用中火烧沸后,移至小火上炖约10分钟,加入酱油、味精,淋上香油,出锅即成。

>> 营养知识大讲堂

中医认为竹笋味甘、微寒,无毒,在药用上具有清热化痰、益气和胃、治消渴、利水道、利膈爽胃等功效。竹笋还具有低脂肪、低糖、多纤维的特点,食用竹笋不仅能促进肠道蠕动,帮助消化,去积食,防便秘,并有预防大肠癌的功效。竹笋含脂肪、淀粉很少,属天然低脂、低热量食品,是肥胖者减肥的佳品。

海带肉卷

【原料】

海带1000克,猪肉400克,大白菜帮、猪里脊条各适量,酱油、米醋、白糖、香油、料酒、蒜瓣、葱段、姜片各适量。

【做法】

(1)将海带用水浸泡发好,冲洗干净;把猪肉洗净,切成长条,平铺在海带上,然后把海带卷成直径5厘米的圆卷。

(2)把锅洗净,锅底上放上猪里脊条,把海带卷摆在上面成一层,放上姜片,再摆上一层海带卷,放上一层蒜瓣,再摆上一层海带卷,放上葱段,上面再放上一层海带卷。

(3)把酱油、米醋、白糖、香油、料酒一起倒入锅内,上面盖上一层大白菜帮,添水没过海带卷,盖上锅盖,用旺火烧开后,改用小火炖6个小时。

(4)把海带卷取出,晾凉,食用时,将海带卷切成0.3厘米厚的圆片即成。

汤鲜菜香,咸鲜适口。

第五篇

怀孕晚期营养知识

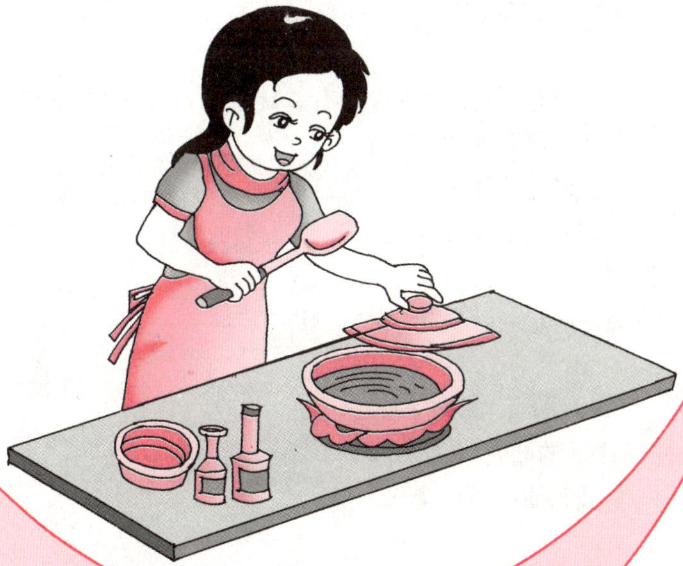

第一章

怀孕晚期饮食营养原则

孕晚期是孕妇体内和胎儿对蛋白质与钙、铁等物质储存最多的时期。孕妇的膳食营养应在孕中期的基础上作相应调整，适当增加食物摄入量，尤其应增加蛋白质和钙、铁等营养素的供给。对一些含热量高的食物如蔗糖、蜂蜜等甜食宜少吃或不吃，以防降低食欲，影响蛋白质等营养素的摄入。

孕晚期饮食营养

在这个阶段，蛋白质的供给量应在原有基础上每日再增加25克。

孕晚期胎儿肝脏以每日5毫克的速度储存铁，至出生时储存量可达300～400毫克，故孕妇应多食含铁量高的食品。如孕妇对铁摄入量不足，会影响胎儿体内铁的储存，孩子出生后易患缺铁性贫血。

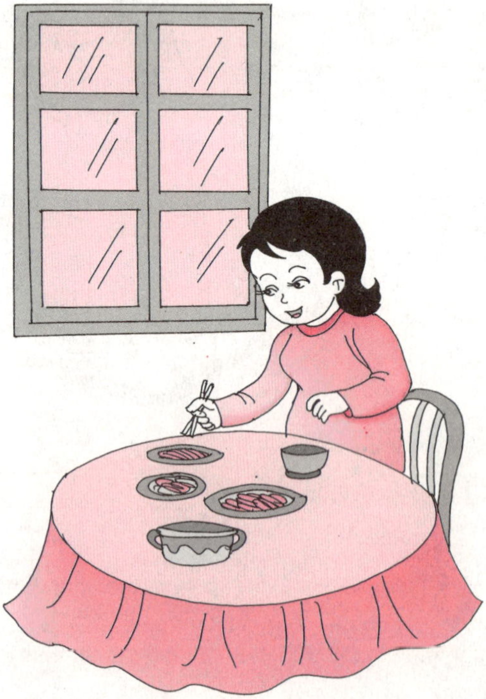

妊娠晚期，孕妇及胎儿对钙的需要量显著增加，除母体钙的储存量增加外，胎儿体内的钙一半以上是在最后2个月内储存的。

在此期间，孕妇体内摄取的热量，一般应不低于孕中期的供给量，但孕晚期的最后2周，应适当限制含脂肪和碳水化合物等高热能食品的摄入，以免胎儿长得过大，影响分娩。

孕晚期，孕妇进餐次数每日可增至5

餐以上，以少食多餐为原则，应选择体积小、营养价值高的食物，如动物性食品等，减少营养价值低而体积大的食物，如土豆、红薯等，对一些含热量高的食物如蔗糖、蜂蜜等甜食宜少吃或不吃，以防降低食欲，影响蛋白质等营养素的摄入，伴有下肢水肿的孕妇食盐量应限制在每日5克以下。此外，还应避免食用辛辣等刺激性食物。

>> 专家指南

孕晚期是指妇女怀孕的最后3个月。在此期间，胎儿细胞体积迅速增加，大脑皮层发育和髓鞘化加快，肺部继续发育以适应出生后血氧交换功能，皮下脂肪大量储存，正常胎儿在30周时的体内储脂量约为80克，至40周时可达440克，故胎儿体重剧增。同时，母体由于子宫增大，胎盘产生大量孕激素影响胃肠蠕动而易腹胀便秘。怀孕32～36周时，血容量增长达到高峰，血液脂质水平进一步提高，孕酮与雌激素的作用和水钠代谢变化，致使有些孕妇妊娠晚期有较多水钠储留，而出现轻度高血压、水肿和蛋白尿。

孕晚期如何补充维生素A

维生素A又名视黄醇，是人体必须又无法自行合成的脂溶性维生素，是保持健康的皮肤、视力、细胞生长以及再生所必需的。它有多种重要生理功能：β-胡萝卜素是一种有效的抗氧化剂，它能够中和自由基——自由基会损害健康细胞的分子，它还有可能增大加速老化细胞或造成健康隐患的风险。维生素A可促进牙齿和骨骼的强健生长。维生素A还是形成视紫红质的必要物质，视紫红质是一种能够让人眼在暗光下看见物体的色素。

正常人每天需要维生素A的量为4000～5000国际单位，妊娠期的孕妇每天需要维生素A则高约8000国际单位，一般正常的饮食中有足量的肉类、鸡蛋和新鲜蔬菜，可以满足孕妇维生素A的需要量，不必额外服用鱼肝油丸。如果孕妇早孕反应严重，胃口不佳或饮食调节不够，可适当补充，孕妇缺乏维生素A会影响胎儿生长发育，引起胎儿生理缺陷，如中枢神经、眼、耳、心血管、泌尿生殖系统等异常。

维生素A在体内有蓄积作用，补充太多除引起孕妇自身出现中毒症状外，还会危及胎儿，使胎儿出现大脑、心、肾等器官先天缺陷。动物实验表明：动物在怀孕期内如果喂给大量维生素A，可使出生后的幼仔出现畸胎。有人对两万多名在孕期内曾摄入过大量维生素A，出生的后代患有包括唇腭裂、耳、眼部及泌尿道缺陷，极少数患中枢神经系统或胸腺发育不全等经过严密追踪调查，分析所得资料后指出：

妇女妊娠期内，尤以孕前期3个月内，每天所摄入维生素A量超过15000国际单位则增加胎儿致畸的危险性。鉴于此，英国卫生部门甚至告诫人们：怀孕的妇女尽量少吃，最好是不要吃猪肝等动物肝脏类食物，以减少胎儿发生先天性缺陷的危险性。

孕妇对维生素A既不能缺乏，又怕补充或摄入过多，怎么办呢？医学专家建议，孕妇除应遵照医嘱补充维生素A外，较安全的是从植物性食物中摄取β-胡萝卜素，或类胡萝卜素（维生素A原）。如胡萝卜、玉米、甘薯、黄豆、南瓜、香瓜、菠菜、油菜、杏、柿子等。

孕晚期如何补充B族维生素

如何补充维生素 B_1

维生素 B_1 也称硫胺素、抗神经炎素或抗脚气病因子。抗神经炎素是对维生素 B_1 的最早称谓，硫胺素的名字则是根据其化学性质而来，又因为缺乏硫胺素可导致脚气病，因此又被称为抗脚气病因子。维生素 B_1 主要功能是保证热量代谢正常进行，助长发育，预防神经炎。大多数食品中都含有维生素 B_1，米糠、麦麸含量最高，小米、绿豆、花生中的含量也不少。维生素 B_1 的需要量与热量摄入量有密切关系。中国营养学会提出，一般成年人在轻体力劳动条件下，维生素 B_1 的需要量为1.2～1.3毫克/日，当劳动强度增加时供给量应逐渐增加，最高可达2.0毫克/日；成年女性比男性低0.1毫克/日。

>> 准妈妈必知

维生素 B_1 很容易因饮用含酒精、咖啡因的饮品，或承受压力和吸烟而受到破坏，如果长期吃精大米或精白面，而很少吃其他食物的话，就可能发生维生素 B_1 缺乏，导致多发性神经炎、肌肉乏力和疼痛等脚气病。妊娠过程中，母体、胎儿代谢率均增高。为维持正常食欲、肠道的蠕动、产后乳汁的分泌，必须有足够的维生素 B_1，如供给不足，易引起便秘、呕吐、倦怠、肌肉衰弱无力、子宫收缩缓慢、产程延长等。

孕晚期如何补充维生素 B_2

维生素 B_2 也称作核黄素。维生素 B_2 有助于机体对蛋白质、脂肪和糖类的代谢，同时它还参与红细胞的形成，并且有助于铁的吸收以及维生素 B_2 的代谢。另外维生素 B_2 是合成5-HT、去甲肾上腺素及多巴胺所必需的原料。维生素 B_2 在机体生长代谢中具有非常重要的作用，当身体缺乏它时，皮肤黏膜就容易发生炎症。

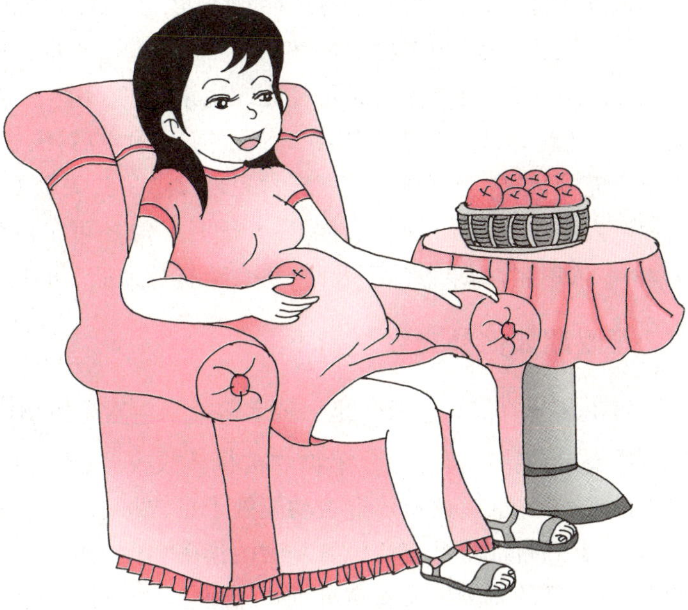

同时，还会引起其他部位的皮肤黏膜发生病变，如舌炎、口腔炎、眼结膜炎、脂溢性皮炎、阴囊炎等。此外，维生素 B_2 的缺乏，会妨碍铁在孕妇身体里的吸收、储存和运转，造成缺铁性贫血，影响胎儿的生长。

孕妇容易出现维生素 B_2 的缺乏，要注意及时、足量的补充。含维生素 B_2 比较丰富的食物有肉类（特别是内脏）、家禽、酵母、麦芽精、奶酪制品、大豆、谷皮、鱼类、绿叶蔬菜、杏仁。维生素 B_2 耐热力很强，烹调时不必过分担心含量会损失，不过，维生素 B_2 对光线特别敏感，特别是紫外线。因此，不要把富含维生素 B_2 的食物放在阳光易照射到的地方。

孕晚期如何补充维生素 B_6

维生素 B_6 是作用于氨基酸的辅酶，被人们称作“女性的维生素”，因为它有助于治疗一些特发于女性群体的疾病，如怀孕时的呕吐以及口服避孕药或激素替代治疗产生的毒副作用。它之所以对女性如此有益，原因之一在于它是合成 5-HT 所必需的物质。另外，维生素 B_6 还有助于脱氢表雄甾酮（脂肪酸的一种，简称 DHA）的生成，这种脂肪酸有改善情绪的作用。增加 DHA 摄入最常见的方法是食用含脂类多的鱼类（金枪鱼、鳟鱼、鲭鱼、沙丁鱼等），或者服用鱼油胶囊，也可以通过服用较多的维生素 B_6 来增加脑内 DHA 的数量。很多食物都富含丰富的维生素 B_6，肉类食物如牛肉、鸡肉、鱼肉和动物内脏等；全谷物食物如燕麦、小麦麸、麦芽等；豆类如豌豆、大豆等；坚果类如花生、胡桃等。

妊娠期间胎儿的生长发育、孕妇的生理调整、激素分泌变化等需要消耗更多的维生素 B_6。同时，维生素 B_6 的需要与蛋白质的摄入有关，蛋白质摄入的增加应同时增加维生素 B_6 的摄入，因孕妇摄入的维生素 B_6 易通过胎盘而集中于胎儿血中，其含量高于母血3倍，如缺乏可致胎动不安，孕妇会出现恶心、呕吐等。

需要注意的是，很多妇女怀孕后早孕反应重，经常呕吐，于是就想当然地认为多服点维生素 B_6 既能止吐又可补充维生素，其实不然。孕妇过量或长期服用维生素 B_6，胎儿就容易对它产生依赖，表现在小儿出生后，维生素 B_6 的来源不像在母体里那样充分，结果会出现一系列异常表现：易兴奋、哭闹不安、易受惊、眼球震颤、反复惊厥。有这些症状的小儿，在1～6个月龄时还可出现体重不增，医学上称为维生素 B_6 依赖症，如果诊治不及时，将会留有智力低下的后遗症。

孕晚期如何补充维生素 B_{12}

维生素 B_{12} 又叫钴胺素，是一种水溶性维生素。植物不能制造维生素 B_{12}，它是唯一需要一种特殊胃肠道分泌物才被机体吸收的维生素。维生素 B_{12} 可以促进红细胞的发育和成熟，使机体造血功能处于正常状态，预防恶性贫血；可以促进糖类、脂肪和蛋白质代谢；具有活化氨基酸的作用和促进核酸的生物合成，可促进蛋白质的合成，对婴幼儿的生长发育有重要作用。人类的维生素 B_{12} 来源于动物性食物如肝、肾、肉类、鱼、水产贝类动物、禽蛋和乳类等食物。一般正常成年人每天需要维生素 B_{12} 2～5微克，婴儿为1～2微克。在生长发育较快的年龄、妊娠、甲状腺机能亢进、感染和溶血性贫血等情况下，维生素 B_{12} 需要量会有所增加。通常情况下，人类从肉类或动物食品较丰富的膳食中，摄取的维生素 B_{12} 的量足以满足人体正常生理的需要。

妇女妊娠期消化吸收功能增强，需要量增加，孕妇如果缺乏维生素 B_{12}，可发生营养性大细胞贫血，新生儿也可患贫血。所以，维生素 B_{12} 对孕妇十分重要。

怀孕应该吃两人的饭吗

很多女性在得知自己怀孕后，就努力开始加大饭量，希望借此来满足胎儿的营养需要，更振振有词地说，怀孕了就应该吃两人的饭。

其实，怀孕的妈妈即使进食量加倍，也不等于宝宝在妈妈的肚子里就可以吸收所有妈妈比以前多吃的那些食物的全部营养，准妈妈多吃的那部分，很可能大都变成了自己身上的脂肪。胎儿的营养是否足够，关键在于准妈妈对食物的科学性选择，而不是靠盲目多吃来达到。

孕妇要多吃富含叶酸、维生素的水果和蔬菜，少吃油炸食品和经食品工业加工处理过的食品，还要保证适量的脂肪供给。

孕晚期多吃桂圆好吗

孕妇应少吃桂圆。虽然从营养成分看,桂圆中含有葡萄糖、蔗糖、维生素A、维生素B及酒石酸等物质,营养很丰富。祖国医学也认为,桂圆有补心安神、养血益脾之效。但桂圆甘温大热,一切阴虚内热体质及患热性疾病者均不宜食用。妇女怀孕后大多阴血偏虚,阴虚则滋生内热,因此孕妇往往有大便干燥、口干而胎热、肝经郁热的症状。祖国医学一贯主张怀孕前宜清热凉血。桂圆甘温大热,孕妇食之不仅不能保胎,反而极易出现漏红、腹痛等先兆流产症状。据有关专家统计,这类患者占先兆流产总人数的90%以上。如果及时停食桂圆,服中药清热保胎,尚可避免流产。然而,许多孕妇不懂得这些道理,出现漏红后照样吃桂圆,结果造成完全流产。

>> 专家指南

桂圆保胎是一种没有科学根据的习俗,虽然桂圆中确实含有许多对孕妇及胎儿有益的营养物质,但根据前边的分析,孕妇一般要在怀孕8个月后方可进食桂圆,否则,引发流产,得不偿失。除了人参和桂圆外,鹿茸、鹿胎胶、鹿角胶和胡桃肉等也属温热、大补之品,孕妇也不宜服。

孕晚期的最佳零食

孕妇在正餐之外,可适当吃一点零食用来补充不同的养分,对此,专家建议嗑一点瓜子,诸如葵花子、南瓜子等。

葵花子,又名朝阳花子、天葵子、向日葵子,是菊科向日葵属一年生草本植物的果实。与许多果仁食品相比,葵仁的蛋白质含量较高,热量又较低,而且不含胆固醇,是人们非常喜欢的健康营养食品。

每100克葵花子可食部分含蛋白质23.9克,脂肪49.9克,糖类13克,钾562毫克,磷238毫克,烟酸4.8毫克,铁5.7毫克,维生素E 34.53毫克,锌6.03毫克,维生素A 5微克,硒1.21微克,胡萝卜素4.7微克。葵花子仁的亚油酸含量很高,这是一种对人体非常重要的脂肪酸,有助于降低人体的血液胆固醇水平。人体不能自行产生亚油酸,一般只能从食物中摄取,葵仁就是这种营养成分的很好来源。葵仁还富含维生素E及精氨酸,对维护性功能和精子的质量有益,可提高人体免疫功能。此外,丰富的铁、锌、钾、镁等微量元素使葵花子具有防止发生贫血等疾病的作用。葵花子还是维生素 B_1 和维生素 E 的良好来源。

南瓜子性平味甘，营养全面，不只是吃起来香，还含有蛋白质、脂肪、糖类、钙、铁、磷、胡萝卜素、维生素 B_1、维生素 B_2、尼可酸等，而且养分比例平衡，有利于人体吸收利用。

孕晚期不宜过多服用营养药

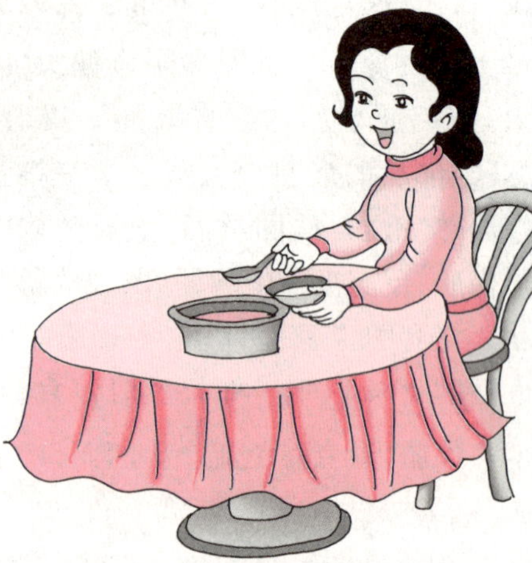

维生素和矿物质对调节机体的代谢有重要作用，妊娠期这些营养物质的需要量增加，可保证胎儿生长的需要和维持母体良好的营养状况。在孕妇营养不足的情况下，必须适当地补充些诸如维生素、铁钙矿物质等营养物质，但过量则适得其反，非但无益，反而有害。例如，各种铁剂都有潜在的毒性，过量会引起铁剂中毒；过量维生素 A 可引起胎儿肾和中枢神经系统畸形、骨骼异常；过量维生素 D 可引起母体高血钙症，从而导致胎儿高血钙症，促进骨化；过量维生素 C 会影响胎儿代谢；过量维生素 K 可引起新生儿高胆红素血症和胆红素脑病。由于孕妇对葡萄糖的耐受量减低，故大量的葡萄糖输入会引起孕妇和胎儿的高血糖症。如此可看出，孕妇营养物质应尽量从食物中摄取为佳，依靠所谓“营养补品”类药物是相当危险的。

孕晚期必需的“营养素”

孕期的准妈妈往往注意了许多营养的摄入，却忽视了就在身边的营养素——水、新鲜的空气和阳光。

1. 水

水占人体体重的 70%，是人体体液的主要成分，水不但维持人体正常的物质代谢，同时关系到体液的电解质的平衡和养分的运送，调节体内各组织的功能。所以，孕妇要养成多喝水的习惯。

2. 清新的空气

新鲜的空气是人体新陈代谢必需的，孕妇如能多呼吸清新空气，会感到心神舒畅，对自己和胎儿都有好处。但是，有些孕妇因为怕感冒，屋子常年不开窗，影响了新鲜空气的流通，长此以往，会对孕妇的健康带来损失。因此，一定要注意室内空气的清新。

3. 阳光

阳光中的紫外线具有杀菌消毒的作用，更重要的是通过阳光对人体皮肤的照射，能够促进人体合成维生素 D，进而促进钙质的吸收和防止胎儿患先天性佝偻病。因此在怀孕期间要多进行一些室外活动，既可以提高孕妇的抗病能力，又有益于胎儿的发育。如果住房条件不好，应尽可能减少室外高大树木对室内阳光照射的影响。

患有心脏病的孕妇应注意事项

有器质性心脏病的孕妇，早孕时就应到医院检查，最好能明确心脏病的病因、病变程度、病程、心脏代偿功能，以决定是否可以妊娠，不宜妊娠者应于孕 12 周前施行人工流产术。

加强产前检查。心脏病孕妇的主要死亡原因是心力衰竭与感染，未经产前检查的心脏病孕妇，心力衰竭的发生率是经产前检查的数倍至 10 倍。检查应从早孕开始，检查次数及间隔时间可根据具体情况而定。除了产科检查外，对心脏病应通过各种客观检查做全面诊断。

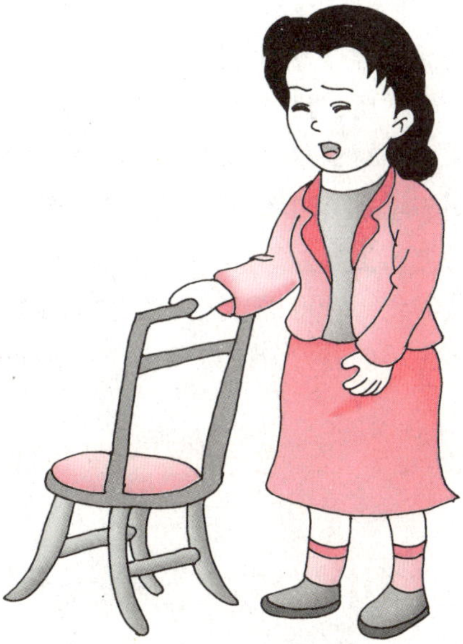

预防心力衰竭，安排好工作、生活，每日至少睡眠 10 小时，避免过度疲劳，防止情绪过度激动。怀孕 4 个月开始限盐，一天食盐不超过 4～5 克。积极防止并及早纠正贫血、维生素缺乏、蛋白质缺乏及感染。

提高对心衰的认识，早期心力衰竭表现为轻微活动即有胸闷、气急、心悸。如果休息时心率大于 110 次/分，夜间常胸闷，需起床到窗口呼吸新鲜空气者，应及时就诊处理。

产程开始给予抗生素预防感染，适当使用镇静剂，手术助娩缩短第二产程，胎儿娩出后腹部置沙袋，以防腹压突然下降而发生心衰。尽量不使用宫缩剂，输液输血注意滴速，可酌情选用剖宫产，麻醉剂中不要加肾上腺素。

产后1周尤其24小时内，由于回心血量骤然增加，仍然易发生心衰，因此应密切观察心率、心律、呼吸及血压变化，继续用抗生素预防感染。心功能Ⅲ级以上不宜哺乳，凡属不宜妊娠者应严格避孕或进行绝育术。

孕晚期要注意补铁

铁是人体中制造血红蛋白的重要原料。怀孕后，由于体内原先储备不足，而机体对铁的需求量日趋增大，加上吸收率低，妇女妊娠期对铁的需要量明显增加。如果铁摄入量不足，就会造成缺铁性贫血，减弱孕妇机体的抵抗力，严重影响胎儿生长发育。

一般情况下，孕妇的血红蛋白如果低于100克/升，红细胞少于每立方毫米350万即为孕妇贫血。导致这种病的主要原因有三个，一是妇女怀孕后，母体内需血量比未孕时约增加45%，故孕期对铁的需要量也会相应的增加，整个孕期需增加600毫克左右；二是胎儿自身造血及身体的生长发育都需要大量的铁，整个孕期胎儿需铁近400毫克；三是分娩时的出血及婴儿出生后的乳汁分泌也需在孕期储备一定量的铁，整个孕期约需200毫克。

>> 准妈妈必知

食物中铁的营养价值与吸收率有关，而动物性食物中的铁比植物性食物中的铁容易被人吸收。如动物肉及肝中铁的吸收率为22%，鱼为11%，而鸡蛋黄中的铁与磷、蛋白质吸收率仅为3%，大豆为7%，大米则只有1%。因此，经常食用肝脏、肉类、虾、蟹、豆类等食物是防治缺铁性贫血的好方法。如果含铁丰富的食物与蛋白质及维生素C一起摄取，铁的吸收会更好。

高危妊娠与高血压

为什么妊娠合并高血压是高危妊娠

高危妊娠，指在妊娠期母婴有某种并发症或有某种致病因素，可以危害母婴或导致难产。妊娠合并高血压，随着血压的升高，可影响胎盘灌流量，使胎儿宫内缺血缺氧，导致胎儿宫内生长迟缓及胎死宫内或流产。基础血压在24/14.6kPa（180/110mmHg）以上，胎儿死亡率达23%。如并发妊高征使病情加重，可出现尿蛋白，严重水肿、低蛋白血症、腹水，重者可发生子痫、脑血管意外、心衰、肝肾功能损害、弥散性血管内凝血等，可导致产妇死亡。

妊娠合并高血压者胎盘早剥发病率也较高，可导致内出血、休克、子宫胎盘卒中、弥散性血管内凝血，威胁母婴生命。

综上所述，足以说明妊娠合并高血压对母婴的危害，故属高危妊娠。

高血压孕妇应注意事项

(1)孕 20 周前到医院测量血压并确定基础血压，以后定期检查，发现异常及时处理。

(2)安排好作息时间，劳逸结合，避免过劳及精神创伤，心情应舒畅。

(3)高血压合并妊娠时，在孕中期有血压下降现象，对产妇虽有益，但可影响胎盘灌注，对胎儿不利，故一般不给降压、利尿剂，除非舒张压持续在 14.6kPa(110mmHg)以上时，方可适当治疗。

(4)高血压孕妇容易并发妊高征，发生率 30% 左右，如出现蛋白尿、水肿等妊高征症状时，应积极治疗，避免并发症的发生。一旦出现胎盘早剥、肾性肾功能衰竭、胎儿宫内发育迟缓等，应及时终止妊娠。

(5)加强胎儿胎盘功能监测，并指导孕妇自我监测，数胎动是最简便的自我监测方法，嘱孕妇左侧卧位以增加胎盘的血液灌流量。

(6)进低盐饮食。孕妇常吃过咸的食物，可导致体内钠潴留，引起水肿，从而加重高血压病情。

(7)适当给予镇静剂。

妊高征及其饮食禁忌

妊高征(全称妊娠高血压综合征)是我国孕产妇死亡的第二位死因。突出表现为头痛、呕吐、血压增高、四肢水肿等症状，容易造成早产、急产、胎儿宫内窒息及产后大出血等严重并发症，是怀孕期间重点防治的疾病之一。

妊高征的病因尚未完全清楚，但已知其病理生理变化基础是全身小动脉痉挛，其中血清钙降低血管平滑肌钙离子增加是诱发小动脉痉挛的因素之一。因此，在孕期补钙以纠正体内钙平衡失调引起血管平滑肌痉挛，降低血压是符合妊高征的病理生理变化的。

防治妊高征所需钙量偏大，孕初期每日 800 ~ 1200 毫克，至孕 4 个月后需

1200～1500 毫克，8 个月后达 1500 毫克以上。所补钙量主要应来源于食物，含钙丰富的食物豆类、乳类以及虾皮、海带、南瓜子、银耳、绿叶蔬菜等。此外，含维生素 D 和蛋白质丰富的食物可以促进钙的吸收，如鱼肝油、奶油、豆类等。如果有消化吸收不良或腹泻情况，可通过口服钙剂，如碳酸钙、葡萄糖酸钙、乳酸钙及其他合成钙剂等加以补充，以满足孕妇机体所需，降低妊高征发病率。

钠盐在某些内分泌激素的作用下，能使血管对各种提升血压物质的敏感性加强，引起细小动脉痉挛，加重高血压的病情。所以，在饮食中要控制食盐的用量，做到饮食要清淡，食盐每天限制在 2 克左右。如果患者水肿严重，尿量过少，可采用无盐饮食，除了烹调时不加食盐外，各种含盐食物，如咸菜、酱豆腐、火腿、咸肉、腊肠、咸面包，海味食品如海带、海蜇等，也应尽量少吃或不吃。

由于妊高征有水肿出现，所以要控制水分，每天不超过 1000 毫升，包括茶水、汤汁的含量在内。

妊高征还有肾脏的损害，会出现蛋白尿。由于大量的蛋白质每天从尿液中流失，所以，适量的补充蛋白质十分重要。蛋白质补充需要量的计算法为每日每千克标准体重 2 克左右。最好能多选择一些优质的动物蛋白质，如乳类、瘦肉类、鱼虾类等。不少人以为鸡蛋中蛋白质含量最高，因此，每天吃不少鸡蛋，结果还是无济于事。这是因为，蛋清中所含的白蛋白分子量较小，容易透过肾小球滤过膜而丢失，所以，吃下去等于白吃。蛋黄中胆固醇含量高，所以鸡蛋每天吃 1 枚即可。

具有利尿作用的食物也能吃，如冬瓜、西瓜、葫芦、茄子、茭白、玉米、赤小豆、绿豆和鲫鱼等。

>> 专家指南

国内外近年的临床实验研究结果表明，孕妇补充钙剂确实可降低妊高征的发病率，并且对轻中度妊高征患者有减缓病情和降低死亡率的良好效果。鉴于此，专家指出对于有妊高征高危因素的孕妇，补充钙或摄入含钙食品是降低和防治妊高征的有效措施。

孕晚期如何补钙

女性在怀孕期间，身体会流失大量的钙，因为胎儿发育所需要的钙全部来源于母体，也就是说，孕妇体内现有的钙有相当一部分要进入胎儿体内。如果孕妇钙摄入不足，会对胎儿及孕妇自身产生较大的影响。轻度缺钙时，机体会调动母体骨骼中的钙来保持血钙的正常；严重缺钙时，孕妇会出现腿抽筋的现象，甚至引起骨软化症。母体钙缺乏还会对胎儿的生长发育产生不良影响，孩子出生后容易出现颅骨软化、骨缝宽、囟门闭合延迟等异常现象。一个成熟胎儿体内约含钙30克。考虑到在孕早、中、晚期，胎儿日均积累量分别为7毫克、110毫克和350毫克，加上母体钙代谢平衡对钙的需要量为300毫克/日，以及人体对食物钙的吸收率为30%，因此，2000年《中国居民膳食营养素参考摄入量》对孕中期妇女钙的推荐值为每日1000毫克，孕晚期为每日1200毫克。然而调查显示，我国孕妇的实际膳食钙摄入量为每日500～800毫克。按此标准，目前我国许多孕妇的钙摄入量是不足的。因此，及时的补钙是非常重要的。

孕期水果及坚果的吃法

在我国民间一直有这样的说法：怀孕时多吃水果，孩子生出来皮肤好。怀孕时多时核桃等坚果，孩子的头发长得好。所以很多孕妇都在怀孕时吃大量的水果和坚果。这样究竟好不好呢？

>> 专家指南

怀孕期间水果及坚果是可以吃的，也是必须吃的。但吃的量一定要适度，如果怀孕期间一切正常，可以每日吃2～3个水果，1～2个核桃或其他同等量的坚果就可以了，吃得过多既浪费了食物，又危害了身体。而且吃水果和坚果时一定要注意选择新鲜的，霉烂的水果和油脂氧化的坚果对人体的危害很大。

从营养学的角度来讲，水果中主要含有糖、一些维生素和矿物质及可溶性膳食纤维；坚果有两类，一类坚果中含有较多的不饱和脂肪酸和蛋白质，如花生、葵花子、核桃、杏仁、松子、榛子、开心果等，另一类是含淀粉较高的坚果如莲子和板栗等，水果和坚果中所含的营养素都是人体所必需的物质，更是孕妇应该摄入的。但俗话说："物极必反"，有的孕妇一天吃多斤水果，六七个核桃或其他大量的坚果。这会摄入过多的热量、脂肪和糖，诱发妊娠期肥胖、妊娠糖尿病、巨大儿等，使母亲和胎儿的身体素质都受到不利影响。

而且，和其他食物一样，水果和坚果中所含有的营养素也是不全面的。如水果中蛋白质的含量极少，一般来说水果的铁、钙含量也都较少。坚果中含有较多的脂肪和蛋白质，但蛋白质的质量远比不上肉、蛋、奶。如在怀孕时大量的吃水果和坚果，势必会影响其他食物的摄入，造成营养素摄入的不均衡，长此以往，会发生营养不良，对宝宝和妈妈都造成不利的影响。

糖尿病与妊娠

什么是妊娠糖尿病

大家肯定都听说过糖尿病，糖尿病是一种糖代谢紊乱的疾病，最主要的症状就是血糖过高，长期高血糖，可以引起很多疾病。怀孕期间发生的糖尿病，一般叫妊娠糖尿病。由于胎盘分泌的一些激素有对抗胰岛素的作用，所以妊娠期间容易发生血糖高或者糖尿病。与一般糖尿病不同的是，妊娠糖尿病会威胁妈妈和宝宝两个人的健康。所以妊娠糖尿病是高危妊娠，一定要加以重视，与医生密切配合，以平安度过怀孕期、分娩期及产后期。

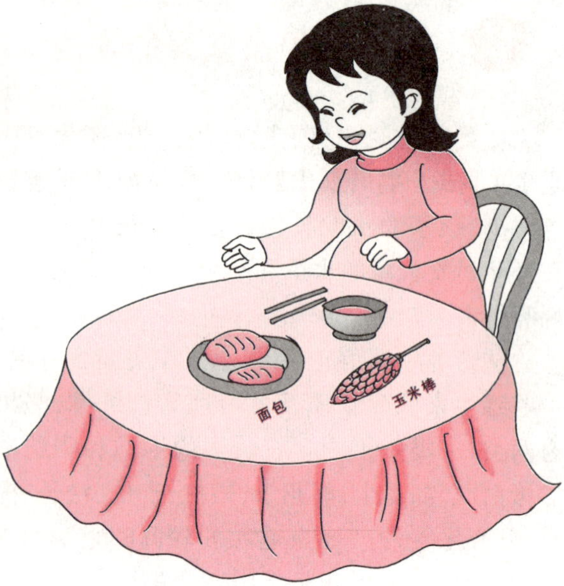

糖尿病妊娠与妊娠糖尿病

糖尿病妊娠与妊娠糖尿病，确切地说不是一回事儿，上面我们已经谈到了妊娠糖尿病了，是指孕妇原本没有糖尿病，而在怀孕期间发生了糖尿病。但糖尿病妊娠则是在原有糖尿病的基础上合并妊娠。由于有时候不能够确切的知道怀孕前是否已有糖尿病，所以这两种情况不总是能够明确的区分出来。但在妊娠期间治疗方法大致是类似的，都是首先进行饮食控制，必要时用胰岛素。一般来讲，比起妊娠糖尿病来，糖尿病妊娠症状要严重些。所以患有糖尿病的女士在选择怀孕时一定要慎重，并需要在医生的严密监测下度过整个孕期，必要时应选择人工流产。

糖尿病患者怀孕后对母子的影响

糖尿病对孕妇、胎儿、新生儿都会产生不利的影响，而且怀孕之后内分泌系统的改变，使原有糖尿病也会受到更多的冲击。对孕妇来讲，发生高血压、肾盂肾炎、羊水过多、产后出血和感染等并发症的机会也增多；在胎儿新生儿方面，则可能伴有先天性畸形、巨大儿、新生儿窒息、呼吸窘迫综合征，以及低血糖等。与正常人相比，糖尿病患者血糖要控制在理想水平，并且得到严密合理的监测和治疗，母婴的安全基本上是没有问题的。所以，患者既不可以对此掉以轻心，也没有必要为此忧心忡忡。

孕期如何控制糖尿病

糖尿病轻型患者可只用饮食治疗，使整个孕期的体重增长不超过 11 千克。

每日主食控制在 200 ~ 300 克，即 4 ~ 6 两。要常选用粗粮，一来粗粮中维生素、矿物质等营养素高于细粮，二来粗粮可以使血糖不至于一下子升得太高。一般常见的粗粮有很多，可以换着样吃，如玉米面、玉米碴、鲜玉米、燕麦片、绿豆面、小米、小米面、全麦面包等。

优质蛋白食物如牛奶、鸡蛋、肉类、豆类食物等也要控制。每日应有牛奶 1 ~ 2 袋、鸡蛋 1 个、瘦肉类 100 克（2 两）左右。其中瘦肉类是指所吃的所有动物的肉类，而不仅仅是畜肉类还包括猪肉、牛羊肉、鸡鸭肉、鱼虾海产类等，而不仅仅是畜肉类。

>> 温馨提示

糖尿病患者可以常吃豆制品，每周 1 ~ 3 次。如豆腐和豆制品吃得较多，可以适当减少肉类的摄入量。

脂肪如炒菜的油、油性食物等控制在 50 ~ 60 克，饮食应清淡，炒菜用植物油，最好不吃油炸食物。坚果类食物如花生、瓜子、核桃、开心果、榛子等食物都应控制。

不要吃甜食，包括含糖的酸奶、饮料、果汁等，我们只要每天按时吃足够量的主食，就不需要吃甜食来满足我们对碳水化合物的需要。

蔬菜可以多选绿叶菜和西红柿、黄瓜。

水果的摄入量每天不要超过 4 两，最好低于 3 两，可用西红柿和黄瓜来代替水果。

每天的食物可按早饭 1/5，中、晚饭各 2/5 量来分配，也可以根据需要分成更多的餐次，夜间可以加食少量夜宵，避免血糖太低。但应注意的是，所有加餐都应算在饮食总量中，而不是额外增加的。

对于重症患者，饮食控制不足以使血糖的值保持理想的范围，所以要用药物治疗。由于口服降糖药对胎儿有不良的影响，所以孕期应用胰岛素来控制血糖，一定要在医生的指导和监督下才能使用。一定要注意，即使用胰岛素来控制血糖，饮食治疗也是必不可少的，如果饮食不加以控制，则胰岛素的用量很难确定下来。

糖尿病孕妇要早做产前检查，要按时检查并做系统的胎儿监护，只要密切与医生配合，一般可以获得母子平安。

产后也要继续观察病情，如果 2 个月以后血糖仍旧没有恢复到正常值，就要找内分泌或内科医生治疗。

孕晚期补铁应注意事项

孕妇应该注意膳食的调配，有意识地食用一些含铁质丰富的食品如动物内脏、蔬菜、动物肝脏、肉类、鸡蛋等，其中以猪肝的含铁量最高，瘦肉、紫菜、海带等也含有一定量的铁质。需要注意的是：在补充含铁食物时，应避免与牛奶、茶叶同服，最好与含维生素 C 丰富的水果等同服，因为维生素 C 能够提高铁的吸收率。

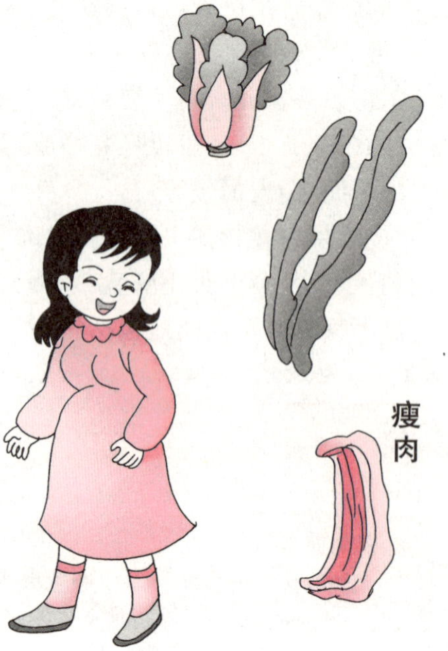

必要时，孕妇可在医生指导下服用铁剂。一般服用铁剂 10 天左右，贫血症状就会开始逐渐减轻，连续服用 2 ~ 3 个月，贫血可得到纠正。最好服用铁剂的同时加服维生素 C 100 毫克，有利于铁的吸收。服药要坚持，不可间断，而且在贫血被纠正后还应继续服药两个月，但此时每天服 1 次药即可。

肥胖妇女妊娠后应注意事项

孕期定时进行产前检查，防止并发症，重点检验血糖、尿糖、尿蛋白，测量血压，监测胎儿、胎盘功能。

孕期应限制饮食（热量），但必须满足蛋白质、铁、钙等矿物质及维生素等基本物质需要，并防止发生酮血症。

产程中严密观察产程进展，避免产程延长，估计胎儿大小，以确定头盆关系，选择合理的分娩方式，防止梗阻性难产发生。

剖宫产可采用腹壁横切口，有利于伤口愈合。产后采用多种预防感染措施。

产后或术后早期活动，预防血管栓塞性疾病的发生。

一般认为肥胖孕妇极易发生下列并发症，从而对母婴产生不利影响。

(1)妊高征发生率高。文献报道为42.3%，可发生子痫、胎儿宫内发育迟缓，增加了围生死亡率。

(2)高血糖、糖尿病、巨大儿发生率高。

(3)分娩过程中产程延长发生率高。这会增加孕妇的手术产率和感染率，胎儿宫内窒息也可随之增加。

(4)难产率高。特别是胎儿巨大，易发生梗阻性难产。

(5)肥胖增加了麻醉和手术技术上的困难，剖宫产儿缺氧发生率高。

(6)产褥热发生率高。最常见的原因是生殖道、泌尿道及切口感染。

(7)易形成血栓及栓子，引起血管栓塞性疾病。

(8)腹壁脂肪厚，剖宫产腹壁切口可因脂肪液化而愈合不良。

宜喝孕妇奶粉

怀孕以后，准妈妈的身体和心理都要经受一场考验，有些准妈妈因为妊娠的反应，吃不下任何东西，可是不吃东西又怕宝宝营养不够，宝宝出生后不够健康，针对这种情况，孕妇奶粉就成了一个很好的选择。

孕妇奶粉因为包含有促进孩子成长的营养成分，成为准妈妈孕期的重要营养来源之一。即使你的膳食结构比较合理、平衡，但有些营养素只从膳食中摄取，还是不能满足身体的需要，如钙、铁、锌、维生素D、叶酸等，而孕妇奶粉中几乎含有孕妇需要的所有营养素。如果孕期吃足够的孕妇奶粉，基本上能够满足孕妇对各种营养素的需求。

> **>> 温馨提示**
>
> 市面上孕妇奶粉品牌众多，所含成分也各不相同。有的含有脂肪，有的含糖，有的则含有叶酸或者其他营养素。准妈妈在挑选的时候，应该看清楚每种品牌所含有的成分，了解清楚奶粉的特点，根据自身的需要来选择合适的奶粉，比如孕妇缺钙就选择含钙的奶粉。这样才能够补充自己所缺的营养素，也不至于补得过量。

一般来说，孕妇奶粉的产品说明上都会建议准妈妈每天喝1～2杯，准妈妈不要擅自增加饮用量，否则容易造成某些营养元素摄入量超标，反而对健康有害。如果想通过喝孕妇奶粉多补充些水分，不妨每次将奶粉少放一些，多加些水，冲得淡一点、稀一点，这样每天就可以多喝几杯了。虽然孕妇奶粉中所含的各种维生素和矿物质，基本上可以满足孕妇的营养需要，但由于每个人的饮食习惯不同，膳食结构也不同，所以对于营养素的摄入量也不完全相同，最好在营养专家或医生的指导下做一些恰当的增减，以免某些营养素过量，甚至引起中毒。孕妇奶粉的配方只是针对大多数准妈妈的，如果是贫血、缺钙严重的孕妇，还应该针对身体状况，按照医生的诊断，补充铁剂和钙等，并且保证所有营养元素的服用量都在安全范围之内。需要注意的是，严格按照孕妇奶粉的说明饮用，基本上可以满足准妈妈对大多数营养元素的需求，如果再同时服用多种维生素，会造成一些营养成分摄入过量，而某些营养元素如果长期摄入过量，会对胎儿和准妈妈的健康产生不良的影响。例如，如果维生素 A 过量，严重的会导致胎儿畸形。

孕晚期要合理补钙

一是食补。从均衡饮食结构入手，不仅是最安全、最合理的补钙方式，也更易为人们所接受。孕妇可多吃些含钙丰富的食物，如奶和奶制品、动物肝脏、蛋类、豆类、坚果类、虾皮、芝麻酱、紫菜、海产品、山楂及一些绿色蔬菜，但要注意饮食搭配，防止钙与某些食品中的植酸、草酸结合，形成不溶性钙盐，以致钙不能被充分吸收利用，含植酸和草酸丰富的食物有菠菜、竹笋等，所以，不要将这些菜与含钙丰富的食物一起烹调。具体可每天早、晚喝牛奶各 250 克，就可补钙约 600 毫克，再加上多吃含钙丰富的食物，如骨头汤、鱼、虾等就能满足孕妇的需要。

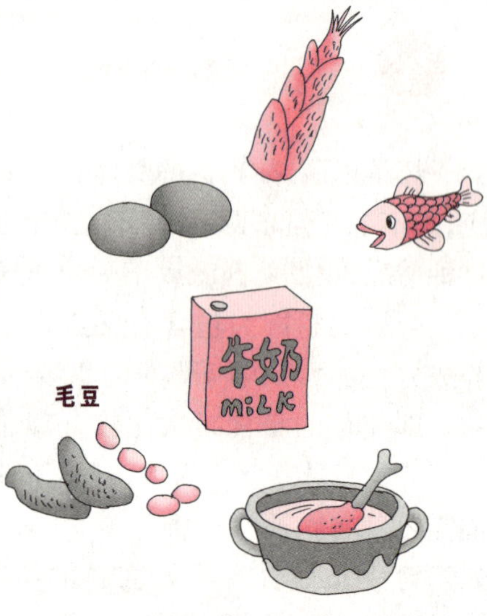

二是药补。如果通过食品还不能满足身体所需，可在医生指导下服用补钙产品。但是，每次服用钙的剂量不要过大，孕妇可以把 600 ~ 800 毫克的钙剂分成 2 ~ 3 次服用。一次服用尽量不要超过 500 毫克。目前国内常见的补钙产品其钙含量为：碳酸钙 40%，氯化钙 27%、碳酸氢钙 23%、柠檬酸钙 21%、乳酸钙 13%、葡萄糖酸钙 9%。一般来说，钙制剂标明含钙量有两种方式：一种是含钙化合物

>> **温馨提示**

服用钙片后不宜立即饮茶或用茶水服用。此外，孕妇补钙要适量，摄入钙过多会影响铁等其他营养素的吸收，可致孕妇便秘和高钙血症，甚至导致结石。

的量；另一种是含钙元素的量。在购买钙产品时，应注意产品包装上标明的以钙元素计算的钙含量。但单以钙含量作为选择钙制品的标准是片面的，还要兼顾其溶解度、吸收利用度以及价格、口味等。如维生素 D 是钙磷代谢最重要的调节因子之一，因此在钙片中应适量添加维生素 D，以增加钙吸收。但如果不注意，服用了过多的维生素 D，也会造成人体中毒。

最佳分娩食品

如果您已接近预产期，就要开始为分娩做准备了，如您自己换洗的内衣，宝宝的小衣服及包裹用的小被子等一些在医院可能用到的物品。那您有没有想到在饮食上也应该做一些安排呢？

妊娠分娩是一种再自然不过的生理现象了，然而大多数情况下，当我们一有腹痛等分娩的先兆，就着急得不得了，拿上事先准备好的东西，就匆忙地赶到了医院。而无暇顾及饮食上的事情了。其实，初产妇从有规律性宫缩开始到宫口开全，大约需要 12 小时。如果您是初产妇，无高危妊娠因素，准备自然分娩，就应该考虑在这期间吃些什么的问题。因为产妇分娩时需要足够的产力，而产力来源于能量，能量的唯一来源是食物。一开始，您可以准备易消化吸收、少渣、可口味鲜的食物，如面条鸡蛋汤、面条排骨汤、牛奶、酸奶等食物，吃饱吃好，为分娩准备足够的能量。如果这期间吃不好睡不好，紧张焦虑，容易导致疲劳，将可能引起宫缩乏力、难产、产后出血等危险情况。当您已进入产房后，上述食物吃起来就不那么方便了，这时的饮食则首选巧克力，美国产科医生称誉他为最佳分娩食品。巧克力营养丰富，体积小，热量多，如 100 克巧克力含糖 50 克，且能在短时间内被人体吸收，并迅速转化成热能（其消化吸收速度为鸡蛋的 5 倍），对于极需热能的产妇来说无异于“雪中送炭”，而且，巧克力对于缓解分娩前的恐惧和焦虑也有一定的作用。故产妇临产时吃几块巧克力，可望缩短产程，顺利分娩。

此外，人参也是一种良好的分娩食品。人参具有提高免疫力、抗疲劳作用，还能调节神经系统的功能，使由于紧张而造成的精神错乱得以恢复。所以产妇在生产过程中服用人参，不仅可以消除疲劳，增强体力，使精力充沛，同时还能够调节产妇的大脑神经系统，使子宫收缩协调节器，子宫颈口扩张顺利，使得分娩顺利完成。人参又有补气、生血、止血作用，在避免产后失血过多的同时又能加快产后的体力恢复。

孕晚期补锌的方法

孕妇要注意补锌

锌，是人体必不可少的微量元素，对于人体健康的作用，就像专家们所说的，锌是“生命和智慧的火花”，没有锌，就没有生长发育。因为，锌是酶的活化剂，参与体内 80 多种酶的活动和代谢，它与核酸、蛋白质的合成，与糖类、维生素的代谢，与胰腺、性腺、脑垂体的活动等关系十分密切，发挥着非常多、非常重要的生理功能。锌能刺激细胞的分裂，是促进组织生长，帮助创伤组织修复及有利智力发育的重要物质。所以，缺锌万不能忽视。

女性体内锌不足时可导致性激素的产生减少，而乳房的健康发育、月经的产生都是与激素密切相关的，吃糖、饮酒可增加机体锌的消耗，容易缺锌。锌可促进蛋白质的合成，维持皮肤的弹性，对女性的美丽有着关键性的影响。怀孕的妇女担负着自身和胎儿两个人的营养需要，缺锌的情况更普遍一些，应该经常做检查，在医生的指导下适量补锌，这对孕期保健和胎儿正常发育很有意义。人体内的锌主要储存于骨骼内。锌不像钙那样，胎儿没有能力将母体骨骼内的锌随时动员出来加以吸收，妊娠期间一旦锌摄入量不足，母体骨骼中锌含量并不下降，而胎儿血浆中锌浓度会迅速下降。

>> 专家指南

对胎儿来说，缺锌主要会影响其在宫内的生长，会波及胎儿的脑、心脏、胰腺、甲状腺等重要器官，使之发育不良，也给婴儿出生后上述器官功能不全或者患病带来隐忧。对孕妇自身来说，一方面缺锌会降低自身免疫能力，容易生病，而孕妇生病自然殃及胎儿；另一方面，缺锌会造成孕妇味觉、嗅觉异常，食欲减退，消化和吸收功能不良，这样又势必影响胎儿发育所需的营养供给。临床研究证明，有的胎儿中枢神经系统先天性畸形、宫内生长迟缓，以及婴儿出生后脑功能不全，都与孕妇缺锌有关。

至于人体对锌的需要量，营养学家谈到，对正常人而言，一个成人每日摄入大约 20 毫克的锌基本上可以维持机体的需要，而孕妇的需求量则要高出一倍才行，达不到这个量，就属于缺锌了。

既然孕妇缺锌有害，那么补锌就理所当然了。可是如何补锌呢？对多数孕妇来说，通过饮食途径补锌即可，也最有效。如：经常吃些牡蛎、动物肝脏，肉、蛋、鱼以及粗粮、干豆等含锌丰富的食物，另外，常吃一点核桃、瓜子等含锌较多的坚果，都能起到较好的补锌作用。同时，孕妇要尽量少吃或不吃过于精致的米、面，因为小麦磨去了麦芽和麦麸，成为精面粉时，锌已大量损失，只剩下1/5了。

需要注意的是，用药物补锌应在医生指导下服用，且服用硫酸锌制剂时不宜过量。

补锌应吃什么

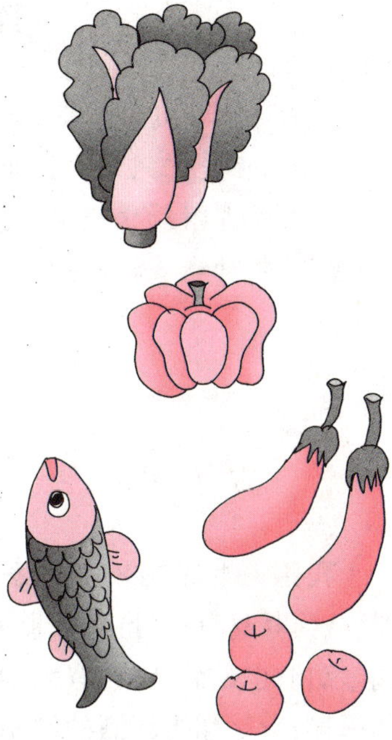

补锌主要是通过饮食补充。食物中含锌量多的食物有牡蛎、麦芽，其次是瘦肉、鱼类、牛奶、核桃、花生、芝麻、紫菜、动物肝脏等。食物中最丰富的锌元素来源是植物性食物，以坚果类，如核桃仁等含锌元素最丰富。孕妇还应多吃鱼南瓜、茄子、白菜、豆类等含锌丰富的食物。

苹果素有“益智果”与“记忆果”之美称。它不仅富含锌等微量元素，还富含脂质、糖类、多种维生素等营养成分，尤其是细纤维含量高，有利于胎儿大脑皮层边缘部海马区的发育，有助于胎儿后天的记忆力。孕妇每天吃1~2个苹果即可以满足锌的需要量。

孕晚期要注意补碘

孕妇缺碘不仅给自身造成了危害，还影响胎儿，可使胎儿生长缓慢，甚至生长停滞，特别是患地方性克汀病（甲状腺功能低下的一种严重后果）的孕妇。更为重要的是，甲状腺对胚胎脑和神经细胞的发育起着重要作用，碘也会直接影响胎儿的神经组织的发育，特别是对胎儿大脑皮质中主管语言、听觉部分的分化和发育有直接影响。在胚胎3~5个月的时候，神经组织分化旺盛，若此时缺碘，就会影响胎儿脑皮质发育，使脑重量减轻，从而出现智力低下、聋哑或痴呆儿。此外，还可能生出身材矮小、小头、低耳位等异常儿。学者们认为，大脑发育不良，以致智力障碍，对人类来说是由缺碘造成的。因此，孕期应有意识地增加碘的摄入量。

第二章

怀孕晚期饮食之忌

到了妊娠后期，孕妇虽然摆脱了早孕反应的困扰，胃口开始好起来，但是吃完饭后总觉得胃部麻乱，并且有烧灼感。另外，由于渐长的胎儿对肠胃的压迫，便秘现象再次出现。面对上述两个症状，孕妇的饮食需要注意些什么呢？这一章中我们就一起来了解一下。

孕妇忌食用糯米甜酒

我国一些地方有给孕妇吃糯米甜酒的习惯，认为其具有补母体、壮胎儿的作用，实际上，糯米甜酒也是酒，也含有酒精，吃糯米甜酒和饮酒一样，只是糯米甜酒的酒精浓度比普通酒低。但即使只含微量酒精，也可以通过母体进入胎儿体内。这是因为酒精可随血液循环到达胎盘，而胎盘对酒精又没有吸收能力，酒精就会通过胎盘进入胎儿体内，影响细胞的分裂过程，进而影响胎儿的大脑或其他器官的发育，导致各种畸形的发生，常见的有大头畸形、智力低下、心脏或四肢先天畸形等。

>> 温馨提示

孕晚期是胎儿大脑细胞增值的高峰，供给充足的必需脂肪酸是满足大脑发育的必要条件。据说多吃海鱼有利于必需脂肪酸的供给，注意增加一点粗粮，粗粮中富含维生素 B_1，如果缺乏则容易引起呕吐、倦怠，并在分娩时子宫收缩乏力，导致产程延缓。

对于母体来说，本身孕期肝脏、肾脏的功能负担就加重了，而酒精在体内主要是通过肝脏的降解，由肾脏排出体外。在孕期摄入酒精，无疑会加重肝脏和肾脏的负担，再者，酒精对孕妇的神经和心血管系统也是有害无益的。糯米甜酒虽然只含有少量酒精，但也会对孕妇和胎儿造成损害。所以，孕妇不宜食用糯米甜酒。

孕妇忌吃黄芪炖鸡

黄芪是一种中药，味甘、微温，具有补气固表、托疮生肌、利水的功效，主治气血虚弱、自汗、久泻脱肛、子宫脱垂、肾炎水肿、蛋白尿、糖尿病、慢性溃疡等症。母鸡味甘性温，能温中健脾、补益气血。民间常用黄芪炖鸡治疗产后乳汁缺少，又可补虚固表，治疗产后虚汗症。

由于黄芪有助气壮筋骨、长肉补血的功用，加上母鸡本身是高蛋白质食品，两者起协同滋补作用，会使胎儿发育生长过猛，胎儿过大，造成孕妇难产，不得不使用会阴侧切、产钳助产，甚至剖宫产术来帮助生产，给孕妇带来痛苦，同时也有可能损伤胎儿。妊娠晚期孕妇，尤其是要临产的孕妇，吃黄芪炖鸡后，不少人还会出现过期妊娠，这是因为黄芪有益气、升提、固涩作用，这会干扰妊娠晚期胎儿正常下降的生理规律。此外，黄芪还有利尿作用，易导致羊水相对减少，以致产程延长。

从母婴的健康考虑，孕妇不宜吃黄芪炖鸡。

>> 专家指南

孕妇用餐不规律，不但对胎儿没有好处，对孕妇也同样没有好处。在怀孕期间，胎儿完全依赖孕妇来获得热量。如果孕妇不吃饭，胎儿将得不到需要的营养，就会吸收孕妇自身所储存的营养，使孕妇的身体逐渐衰弱下去。如果孕妇不按时用餐，这一顿不吃，下一顿吃得多，那么多余的热量就会转化为脂肪储存起来。所以孕妇要避免过饥或过饱，要按时用餐并少吃零食。

孕妇忌多吃午餐肉

午餐肉在腌制过程中需加少量的硝酸钠、亚硝酸钠等化学药物。这些化学药物具有较强的防腐作用，使肉制品不易腐败变质。另外，亚硝酸钠在酸性条件下会还原为亚硝酸，而亚硝酸又会与鲜肉的血红素和肌红素发生化学作用，使肉质变成美丽的玫瑰红色。

硝酸钠和亚硝酸钠是对人体有害的化学物质，可使血液中的低铁血红蛋白氧化成高铁血红蛋白，失去输氧能力而引起组织缺氧性损害。尤其是当胃肠功能不全、肠内硝酸盐还原菌过度繁殖的情况下，食用过量午餐肉或亚硝酸钠残留超过0.1%的午餐肉，均可引起轻重不等的亚硝酸盐中毒症状，如头痛、嗜睡、呕吐、腹痛、发热、呼吸急促等。这将对孕妇产生不利的影响，同时还会殃及腹中的胎儿，甚至引起流产、早产。

孕妇忌多吃松花蛋

松花蛋风味独特，人们非常喜欢吃，但孕妇吃多了对身体有害。松花蛋在制作过程中，所用的原料含有大量的氧化铅，容易透过蛋壳渗入蛋内。铅是对人体有害的金属之一，如果长期、大量食用含铅食品，会对神经系统、造血系统和消化系统造成危害。据测定，有些松花蛋的氧化铅含量已超过安全标准的4～5倍，由于怀孕期间体内各系统发生了一系列生理变化，解毒和排泄功能受到了一定影响，体内蓄积过多的铅就会通过胎盘进入胎儿体内，引起慢性中毒，出现流产、早产、胎儿畸形。因此，孕妇怀孕期间不要常吃松花蛋。

孕妇忌吃不熟的蛋

蛋类的蛋白质含量为13%～15%，可提供极为丰富的氨基酸，而且氨基酸之间的组成比例非常适合人体需要，营养价值很高。蛋类的脂肪含量为11%～15%，大部分在蛋黄内，极易被吸收。蛋类也是无机盐和维生素的良好来源，它们主要集中在蛋黄内，另外蛋类维生素A、维生素D和维生素B_2含量也较多。

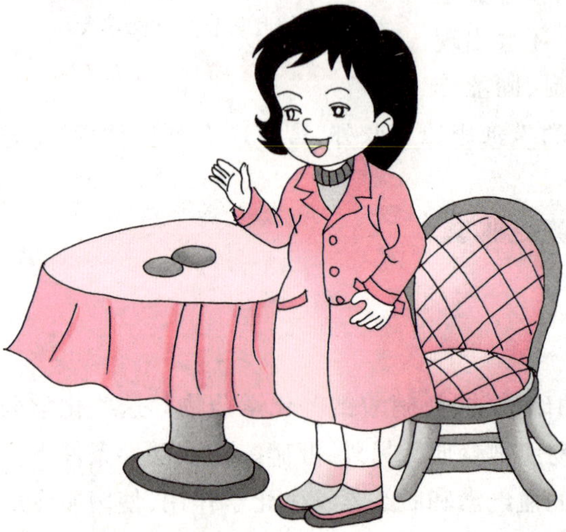

但是鸡蛋中含有抗生物素及抗胰蛋白酶，必须高温煮熟后才能将上述抗营养素破坏。有的孕妇专门喜欢吃软蛋黄，即未煮透的鸡蛋，认为吃后容易消化，但是却忽视了吃未煮熟的软蛋黄可能引起食物中毒。另外，蛋中还含有弓形虫的包囊，常吃不熟的蛋可导致弓形虫感染。孕妇感染本病还可直接传染给胎儿，且随着胎儿月龄的增加感染率越来越高。孕早期感染弓形虫，常可引发流产、死胎或先天畸形，如脑积水、小头、小眼、无脑儿、脑疝、耳聋、先天性心脏病等，还有部分受感染后出生的婴儿随年龄的增长逐渐表现出眼、耳功能低下。因此，孕妇不要吃没有煮熟的蛋类。

孕妇忌食田鸡

吃田鸡对人体危害甚大，因为田鸡的体内含有大量的裂头绦虫的幼虫，这些幼虫一旦进入人体后，容易寄生于软组织及内脏。它们具有极强的活动能力，能引起局部组织发炎，组织溶解、坏死，形成脓肿及肉芽肿等。如果寄生在要害部位，便会引起失明、瘫痪、抽搐、癫痫发作等并发症，严重的还会引起死亡。幼虫感染孕妇后，还会穿过胎盘侵害胎儿，造成胎儿畸形。

另外，农田长期使用各种农药，随着耐药性的提高，不少昆虫未被杀灭，田鸡捕食了这些昆虫后，体内聚集了大量的农药，仅有机农药的残留量就是猪肉的31倍，如果孕妇大量吃田鸡，危害可想而知。

孕妇忌多吃香肠

香肠在制作过程中要加入亚硝酸盐做防腐剂和着色剂。而肉中的氨基酸能在高温、油炸或酸性环境中（如胃中）同亚硝酸盐反应，生成致癌物质。尽管亚硝酸盐能防止肉毒杆菌的生长，延长肉制品的货架寿命，并且许多肉制品还使用真空包装，但肉毒杆菌仍可繁殖。孕妇若吃了含有肉毒杆菌的香肠，可引起食物中毒，导致呕吐、腹泻，严重的腹泻还可以引起宫缩，导致流产、早产。

另外，香肠在制作过程中，为了增加色泽的美观、口味的香浓，还要加入人工合成的色素和香精。这些人工合成色素可对神经介质发生作用，影响神经传导，从而波及腹中的胎儿，使婴儿出生后易患多动症。并且这些人工合成色素和香精还可以引起多种过敏性疾病、神经性头痛和行为紊乱。

孕妇忌不吃芹菜

芹菜种类很多，有中国芹和西芹之分。中国芹又叫香芹，可分为水芹和旱芹。一般所称的芹菜，多指旱芹。芹菜多用于炒、炝、拌，可荤可素。芹菜是一种可以增强精力的蔬菜，受到人们广泛的喜爱。

芹菜具有独特的气味，且含纤维较多，有很好的通便作用，并可辅助降低血压。芹菜中含有较多的水溶性维生素，还有维生素P，能降低毛细血管通透性，加强维生素C作用。芹菜有清热、利湿、醒脑的作用。它味甘苦，性凉，能平肝清热，祛风利湿，对于妊娠高血压综合征患者降低血压效果甚佳。同时，对于高血压引起的头昏眼花、肩酸、头痛等症也非常有效，而且它对于降低血清胆固醇也有一定疗效。将新鲜的芹菜榨汁喝，效果会更好。特别是患有妊娠高血压综合征的孕妇可一日饮用芹菜汁 40 毫升左右，防治效果良好。不过，身体虚弱，血压偏低的孕妇，却不宜多吃芹菜。

孕妇忌生吃酱油

酱油是膳食中的重要调味品，可使菜肴鲜美可口，还有较高的营养价值，含有 17 种人体需要的氨基酸。但酱油不宜生吃，尤其是孕妇更应注意。

酱油在生产、储存、运输、销售过程中，常因卫生条件不良而受污染，甚至含有肠道传染病的致病菌。科学实验证实，嗜盐菌可以在酱油中长时间生存，人如果吃了这种酱油，会发生中毒，出现恶心、呕吐、腹痛、腹泻，严重者会出现脱水乃至危及生命。同样，伤寒杆菌在酱油中能生存 29 天，痢疾杆菌可生存 2 天。如果不经煮熟直接食用，就有可能感染疾病。

因此，孕妇一定不要生吃酱油。

第三章

怀孕晚期饮食营养食谱

十月怀胎，孕妈咪终于进入了最后的冲刺阶段，此时的营养储存对准妈妈来说非常重要。安全、健康、合理的饮食是宝宝健康出生的必要前提。产科专家提醒孕妈咪，为了迎接分娩和哺乳，孕晚期的饮食营养应该有所增加和调整。

麻酱白菜

【原料】

大白菜心300克，山楂100克。

芝麻酱100克，白糖适量。

【做法】

(1)将大白菜心洗净，切成细丝，放入盘内；将山楂洗净，去核，切成薄片，也放入盘内。

(2)将芝麻酱用凉开水懈开，倒在白菜上，加入白糖，拌匀，盛入盘中即成。

>> 营养知识大讲堂

进入孕晚期阶段，通常称围产期阶段，这时应着重注意母亲和胎儿的安全，所以孕妇必须定期接受产前检查，生活要有规律，情绪要稳定。(1)要补充足量的钙。妊娠晚期孕妇对钙的需要量明显增加，因为胎儿牙齿、骨骼钙化需要大量的钙，孕妇要多喝骨头汤、虾皮汤，多吃芝麻、海带、动物肝脏、蛋。(2)补充足量的维生素B_1。孕晚期孕妇维生素B_1不足，会出现类似早孕反应的症状，甚至影响生产时孕妇的子宫收缩，导致难产，所以孕妇要多吃富含维生素B_1的粗粮。(3)妊娠晚期除正餐外，要加吃零食和夜餐，如：牛奶、饼干、核桃、水果等食品，夜餐应选择容易消化的食品。

糖醋黄瓜

【原料】

嫩黄瓜300克。

香油5克，精盐2克，白糖30克，白醋15克。

【做法】

(1)黄瓜刷洗干净，用刀剖成两半，视黄瓜的粗细程度，再改成长条，斜刀切成象眼块，放入盆内，加少许精盐拌匀稍腌。

(2)白糖放碗内，加入白醋，用汤匙慢慢把白糖研化。

(3)将腌过的黄瓜轻轻挤去水分，放入糖醋汁中，再腌渍1小时左右，淋香油拌匀，盛入盘内即成。

白干炒菠菜

【原料】

菠菜500克，白豆腐干2块。

花生油40克，精盐3克，味精1克。

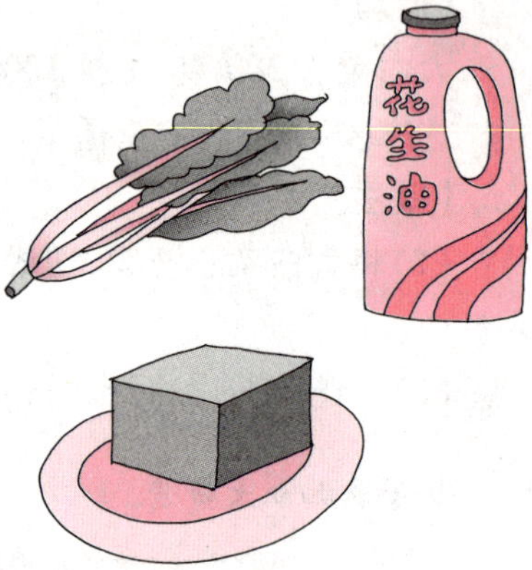

【做法】

(1)菠菜择洗干净，切成5厘米长的段；豆腐干洗净，切成小片。

(2)炒锅置旺火上，放入花生油烧热，先将豆腐干倒入略煸，再下菠菜煸至深绿色时，加精盐、味精，翻炒几下，盛入盘内即成。

奶油冬瓜

【原料】

冬瓜500克，牛奶100毫升。

鸡汤250毫升，鸡油15克，精盐、味精、料酒、姜片、葱段、水淀粉各适量，大料少许。

【做法】

(1)冬瓜去皮，去瓤洗净，切成长6厘米、宽4厘米、厚1.5厘米的片，瓤面向上依次码放汤碗中，加入鸡汤、大料、葱段、姜片、精盐，上笼蒸烂。

(2)取出蒸碗，去掉大料、葱段、姜片，把碗内冬瓜连汤倒入锅内，加少量鸡汤，上旺火烧沸，找好口味，撇去浮沫，加入牛奶、味精、料酒，用水淀粉勾芡，淋入鸡油，盛入盘内即成。

凉拌菠菜

【原料】

菠菜500克，花生米50克。

精盐、醋、白糖、香油各适量。

【做法】

(1)将菠菜摘洗净去根，放入沸水中烫一下，捞出，沥去水，切成2厘米长的段放在盘内，趁热加入精盐、白糖和醋，拌匀。

(2)将花生米放入锅内炒熟，搓去红衣，放在案板上，用面棍压碎，放入菠菜中，淋入香油，拌匀即成。

白烧腐竹

【原料】

干腐竹150克，绿豆芽、水发木耳各100克。

花生油20克，香油、精盐各5克，味精2克，水淀粉15克，姜10克，黄豆芽汤200克。

【做法】

(1)腐竹放入盆内，倒入开水盖严，浸泡至无硬心时捞出，切成3.3厘米长的段。

(2)姜切成末；绿豆芽择洗干净，放开水内氽一下捞出；木耳择洗干净。

(3)炒锅上火，放油少许烧热，下姜末略炸，放入绿豆芽、木耳煸炒几下，加黄豆芽汤、精盐、味精，倒入腐竹，用小火慢烧3分钟，转大火收汁，用水淀粉勾芡，淋香油，盛入盘内即成。

>> 营养知识大讲堂

营养学资料表明，每100克豆浆、豆腐、腐竹的蛋白质含量分别为1.8克、8.1克、44.6克；而水分含量则是96克、82.8克、7.9克。不难看出，腐竹含蛋白质丰富而含水量少，这与它在制作过程中经过烘干，吸收了其精华，浓缩了豆浆中的营养有关。

腐竹具有良好的健脑作用，它能预防老年痴呆症的发生。这是因为，腐竹中谷氨酸含量很高，为其他豆类或动物性食物的2~5倍，而谷氨酸在大脑活动中起着重要作用。此外，腐竹中所含有的磷脂还能降低血液中胆固醇含量，有防止高脂血症、动脉硬化的效果。

香菇菜花

【原料】

菜花250克,香菇15克,鸡汤200毫升。

鸡油10克,花生油15毫升,精盐、味精、葱段、姜片、水淀粉各适量。

【做法】

(1)将菜花择洗干净,切成小块,放入沸水锅内焯一下,捞出;香菇用温水泡发,去蒂,洗净。

(2)炒锅上火,放花生油烧热,下葱、姜煸出香味,加鸡汤、精盐、味精,烧开后捞出葱、姜不要,放入香菇、菜花,用小火稍煨入味后,用水淀粉勾芡,淋鸡油,盛入盘内即成。

炸熘海带

【原料】

水发海带400克,面粉50克,鸡蛋1个。

淀粉10克,花生油、精盐、酱油、白糖、醋、葱花、姜末、蒜片各适量。

【做法】

(1)将海带洗净,切成象眼片,沾上一层面粉;鸡蛋磕入碗内,加面粉、淀粉及少量的水,调成稠糊状。

(2)锅置火上,倒入花生油,烧至六成热时,将海带挂全糊放入油锅内,炸至金黄色,捞出,控净油。

(3)原锅留底油,放入葱花、姜末、蒜片炝锅,加精盐、酱油、白糖、醋及少量水,开锅后,放入海带,炒匀,盛入盘内即可。

>> **营养知识大讲堂**

海带是一种营养价值很高的蔬菜,每百克干海带中含:粗蛋白8.2克,脂肪0.1克,糖57克,粗纤维9.8克,无机盐12.9克,钙2.25克,铁0.15克,以及胡萝卜素0.57毫克,硫胺素(维生素B_1)0.69毫克,核黄素(维生素B_2)0.36毫克,尼克酸16毫克,能发出262千卡热量。海带与菠菜、油菜相比,除维生素C外,其粗蛋白、糖、钙、铁的含量均高出几倍、几十倍。

青椒里脊片

【原料】

猪里脊肉200克,青柿椒150克,鸡蛋1个。

香油、精盐、水淀粉各5克,味精2克,料酒10克,干淀粉6克,花生油500克

（约耗 50 克）。

【做法】

（1）猪里脊肉剔去筋膜，切成柳叶形薄片，放入清水内漂净血水，取出放入碗内，加精盐、味精、鸡蛋清、干淀粉，拌匀上浆；青椒去蒂籽，切成大小与肉片相同的片。

（2）炒锅上火，用油滑锅，放入花生油，烧至四成热，下里脊片滑熟，捞出沥油。

（3）原锅留油少许置火上，下青椒片煸至变色，加料酒、精盐和清水 40 克烧沸，用水淀粉勾芡，倒入里脊片，淋香油，盛入盘内即成。

清炖牛肉

【原料】

黄牛肋条肉 500 克，青蒜丝 5 克。

植物油 20 克，精盐 10 克，味精 2 克，料酒 12 克，胡椒粉 0.5 克，葱段 15 克，姜块 7.5 克。

【做法】

（1）牛肋条肉洗净，切成小方块，放入沸水锅内焯一下，捞出放入清水内漂清。

（2）炒锅置旺火上，放入植物油烧热，下牛肉块、葱段、姜块煸透，倒入砂锅内，加清水（以漫过牛肉为度）、料酒，盖好锅盖，开锅后用小火炖至牛肉酥烂时，加入精盐、味精、胡椒粉，盛入汤碗内，撒入青蒜丝即成。

拌猪肝菠菜

【原料】

鲜猪肝 300 克，菠菜 250 克，发好的海米、香菜各 20 克。

香油、酱油、蒜泥各 10 克，精盐 3 克，醋 5 克。

【做法】

（1）猪肝洗净，切成小片，放入沸水锅内氽至断生，捞出用凉开水过凉，沥干水分。

（2）菠菜择洗净，焯后投凉，切成 2.5 厘米长的段，沥净水分。香菜择洗干净，切成 1.5 厘米长的段。

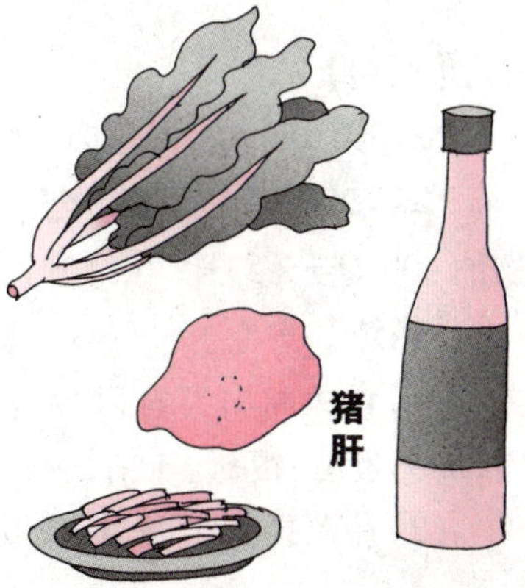

(3)将菠菜、肝片、香菜、海米放入盘内，加入酱油、香油、醋、精盐、蒜泥，拌匀即成。

干煎黄鱼

【原料】

黄鱼500克，鸡蛋1个，肥猪肉20克。

青蒜20克，冬笋35克，香菇10克，香油、精盐、味精、料酒、面粉、葱段、姜片、高汤各适量，花生油75毫升。

【做法】

(1)黄鱼去鳞、鳃、骨、刺，在鱼身两面剞人字形花刀，用精盐、料酒、葱、姜腌10分钟。

(2)炒锅上火，放油烧至温热，把鱼两面沾上面粉，再拖一层鸡蛋液，放入锅内煎至呈金黄色，盛入盘内，上笼蒸10分钟。

(3)炒锅内留底油，上火烧热，下已切好的肥猪肉丁、冬笋丁、香菇丁，加葱、姜、精盐、味精煸炒后，再加少量高汤，将鱼放入烧5分钟，收汁后加入青蒜段，淋入香油即成。

>> 营养知识大讲堂

黄鱼含有丰富的蛋白质、微量元素和维生素，对人体有很好的补益作用，对体质虚弱和中老年人来说，食用黄鱼会收到很好的食疗效果。黄鱼含有丰富的微量元素硒，能清除人体代谢产生的自由基，能延缓衰老，并对各种癌症有防治功效。中医认为，黄鱼有健脾升胃、安神止痢、益气填精之功效，对贫血、失眠、头晕、食欲不振及妇女产后体虚有良好疗效。

香滑芹菜卷

【原料】

嫩芹菜250克，青鱼肉200克。

荸荠200克，海米25克，鸡蛋1个，精盐、味精、料酒、水淀粉、鸡汤各适量，植物油400毫升(约耗35毫升)，胡椒粉少许。

【做法】

(1)青鱼肉用刀背砸成茸，剔去骨刺，放入碗内；荸荠、海米剁成末加入鱼茸内，加鸡蛋清、精盐、味精、胡椒粉、料酒，搅拌成馅。

(2)芹菜择洗干净，切成6厘米长的段；取洁净纱布平摊在盘内，将芹菜段理顺，整齐地排放纱布一端，适量鱼馅铺成1厘米粗与芹菜段同长度的条，放在芹菜上，将纱布包成卷，使芹菜段沾在鱼肉馅周围，成形后揭开纱布，取出芹菜卷放在盘内。按此法全部做完。

(3)炒锅置旺火上，放入植物油，烧至四成热，下芹菜卷滑油，至肉馅变色，捞出沥油。

(4)原锅去油上火，放鸡汤、精盐、胡椒粉，开锅后用水淀粉勾芡，放入芹菜卷，裹匀卤汁即成。

家常熬鱼

【原料】

鲜活鲤鱼1条(约750克)，豆腐50克，肥肉片50克。

花生油、酱油、醋、绍酒、味精、葱、姜、蒜、高汤、味精各适量。

【做法】

(1)将豆腐用水冲一下，切成3厘米的条；把葱切成段，姜和蒜切成片；将鲤鱼去鳃、鳞、鳍，取出内脏，冲洗干净，在鱼身两侧各划距离1厘米的斜刀口。

(2)锅置火上，倒入花生油烧热，将鱼放入，炸至金黄色捞出；放入豆腐条炸透，沥去余油；锅内留少许油，锅置火上，烧热放入肥肉片、葱段、姜片、蒜片煸炒一下，放入绍酒、醋、酱油、高汤；开锅后放鱼，将鱼熬透。

(3)起鱼入盘，锅内原汁加豆腐条烧开，加味精后，浇在鱼上即成。

炒腰花

>> 营养知识大讲堂

猪腰子(猪肾)具有补肾气、通膀胱、消积滞、止消渴之功效，可用于治疗肾虚腰痛、水肿、耳聋等症。

【原料】

猪腰250克，木耳25克，青蒜100克。

酱油、葱各25克，醋、料酒各5克，味精2克，水淀粉50克，姜水少许，花生油500克(约耗50克)，清汤少许。

【做法】

(1)猪腰从中间切开，片去腰臊，切麦穗花刀，每片按大小改成4~6块。

(2)葱切丝，青蒜切段，木耳撕成小片，一起放小碗内，加酱油、料酒、姜水、醋、味精、水淀粉和少许清汤，对成芡汁。

(3)腰块用开水焯一下，捞出沥水；炒锅上火，放油烧热，下腰块稍爆，倒入漏勺内；炒锅留底油置火上，倒入芡汁炒浓，下爆好的腰花，翻炒均匀，淋少许香油。

红小豆粥

【原料】

红小豆500克。

淀粉15克,红糖、桂花酱各适量。

【做法】

将红小豆洗净,放入锅内,加水烧开后,改用小火焖煮,煮至豆熟还未开花时,加入红糖,再用小火煮至红小豆开花,放入桂花酱,用水淀粉勾芡,搅匀即可食用。

肉丁豌豆饭

【原料】

好大米250克,嫩豌豆150克,咸肉丁50克。

熟猪油25克,精盐适量。

【做法】

(1)大米淘洗干净,沥水3小时左右。嫩豌豆冲洗干净。

(2)锅置旺火上,放入熟猪油,烧至冒烟时,下咸肉丁翻炒几下,倒入豌豆煸炒1分钟,加精盐和水(以漫过大米二指为度),加盖煮开后,倒入淘好的大米,用锅铲沿锅边轻轻搅动;此时锅中的水被大米吸收而逐渐减少,搅动的速度要随之加快,同时火力要适当减小,待米与水融合时将饭摊平,用粗竹筷在饭中扎几个孔,便于蒸汽上升,以防米饭夹生,再盖上锅盖焖煮至锅中蒸汽急速外冒时,转用微火继续焖15分钟左右即成。

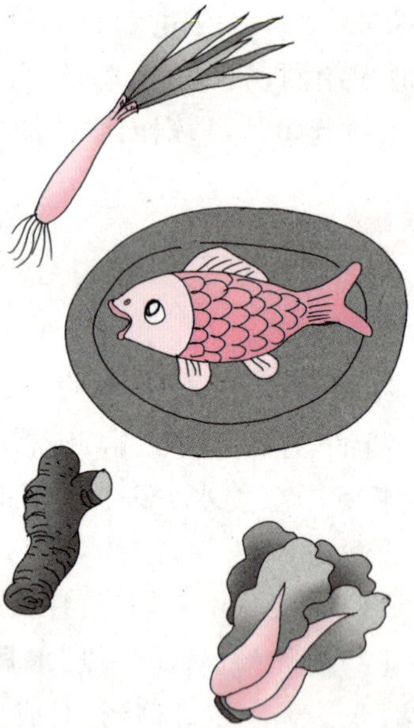

鲤鱼白菜粥

【原料】

鲤鱼1条(约350克),白菜250克,粳米100克。

精盐、味精、料酒、葱末、姜末各适量。

【做法】

(1)将鲤鱼去鳞、鳃及内脏，洗净；白菜择洗干净，切丝。

(2)锅置火上，加水适量烧开，放入鲤鱼，加入葱末、姜末、料酒、精盐，煮至极烂后；用汤筛过滤去刺，倒入淘洗干净的粳米和白菜丝，再加适量清水，转小火慢慢煮至粳米开花、白米烂糯，加入味精即成。

>> 营养知识大讲堂

粳米性平、味甘，归脾、胃经；具有补中益气，平和五脏，止烦渴，止泄，壮筋骨，通血脉，益精强志，好颜色之功；主治泻痢、胃气不足、口干渴、呕吐、诸虚百损等。

鸡肉卤饭

【原料】

大米饭250克，净鸡肉、青豌豆角各50克，半个鸡蛋的蛋清，香菇25克，冬笋半个。

熟猪油50克，水淀粉、酱油各10克，精盐、味精各2克，葱6克，肉汤适量。

【做法】

(1)香菇用热水泡发，洗净，切成小丁；葱剥洗干净，切末；冬笋剥去外壳，切成小丁；青豌豆去壳。

(2)鸡肉切成小丁放碗内，加水淀粉和鸡蛋清，抓匀上浆。

(3)炒锅上火，放入熟猪油烧热，下浆好的鸡丁，炒熟盛出。

(4)随即将葱末放入锅内，炒出香味，下冬笋丁、香菇丁、青豌豆和精盐，炒几分钟，倒入大米饭，翻炒几下；再倒入炒好的鸡丁和酱油炒透，盛入盘内。

(5)炒锅置火上，放入适量肉汤和精盐，烧开后用水淀粉勾芡，放味精，浇在炒好的饭上即成。

玉米面蒸饺

【原料】

玉米面1000克，韭菜500克，虾皮50克，泡好的粉丝400克。

花生油、香油、精盐、面酱、味精各适量。

【做法】

(1)将韭菜择洗干净，切成碎末；虾皮用清水洗净，控去水；粉丝用刀剁碎，将粉丝、虾皮放在小盆中，加入精盐、面酱、味精，拌匀，把韭菜放在上面，浇上花生油、香油，调拌均匀。

（2）锅置火上，加入清水750毫升，烧开，把玉米面向水中徐徐撒入，用铲子搅拌均匀，然后倒在案板上稍凉，用手和好，搓成长条，揪成40个剂子，按扁，包入馅心，呈大饺子状，入笼用旺火蒸15分钟即可，吃时可蘸醋、酱油等佐料。

>> 营养知识大讲堂

韭菜含有挥发性的硫化丙烯，因此具有辛辣味，有促进食欲的作用。韭菜除做菜用外，还有良好的药用价值。其根味辛，入肝经，温中，行气，散瘀，叶味甘辛咸，性温，入胃，肝，肾经，温中行气，散瘀，补肝肾，暖腰膝，壮阳固精。韭菜活血散瘀，理气降逆，温肾壮阳，韭汁对痢疾杆菌，伤寒杆菌，大肠杆菌，葡萄球菌均有抑制作用。《本草纲目》中记载：“韭籽补肝及命门，治小便频数，遗尿”民间常用韭菜治疗身体虚弱，肺结核盗汗，噎嗝反胃，妇女产后血晕，吐清水及跌打刀伤肿痛，神经性和过敏性皮炎，新生小儿硬皮症等。

锅贴饺

【原料】

面粉275克，肥瘦牛肉125克，韭菜250克。

黄酱、酱油、精盐、葱末、姜末各适量，香油25毫升，花生油13毫升，花椒水少许。

【做法】

（1）牛肉洗净，剁成末，加酱油、黄酱、精盐、花椒水搅匀，再放入葱、姜末和香油拌匀；韭菜择洗干净，切成碎末，掺入肉馅中拌匀。

（2）将面粉250克放入盆内，加温水125毫升和成面团，盖上盖，饧20分钟。

（3）案板上铺撒面粉25克，将饧好的面团放在案板上，搓成圆条，揪成15克1个的剂子，逐个擀成直径5厘米的圆皮。在每张圆皮上放15克肉馅，把圆皮的边缘相对合成捏严，即成为半月形的锅贴坯子。

（4）平锅置火上烧热，淋上一些花生油，逐个码入锅贴坯子，待平锅再烧热后，立即淋入一些凉水，盖上盖焖5分钟，再淋上一次水，焖5分钟，见锅贴底层呈微黄色、酥硬、熟透时，用锅铲铲起，底朝上放在盘内即成。

第六篇

产褥期营养知识

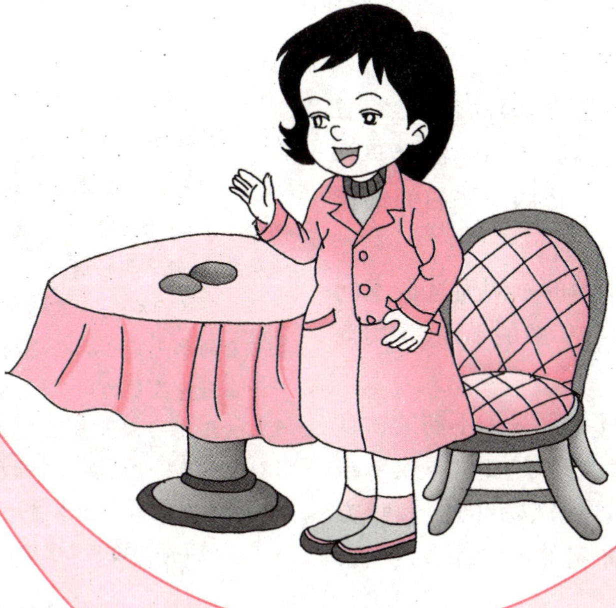

第一章

产褥期饮食营养原则

产妇的膳食要科学安排，饮食不要过于油腻，以免影响食欲。食物种类要丰富，经常变换花样，使产妇吃得舒心、可口。饭菜要做得细软一些，以利于消化吸收。应多食用鸡、猪肉、排骨和鱼类煮的汤，以促进乳汁分泌。但不要吃得过多，否则，会增加肝脏和肾脏的负担，对身体无益。

产妇饮食调养的原则

由于每个产妇的体质、年龄的不同，季节的差异、征候的不同等，因此产妇的饮食调养和食疗配膳也不是千篇一律的。产妇的饮食调养应注意以下原则：

(1)因个人体质、年龄的不同而选取不同的饮食调养。由于体质和年龄的不同，运用食疗保健当有所差异。

(2)因季节气候的不同而采用不同的饮食调养。产妇在选用饮食调养方法时，不仅要根据个人体质、年龄的不同采取不同的食疗方案，而且还要根据季节寒温的不同，因时制宜，灵活选用。

(3)因产妇征候的不同而选择不同的饮食调养。只有在了解了产妇不同征候的基础上才能明了病症之所在，才能有针对性地选取与征候相宜的药膳，达到预期的效果。

(4)产妇服用各种营养药膳应交替进行，若长期单纯地食用一种食品，不仅会导致营养成分缺乏，还会令人腻味生厌。

>> 温馨提示

产妇自胎儿及其附属物娩出，到全身器官(除乳房外)恢复至妊娠前状态，一般需要6周，此阶段称为产褥期。产后尽快恢复健康，达到妊娠前的水平是十分必要的，而且产妇在自身康复的同时，还要为新生儿哺乳，需分泌大量乳汁，以利婴儿健康成长。这就要求产妇在产褥期的饮食既要有利于本身的康复，又要有利于婴儿的哺乳喂养。

(5)药膳也应讲究“色、香、味”俱全，应用药膳来治疗产后病症时，既要考虑到膳食中的营养成分和治疗作用，还要注意食物与药物制成膳食后的“色、香、味”，提高产妇的食欲。

产妇饮食调养的特点

为了满足产褥期间产妇对各营养素的需求，加强产妇的饮食调养，产妇的饮食方法也是很重要的。一般要注意以下几点：

(1)增加餐次：每日餐次应较一般人多，以5～6次为宜。

(2)食物应干稀搭配：干者可保证营养的供给，稀者则可提供足够的水分。

(3)荤素搭配，避免偏食：从营养角度来看，不同食物所含的营养成分种类及数量不同，而人体需要的营养则是多方面的，过于偏食会导致某些营养素缺乏。

(4)清淡适宜：产妇在月子里的饮食应清淡适宜，即在调味料上，如葱、姜、大蒜、花椒、酒应少于一般人的量，盐也以少放为宜，但并不是不放或过少。

产妇应科学合理饮食

乳母饮食安排的原则如下：

(1)保证供给充足的热能。

(2)增加鱼、肉、蛋、奶、海产品的摄入。

乳母每天可分泌600～800毫升的乳汁，当营养供应不足时，会分解自身的营养物质来满足婴儿对乳汁的需要，所以为了满足母体分泌乳汁的需要，必须供给乳母充足的营养。乳母在孕期所增长的体重中约有4千克为脂肪，这些孕期储存的脂肪可在哺乳期被消耗以提供能量。800毫升乳汁约含蛋白质10克，母体饮食蛋白质转变为乳汁蛋白质的有效率为70%，因此，我国推荐饮食营养素供给量建议乳母饮食蛋白质每天应增加25克。人乳的钙含量比较稳定，乳母每天通过乳汁分泌的钙约300毫克。当饮食摄入钙不足时，为了维持乳汁中钙含量的恒定，就要动用母体骨

>> **专家指南**

如果您是正常生产，没有什么特殊情况的话，稍事休息就可以进食了。产后的第一餐饮食应首选易消化、营养丰富的流质食物。如糖水煮荷包蛋、蒸蛋羹、冲蛋花汤、藕粉等。等到第二天就可以吃一些软食或普通饭了。产后进食可以促进乳汁的分泌，所以准备哺乳的母亲产后的饮食应热量充足，营养全面，做到食物多样化。

骼中的钙，所以乳母应增加钙的摄入量。我国推荐饮食营养素供给量建议乳母钙摄入量每天为1500毫克。钙的最好来源为牛奶，乳母每天若能饮用牛奶500毫升，则可从中得到570毫克钙。此外，乳母应多吃些动物性食物和大豆制品以供给优质蛋白质。乳母多吃些海产品对婴儿的生长发育有益，如海鱼脂肪富含二十二碳六烯酸（DHA），牡蛎富含锌，海带、紫菜富含碘。

传统的产后滋补品的营养特点

传统的产后滋补品一般有红糖、小米粥、大枣、鸡蛋、芝麻及各种肉汤、鸡汤等。

红糖的特点是含有较多的矿物质和微量元素以及大量的蔗糖，含铁较高，可以帮助产妇补血，但大量食用会摄入过多的糖。

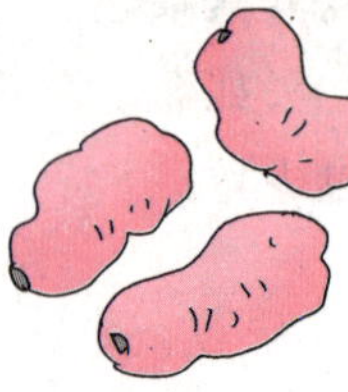
红枣

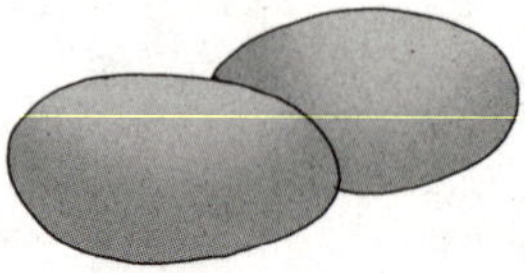

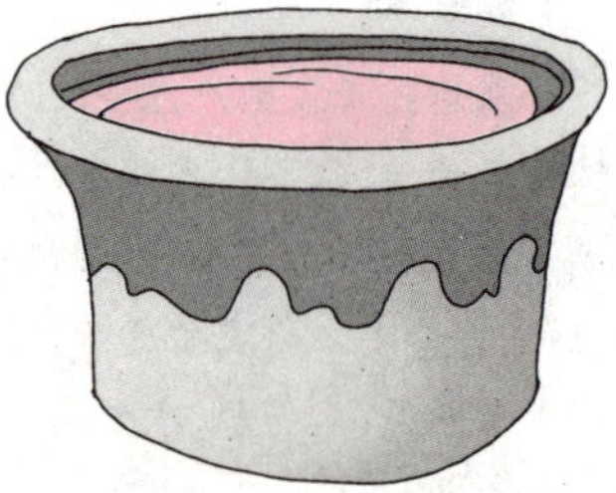

小米主要含碳水化合物、维生素B_1、维生素B_2和膳食纤维，能够帮助产妇补充B族维生素并促进肠道蠕动缓解便秘状况。但在产后也不能完全以小米为主食，以免缺乏其他营养如蛋白质等。

红枣富含维生素和糖类，其作用与红糖类似。

鸡蛋白中含有优质的蛋白质，蛋黄中含有大量磷脂，更是产后不可缺少的营养，但食用过多会导致胆固醇升高。

芝麻可以用来提炼香油，所以其中含有大量脂肪，可以为产妇和婴儿提供能量和不饱和脂肪酸，但过多摄入会使血脂增高。

汤类味道鲜美，可刺激胃液分泌，可以为产妇提供大量的水分，是促进乳汁分泌不可缺少的食物。但需注意的是汤中绝大部分是水分，其中营养素的含量很低，不可用汤来替代食物。

每一种食物都有其他食物不可替代的优点，但每一种食物都不是万能的，而且过多食用都是无益的甚至是有害的。所以我们提倡多样化的均衡的饮食观，而且摄入量也一定要适宜。

产妇多吃鸡蛋好吗

有的产妇为了增加营养，就多吃鸡蛋，一天吃十几个甚至几十个鸡蛋，认为这样可以使产后的虚弱身体尽快恢复。

鸡蛋含有蛋白质、脂肪、卵磷脂、核黄素、钙、铁及维生素A、维生素B、维生素D等，确实是营养素比较全的很好的营养品，但是，也不是吃得越多越好，尽管营养素比起其他营养品较全，但也并不包含所有营养素，比如维生素C和纤维素就不如其他食品，甚至很贫乏。这样，鸡蛋吃多了，就会影响某些营养素的摄入。再有吃过多鸡蛋，也不易消化，营养素也吸收不了。医学专家做过临床试验：一个产妇每天吃4个鸡蛋与每天吃3个鸡蛋，身体不仅吸收的营养是一样的，而且吃多了，身体不能消化吸收，还会增加肠胃负担，时间长了还容易引起胃病。因此，产妇每天最多吃3个鸡蛋就可以了，营养足够，又能吸收，再吃些其他的食物，营养就更全面了。

剖宫产手术后应注意事项

剖宫产是解决难产的开腹手术，手术后恢复是否顺利，对产妇的日后健康关系极大。也就是说，产妇在身体恢复的坐月子期间，还必须十分注意手术后伤口的恢复。所以，剖宫产的产妇，要特别注意以下几点。

首先，在饮食上，剖宫产手术不同于其他外科手术，胃肠功能恢复较快。如无特殊情况，3～4天后即可进入普通产褥期膳食。

通常剖宫产手术后6小时就可以进食了。第一天应注意要设法减轻肠道蠕动。我们应给产妇提供易消化，产气少的清淡流质膳食，不要用牛奶、豆浆和含糖高的浓厚甜食，以避免肚子胀气。可进食米汤、蛋汤、藕粉、嫩蛋卷等流质软食，每天最好是6餐，每餐不可过饱，以防消化良或肠梗阻。由于流质膳食含水量较多，剖宫产当天的膳食对于产妇来说营养量是不够的，所以只能作为短时间的过渡。

第2天就可以用半流质膳食。膳食的特点应该是软、烂、少纤维、易消化。

3天以后就可以吃普通的产妇饮食了。产妇可以吃水果补充维生素，如大便干燥，可吃些香蕉通便。

其他需要注意的事项有：

手术后产妇腹部伤口疼痛，但这种疼痛是可以忍受的。如果疼痛难忍，就要请医生检查，是否腹壁有血肿。

术后阴道会流血，其流量不应超过月经量，过量者应报告医生，及时查找原因，进行治疗，以免失血过多。

术后应注意：第一天在床上坐着。第二天拔出导尿管后可下地大小便，每3小时排尿一次，因为过胀的膀胱会影响子宫的正常收缩，可能引起产后大出血。第三天可在室内扶墙练习踱步，如感觉头晕、难受应立即上床休息，谨防摔伤。

腹部伤口通常在手术后7天拆线，拆线后咳嗽时要用手按压伤口两侧，防止震开伤口。

手术后要特别注意卫生，除每日洗脸刷牙、饭前便后及哺乳前洗手外，还应保持伤口处的卫生。当然阴部的卫生也不可忽视。

剖宫产产妇的饮食原则

剖宫产产妇产后身体虚弱，术后配合饮食调理能促进产妇健康的恢复。

(1)剖宫产术后6小时内：产妇应平卧，禁食。由于麻醉药物的作用尚存在，对产妇胃肠蠕动起着抑制作用，此时盲目进食会导致腹胀。

(2)产后24小时内：在经过了术后6小时的禁食后，可以进食少量的流质，尽量不吃牛奶和豆浆等胀气食物，可以饮用萝卜汤，既能促进肠蠕动，又可以促进排气、通便，减少腹胀。不必过分担心产妇术后能量是否够，因为医生会在静脉补液里加入葡萄糖的。

(3)产后2~3天：通常产妇在这个时候已经肛门排气了，可改用半流质饮食，如稀粥、面条等。注意少吃、多餐，因为虽然肛门排气了，但是胃肠功能的完全恢复大约要在1周后，一次吃太多，也可能会引起腹胀。

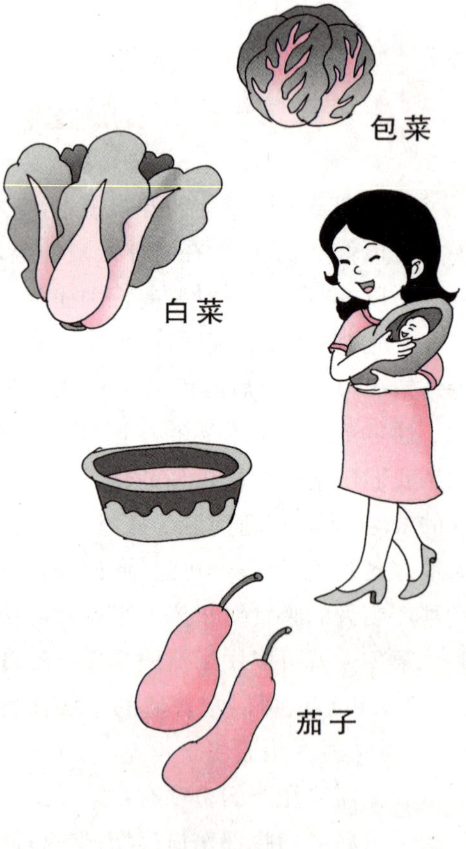

（4）产后4天后：这时候可以像正常产妇一样进食了，但要注意不要太油腻，要多吃蔬菜，保持营养均衡，促使大便通畅。为了促进伤口愈合，产妇应多吃高蛋白质的食物，如蛋、肉、鱼汤等。

剖宫产后的膳食安排

剖宫产手术与其他外科手术相比，术后的恢复较快，一般手术后24小时胃肠道功能就恢复了。手术后当日应禁食，等胃肠道功能恢复后可以供给些容易消化、不易引起胀气的清淡的流质膳食。不要用牛奶、豆浆、蔗糖和浓厚的甜食，以避免发生胀气。每天可以安排6餐。因为流食含大量水分，所以热量及各种营养素的供给不充分，不能够完全满足产妇自身及哺乳的需要，所以流食不宜长时间采用。当1天以后，胃肠道功能进一步恢复后，可换为易消化、少纤维的半流质膳食或软食。手术后的第3～4天就可以吃普通饮食了。

产后何时开始喝催乳汤

现代医学证实，母乳是妈妈给予孩子的天然的最理想的食物。母乳中所含的脂肪酸、乳糖、水、氨基酸的比例刚好适合婴儿的消化系统，能促进婴儿脑的发育和身体的成长。妈妈体内产生的抗体通过母乳进入婴儿体内后，有助于提高婴儿免疫能力，减少患病机会。婴儿吮吸乳头比吮吸奶瓶要花更大的力气，这有助于下颌的发育，可以锻炼下颌的力量，使牙床发育得更好，为将来牙齿的健康奠定良好的基础。

为了尽快下乳，许多产妇产后都有喝“催乳汤”的习惯。但是，产后什么时候开始喝这些“催乳汤”是有讲究的。喝得过早，乳汁下来过快过多，这时新生儿又吃不了那么多，容易造成浪费。同时，会使产妇乳管堵塞而出现乳房胀痛。若吃得过迟，乳汁下来过慢过少，也会使产妇因“无奶”而心情紧张。产妇一紧张，分泌乳量会进一步减少，形成恶性循环。因此，产后喝催乳汤一般要掌握以下两点：

（1）掌握乳腺的分泌规律。一般来说，孩子生下来以后，乳腺在两三天内开始分泌乳

>> 专家指南

产妇生产后，要想得到足够的奶水，营养必须跟上。同时，要想使奶水分泌旺盛，生产后30分钟就应该开始让婴儿吮吸奶头。即使这时宝宝吃不到奶，吸吮乳头也能刺激催乳素产生，从而促进乳汁的分泌和延长泌乳期，使产妇早下奶多下奶。在营养方面，要多餐，多品种，适当吃些水果，保证产妇自身营养跟上，才能转化为奶水。

汁，但这时的母乳比较黏稠、略带黄色，这就是初乳。初乳含有大量的活淋巴细胞，在机体内能制造免疫球蛋白 A，而且，这些活淋巴细胞进入婴儿体内也同样可使婴儿体内产生免疫球蛋白 A，从而保护婴儿免受细菌侵害。但是，有的产妇不知道初乳有这些优点，认为它不干净或没有营养而挤掉，这是极为错误的。初乳的分泌量不很多，加之婴儿此时尚不会吮吸，所以，新妈妈就感觉是无乳。若这时候让婴儿反复吮吸，初乳就会“通”了。大约在产后的第四天，乳腺开始分泌真正的乳汁。因此，从产后第 3 天开始给产妇催乳是比较适宜的。这既能为初乳过后分泌大量乳汁做准备，又可使产妇根据下乳情况，随时控制汤饮量。民间常在分娩后的第 3 天开始给产妇喝鲤鱼汤、猪蹄汤之类，这是有一定道理的。

(2)注意产妇身体状况。若是身体健壮、营养好，初乳分泌量较多的产妇，可适当推迟喝汤时间，喝的量也可相对减少，以免乳房过度充盈淤积而不适。如产妇各方面情况都比较差，就早些吃，吃的量也多些。但也要根据每个产妇的“耐受力”而定，以免增加产妇胃肠的负担而出现消化不良。另外，产妇若为顺产，产后第一天一般比较疲劳，不要急于喝汤，待身体稍微恢复后再喝汤；若为人工助产，产妇进食催乳汤的时间可适当提前。

催奶不应该只考虑量，质也非常重要。传统认为乳母应该多吃蛋白质含量高的汤。而最近的研究发现，被大家认为最有营养，煲了足足 8 小时才成的广东“靓汤”，汤里的营养仅仅是汤料的 20% 左右！所以科学的观点是汤汁要吃，料更不能舍弃。民间常用的催乳药粥有炮甲粥、留行子粥、红参大枣粥、黄芪柴胡粥等。

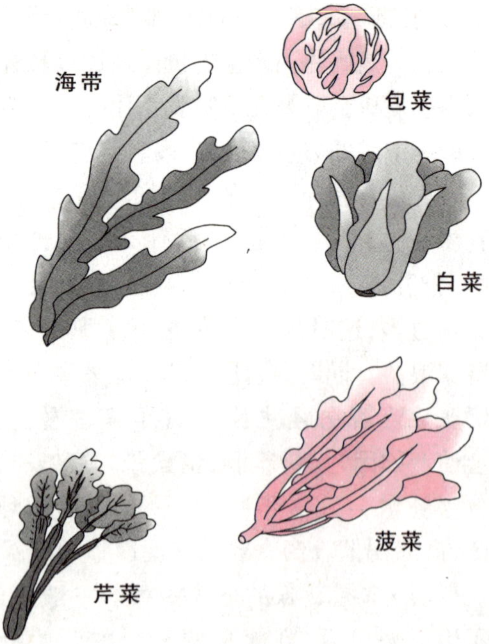

产后补血的方法

孕妇在妊娠过程中承担着不断向胎儿输送铁以保证胎儿造血需要的任务，这使得妊娠期间孕妇对铁的需要量成倍增长。研究表明，孕早期孕妇和胎儿每日需铁 1 毫克、中期 4 毫克、晚期 12 ~ 15 毫克。若不能及时补充，必将使孕妇因缺铁而贫血。分娩过程中及产后的失血，加重了产妇贫血严重程度。因此，产后及时、合理补血非常必要。

(1)药物。对于产后中度以上的贫血，医生往往会给产妇开些补血的铁剂。因为较严重的贫血若单纯靠食补，效果非常缓慢，可能会影响产妇产后的恢复。铁剂在偏酸性的环境下更容易吸收，所以在补铁的同时加服维生素 C 将有利于铁剂的吸收。

(2)饮食。含铁丰富的食物主要包括肝脏、肾脏、心脏、胃肠和海带、紫菜、黄豆、菠菜、芹菜、油菜、番茄、杏、枣、橘子等，民间也常用大枣、花生红衣作为补血食品。B 族维生素(维生素 B_{12}、叶酸)是红细胞生长发育所必需的物质，动物肝脏和瘦肉中含量较多，绿叶蔬菜等也含有叶酸，可多食用。蛋白质是构成血红蛋白的重要原料，贫血患者应多食用含蛋白质丰富的食物，如牛奶、鱼类、蛋类、黄豆及豆制品等。

患贫血的产妇往往食欲不佳或消化不良，因此，要特别注意饮食的色、香、味，以促进产妇的食欲。事实上，美味的菜肴，对胃酸分泌也有促进作用。

适宜产妇喝的汤水

产妇分娩后饮用的汤水，要温度适宜，温凉的和放置时间过长的不宜饮用。产妇在分娩过程中，体液大量排出，出汗也很多，加上胎儿娩出后腹压下降和分娩过程中的过度疲劳，会出现头昏眼花、全身无力等虚弱症状。所以，在分娩之前家属应做好准备，分娩结束后，及时给产妇补充水分、增加热量。

下面几种汤水，可根据产妇的爱好选用：

红糖水

在产前准备红糖数千克，放在容器中隔水蒸。消毒后的红糖可随时加热水饮用。

冰糖银耳水

银耳 25 ~ 50 克，温水泡发，加水和冰糖适量，温火煨烂。

人参汤

人参 3 ~ 6 克，加水和冰糖适量，温火煎汤。

如产后体虚，可取已长毛的鸡胚胎(活的)2 ~ 5 只，去壳、毛、内脏，洗净，加川芎 5 克，当归 9 克，共煎服。也可用章鱼 120 克，猪蹄 2 只，一起炖，喝汤吃肉。

产妇宜吃的食物

中医学认为，莴笋有清热、利尿、活血、通乳的作用，尤其适合产后少尿及无乳的产妇食用。

产妇在产褥期的食物应是多种多样的，除应多吃些肉、蛋、鱼等食品外，还要多吃一些蔬菜。据研究，产妇多吃莲藕、黄花菜、黄豆芽、海带、莴笋等有利母子健康。

莲藕

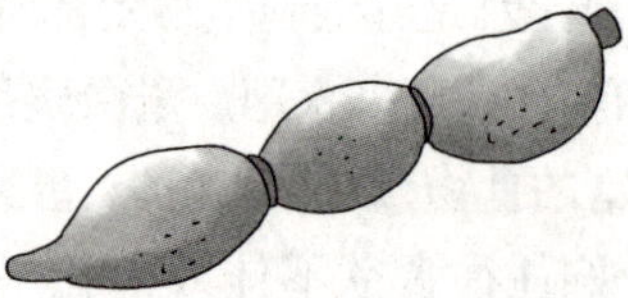

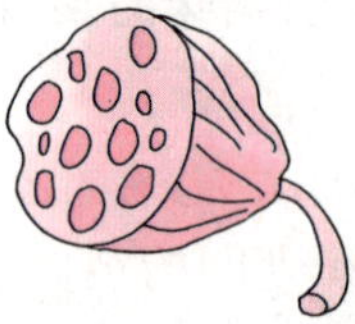

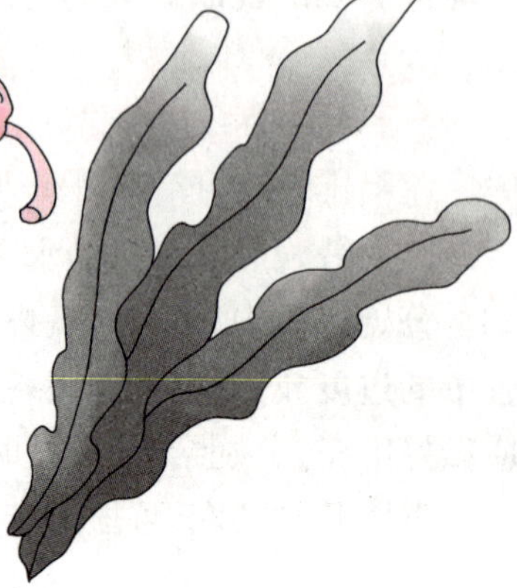

莲藕中含有大量的淀粉、维生素和矿物质，营养丰富，清淡爽口，健脾益胃，润燥养阴，行血化淤，清热生乳，是祛淤生新的佳蔬良药。产妇多吃莲藕，能及早清除腹内积存的淤血，增进食欲，帮助消化，促使乳汁分泌，有助于对新生儿的喂养。

黄花菜

黄花菜中含有蛋白质及磷、铁、维生素A、维生素C及甾体化合物，营养丰富，味道鲜美，尤其适合做汤用。祖国医学认为，黄花菜有消肿、利尿、解热、止痛、补血、健脑的作用，产褥期产妇容易腹部疼痛、小便不利、面色苍白、睡眠不安，多吃黄花菜可消除以上症状。

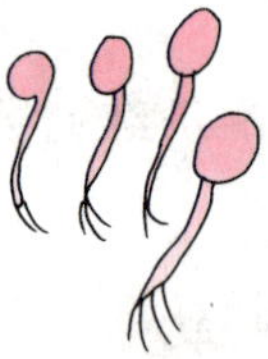

豆牙

黄豆芽

黄豆芽中含有大量蛋白质、维生素C、纤维素等。蛋白质是组织细胞的主要原料，能修复生孩子时损伤的组织，维生素C能增加血管壁的弹性和韧性，防止产后出血，纤维素能润肠通便，防止产妇发生便秘。

海带

海带中富含碘和铁，碘是合成甲状腺素的主要原料，铁是制造血细胞的主要原料。产妇多吃这种蔬菜，能增加乳汁中碘和铁的含量，有利于新生儿的生长发育，防止发生呆小症。

莴笋

莴笋是春季的主要蔬菜之一，含有多种营养成分，尤其富含钙、磷、铁，能助长骨骼，坚固牙齿。中医学认为，莴笋有清热、利尿、活血、通乳的作用，尤其适合产后少尿及无乳的产妇食用。

炖汤类

如鸡汤、排骨汤、牛肉汤、猪蹄汤、肘子汤等，轮换着吃，猪蹄炖黄豆汤是传统的下奶食品，其营养丰富，易消化吸收，可以促进食欲及乳汁的分泌，帮助产妇恢复身体。莲藕排骨汤可治疗月子期间的贫血症状，莲藕具有缓和神经紧张的作用；猪蹄能补血通乳，可治疗产后缺乳症。

鸡蛋

鸡蛋蛋白质、氨基酸、矿物质含量比较高，消化吸收率高。蛋黄中的铁质对产妇贫血有疗效。可以将鸡蛋做成煮鸡蛋、蛋花汤、蒸蛋羹或打在面汤里等。传统习俗中，产妇坐月子时，每天至少要吃 8 ~ 10 个鸡蛋，其实 2 ~ 3 个鸡蛋已完全可以满足营养需求，吃得太多人体也无法吸收。

小米粥

小米粥富含维生素 B、膳食纤维和铁，可单煮小米或将其与大米合煮，有很好的滋补效果。

红糖、红枣、红小豆等红色食品

红色食品富含铁、钙等，可提高血色素，帮助产妇补血、去寒。但要注意红糖是粗制糖，杂质较多，应将其煮沸再食用。

鱼

鱼营养丰富，通脉催乳，味道鲜美。其中鲫鱼和鲤鱼是首选，可清蒸，红烧或炖汤，汤肉一起吃。

芝麻

芝麻富含蛋白质、铁、钙、磷等营养成分，滋补身体，多吃可预防产后钙质流失及便秘，非常适合产妇食用。

花生

花生能养血止血，可治疗贫血、出血症，具有滋养作用。

蔬菜

蔬菜含有丰富的维生素 C 和各种矿物质，有助于消化和排泄，增进食欲。西芹纤维素含量很高，多吃可预防产妇便秘。胡萝卜含丰富的维生素 A、维生素 B、维生素 C，是产妇的最佳菜肴。

水果

各类水果都可以吃，但由于此时产妇的消化系统功能尚未完全恢复，不宜吃得过多。冬天如果水果太凉，可以先在暖气上放一会儿或用热水烫一下再吃。

>> 专家指南

产妇经过怀孕和分娩，能量消耗很大，气血两虚，需要有足够的营养来补充；同时，母乳喂养也增加了对营养物质的需求，所以产妇的营养调理很重要。

产妇由于在分娩时耗力及损血，流失了大量的蛋白质、脂肪、糖类、各种维生素、多种矿物质及水分，因此产后初期会感到疲乏无力、脸色苍白、易出虚汗，且胃肠功能也趋于紊乱，发生食欲缺乏、饥不思食、食而无味等现象。再加上乳汁分泌，也会消耗能量及营养素，此时倘若营养调理不好，不仅母亲身体难以康复，容易生病，而且还会影响哺乳及婴儿的生长发育。

产后吃丝瓜的好处

丝瓜含皂苷、脂肪、蛋白质等，丝瓜藤还含有植物黏液、糖胶、B族维生素、维生素C等，丝瓜水含硝石，其嫩瓜可做菜，老瓜可入药。丝瓜全部均可作药用，具有祛风化痰、凉血解毒、通经络、利血脉、下乳汁等作用。《罗氏会约医镜》中曾记载："丝瓜凉血解毒，除风化痰。"丝瓜络15克，水煎服，每日2次，可用于治疗妊娠呕吐。一条丝瓜络切碎后焙至焦黄，研细成粉，分两次用黄酒少许冲服，可用于治疗腰痛。丝瓜藤60克，晒干切碎，微炒后研成细粉，每次服1.5克，每日3次服用，可用于治疗便血。鲜丝瓜叶捣烂后敷于患处，每日2次，可治疗痈疖、无名肿毒等。此外，对食多或乳量不足以及便秘、大小便带血、疮肿、痛经等，有很好的辅助治疗作用。

产后宜吃山楂和桂圆

前面我们已经提到，山楂和桂圆都是一种营养丰富的食物，但又都不适于孕期选用。

山楂中含有山楂酸、苹果酸、维生素 B_2、维生素C及多种微量元素和总黄酮等多种有益于人体的物质。其中有机酸有促进食欲的作用，维生素和微量元素也是人体健康所必需的，总黄酮有扩张血管、降血压和降低胆固醇的作用，对于一般人来说，山楂是有益于健康的食物。

由于山楂有刺激子宫收缩的作用，所以不适用于孕妇。但对于产妇来说，这个作用却是有益的，因为促进子宫收缩会加速子宫的恢复，而子宫收缩也会使子宫的血管收缩，起到止血的作用，对于产后出血和产后恶露不尽的康复有积极的意义。吃山楂还能够刺激食欲并提供营养，不能不说是件一举多得的好事。

>> 营养知识大讲堂

山楂和龙眼制作的膳食：

山楂酱：山楂250克，水250克，白糖50克。将山楂洗净放入砂锅中，放入水及白糖，待开锅后用小火炖烂。可直接食用，也可用来抹面包或馒头。

龙眼枸杞粥：龙眼肉15克，枸杞子，10克，红枣4个，粳米100克，分别洗净。砂锅内放入适量清水，加粳米煮开后10分钟加入龙眼肉、枸杞子、红枣同煮成稀粥。早晚食用。

桂圆又称龙眼，是古往今来产滋补药中的一味佳品。近代的科学研究证实，龙眼中除含有蛋白、脂肪、糖类、膳食纤维及矿物质、维生素等一般的营养素外，还含腺嘌呤、酒石酸、胆碱、皂素、鞣质等成分，能够收敛止血、消除疲劳，可以针对产后气血不足导致的体弱、乏力、食欲不振、失眠等症状进行补益，促进产后恢复进程。

产后乳腺炎如何饮食

宜食清淡而富于营养之食物，如西红柿、青菜、丝瓜、黄瓜、菊花脑、鲜藕、荸荠、赤小豆汤、绿豆汤等，水果中宜食橘子、金橘饼等。产后乳腺炎初产妇常发生，主要症状：病后全身发热，乳房红、肿、疼痛，常引起化脓。

少吃辛辣刺激性食品，忌食麦芽、神曲、山楂以及麦芽糖、麦芽精等回乳食品。

以下食谱对乳腺炎的恢复多有帮助。

金针菜炖猪瘦肉

金针菜30克，瘦猪肉60克。金针菜洗净，将瘦猪肉切成3厘米长、2厘米宽的薄片，一同倒入砂锅中用旺火隔水炖至瘦猪肉熟透。吃金针菜、瘦猪肉，喝汤。一般服5~7次有效。凡温热痰滞内蕴者慎服本方。

鹿角粳米粥

鹿角片30克，粳米150克。将鹿角片用纱布包好，放入粳米加水适量，文火煎煮成粥。取出鹿角片包，放糖调味，食粥。以上为5日量，2~3次食完，连服5周。

卤猪蹄黄花菜

猪蹄2只，黄花菜50克。将猪蹄去杂毛洗净，和黄花菜一同加文火煮，至猪蹄熟后，放盐少许调味。饮汤食猪蹄及黄花菜，分顿随意食用，不拘次数。7周为1疗程。

蒸甲鱼

甲鱼1只(约500克左右)，炒山甲15克，炒皂刺10克，公英55克，连翘50克。将甲鱼去除内脏、爪尾、头颈，切块放入大汤碗内；把以上4味药碾碎入纱布袋，码在甲鱼周围，再加入葱、姜、黄酒、盐、生板油等调味品，兑入清汤没过碗内诸物为度，上笼蒸2小时。待甲鱼烂熟，拣去药袋。分顿食用。适于乳腺炎脓肿期。

产后宜吃蔬菜水果

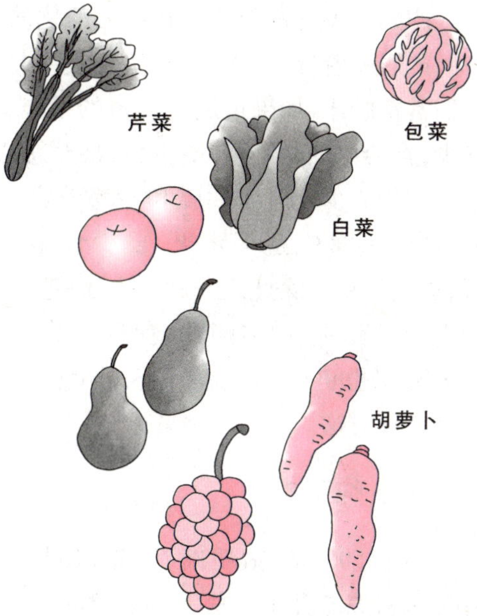

在中国一些地方流行着一种传统的错误认识，认为产后不能吃蔬菜、水果，甚至还有产后不能吃酸的或咸的食品说法，把产妇的饮食限制得很单调，这对母子健康和发育生长不利。

由于母体分娩时体力大量消耗和大量失血，子宫内有较大的创伤面，加上生殖器官要逐渐复原及哺乳婴儿，产后应尽可能地多吃些容易消化、富含营养、水分充足的食物，每天吃的量比平时约多1/3，食物中除含有一定量的动物蛋白质和脂肪外，还应含有丰富的维生素，多种维生素是产妇组织修复和分泌乳汁必不可少的原料之一。纤维素还有促进肠蠕动的作用，可以防止便秘。而蔬菜和水果中的维生素、纤维素含量均很丰富。因此，产妇产后不吃蔬菜和水果的习俗是错误的，毫无科学根据的。产妇应适当多吃些新鲜蔬菜和水果。

>> 准妈妈必知

产后新妈妈吃橘子有两大好处：一是橘子中含大量的维生素C，维生素C能增强血管壁的弹性和韧性，防止出血。通常产妇产后子宫内膜有较大的创面，出血较多，如果吃些橘子，便可防止产后继续出血。二是橘子中含大量的钙质，钙是构成婴儿骨骼和牙齿的重要成分，产妇适当吃些橘子，能够通过乳汁把钙质提供给婴儿，不仅能促进婴儿牙齿、骨骼的生长，而且能防止婴儿发生佝偻病。

另外，产妇乳腺管不通畅时，除可引起乳汁减少外，还可发生急性乳腺炎，影响对婴儿的喂养，而橘核、橘络（橘子瓣上的白丝）有神奇的通乳作用，因此，产后的新妈妈可适量吃些橘子。

如何调理产后营养不良

产妇应少吃过于油腻和不易消化的食物，要多吃蔬菜水果。

产后随着胃、小肠、大肠的位置恢复正常，胃肠道的功能也逐步恢复正常。但产妇常常卧床，如果再进食较多的油腻食物，较少的蔬菜水果，胃肠道的蠕动就会减少，常会出现胀气、食欲不振，甚至恶心、呕吐等症状。

产妇应少吃过于油腻和不易消化的食物，要多吃蔬菜水果，要少食多餐，适当活动。除此之外，可服用一些助消化的药物，如多酶片、食母生等，常喝酸奶也可助消化。另外，再配合下列食疗方法。

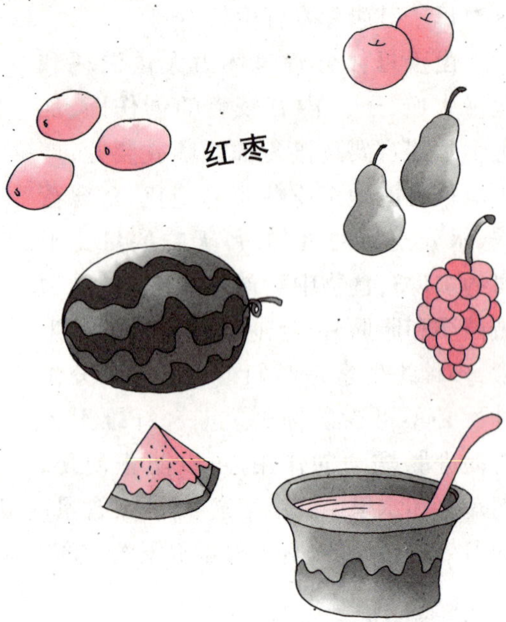

萝卜炖猪肉

萝卜 500 克，猪瘦肉 60 克，均切片加调料炖煮食用。萝卜具有健胃消食、宽中化痰、降气、利大小便、温中补不足等功效；猪肉补脾益气，增进食欲。此方主要用于气滞腹痛、寒热泄泻。

西　瓜

西瓜 500～1000 克，饭后半小时内食用（主要在夏天食用），此方主治热泻腹痛。

绿豆饮

绿豆 60 克，鲜橘皮 30 克，加水 1000 毫升，煮水代茶饮用。绿豆清胆养胃，解暑止渴，止泻痢，利小便；橘皮有理气健胃之功。此方主要用于热泻、粪便臭秽、肛门灼热等。

煎红糖鸡蛋

鸡蛋1个，红糖1小匙，用花生油煎食。鸡蛋补虚温中，治脾胃虚弱，止滑痢；红糖补中益气，健脾和胃。此方主要用于泄泻腹痛及红、白痢疾。

大　枣

大枣250克，生姜60克，切片，加水1000毫升炖熟，于每顿饭后吃枣10枚，姜两片，兼服此汤。大枣有健脾胃补血的作用；生姜有温中健胃、解毒止呕等功效。此方用于寒湿性泻痢、伤食腹痛、腹冷下坠、大便稀薄等。

以上诸方，方便易行，可根据不同情况选用。

产后宜多吃鲫鱼

民间传说产妇吃鲫鱼"能去余血"。所谓"余血"，主要是指恶露。

产后经阴道流出的液体叫恶露，其中含有血液、黏液、坏死蜕膜组织、白细胞及细菌等。按其性质可分为血性恶露、浆液性恶露、白色恶露，这种恶露可持续数周之久。

恶露的排出与子宫的收缩力关系密切，当子宫收缩时，肌纤维缩短，挤压血管，将子宫剥离面的毛细血管断端余血挤压出去，排入宫腔内；子宫收缩进又将残留的黏液，排出体外。若子宫收缩不良，则剥离面断端的血管开放以至宫腔积血，恶露增多，时间延长。凡是有丰富营养的饮食，都能提高子宫的收缩力，帮助去"余血"。鱼类有丰富的蛋白质，当然能促进子宫收缩，而鱼中主要是鲫鱼更能促进子宫收缩，去"余血"。据中医研究，鲫鱼性平味甘，有利于小便解毒的功效，能治水肿胀满、肝硬化腹水、妇女血崩、产后无乳等病。《食疗本草》也记载："鲫鱼鳞烧，烟绝，研细，用酒送服，破产妇滞血。"也就是说可治疗妇女产后淤血留滞子宫的病变。这些记载说明，鲫鱼确实有帮助子宫收缩的功能。此外，鲫鱼还有生乳汁的作用。所以，产后适当多吃些鲫鱼是有道理的。

第二章

产褥期饮食之忌

分娩结束后，产后机体在解剖上和生理上由妊娠期间的变化恢复到孕前状态这一段时间称为产后又称产褥期，一般为6周时间。由于产后容易出汗、会阴部伤口易感染等，因此产后最容易受病，产后饮食调摄尤其重要，除大量摄取营养外，还应注意禁忌食物。

产后忌滋补过量

产妇在分娩后适当进行营养滋补是必要的，有益身体的恢复，同时还可以有充足的奶水来哺乳婴儿。然而，有的产妇滋补过量，常常是顿顿鸡鸭鱼肉，鸡蛋成筐，水果成箱。其实这种大补特补的做法是有害无益的，不但浪费了钱财，还损害了产妇的身体健康。因为：①产后胃肠道功能恢复需要一段时间。在胃肠道尚未恢复的过程中，胃肠道肌张力低，蠕动减慢，消化能力减弱。这时如果滋补过量，进食过多油腻、不消化的食物，加重消化系统负担，将引起消化不良。②产妇滋补过量易导致肥胖。产妇本来就活动少，再吃得过多过好，身体过胖，会使体内糖类和脂类代谢失调，引发各种疾病，如冠心病、糖尿病，对产妇以后的健康非常不利。③产妇营养太丰富，必然会使奶水中脂肪的含量大为增加，如果婴儿胃肠能够吸收，也易造成婴儿肥胖，并易患扁平足一类的疾病；若婴儿胃肠消化能力差，不能充分吸收，则会出现脂肪泻，长期的慢性腹泻，会造成婴儿的营养不良，发生各种营养缺乏症。

>> 专家指南

产妇每天需要的热量约为12 000千焦，其中应包括蛋白质100～200克，钙质2克，铁15毫克。如果孕妇每日能吃主食500克，肉类或鱼类150～200克，鸡蛋3～6个，豆制品100克，豆浆或牛奶250～500克，新鲜蔬菜500克，每顿饭后吃水果1个（苹果、橘子、香蕉都可以），基本上就可满足哺乳期的营养需要。

产后忌吃过多的鸡蛋

有的产妇为了加强营养，分娩后和坐月子期间，常以多吃鸡蛋来滋补身体的亏损，甚至把鸡蛋当成主食来吃。鸡蛋并非吃得越多越好，吃鸡蛋过多是有害的。医学研究表明，分娩后数小时内，最好不要吃鸡蛋。因为在分娩过程中，体力消耗大，出汗多，体液不足，消化能力也随之下降。若分娩后立即吃鸡蛋，会难以消化，增加胃肠负担。分娩后数小时内，应吃半流质或流质饮食为宜。在整个产褥期间，根据孕、产妇营养标准规定，每天需要蛋白质 100 克左右，因此，每天吃鸡蛋 3～4 个就足够了。研究还表明，一个产妇或普通人，每天吃十几个鸡蛋与每天吃 3 个鸡蛋，身体所吸收的营养是一样的，吃多了，增加肠胃负担，甚至容易引起胃病。同样道理，油炸食物也较难消化，产妇也不应多吃，因为，油炸食物的营养在油炸过程中已经损失很多，比面食及其他食物营养成分要差，多吃并不能给产妇增加营养，倒是增加了肠胃负担。

产妇忌吃辛辣、生冷的食物

产妇在产后 1 个月内饮食以清淡易于消化为主，食物品种应多样化。如果产后饮食护理得当，产妇身体的康复是很快的。但在月子里，产妇一定要忌食辛辣温燥和过于生冷的食物。辛辣温燥之食，可助内热，而使产妇上火，引起口舌生疮，大便秘结，或痔疮发作。母体内热，可通过乳汁影响到婴儿内热加重。所以，产妇在 1 个月内应禁食韭菜、大蒜、辣椒、胡椒、茴香、酒等。生冷、坚硬食物易损伤脾胃，影响消化功能，生冷之物还易致淤血滞留，可引起产后腹痛、产后恶露不绝等，如吃坚硬之物，还易使牙齿松动疼痛。

>> **准妈妈必知**

产妇在生产时用来增强体力的巧克力，到了产后就不再适合大量食用了。因为产妇在产后需要给新生儿喂奶，如果过多食用巧克力，巧克力中所含的可可碱会进入母乳，并通过哺乳进入婴儿体内，损害婴儿的神经系统和心脏，并使婴儿肌肉松弛，排尿量增加，导致消化不良、睡眠不稳、哭闹不停等。另外，常吃巧克力会影响产妇的食欲，造成身体所需的营养供给不足，不仅影响产妇的身体康复，还会影响婴儿的生长发育。因此，产后不宜多吃巧克力。

产后忌急于服用人参

许多产妇都认为，分娩后身体虚弱，服些有大补作用的人参准会有好处，殊不知这样有时却适得其反。

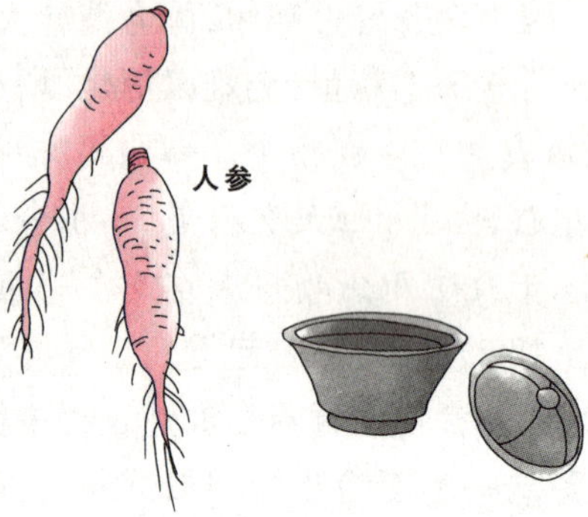

一是人参中含有能作用于中枢神经系统和心脏、血管的一种成分——人参皂苷，食用后，能产生兴奋作用，往往导致产妇出现失眠、烦躁、心神不宁等一系列症状，使产妇不能很好地休息，反而影响了产后的恢复。

二是中医认为，“气行则血行，气足则血畅”。人参是一种大补元气的药物，服用过多，可加速血液循环，这对于刚刚分娩的妇女不利。在分娩的过程中，内外生殖器的血管多有损伤，若服用人参，不仅妨碍受损血管的自行愈合，而且还会加重出血。

通常来讲，高血压或患妊娠高血压综合征的产妇不能服用人参，因为这会进一步加重高血压的病情；而有高血脂、动脉硬化的产妇，在服用人参后会使食欲亢进，出现体重增加、身体困顿、反应迟钝、头重脚轻等不良感觉；舌苔黄厚的产妇，服用人参会使人体气机留滞加重，引起食欲不振、腹部胀满、便秘等问题，因此，这类产妇都不适合吃人参。此外，发热的产妇也应注意，最好先查明发热的病因，对症治疗，盲目进补只会火上浇油。

一般在产后 2 ~3 周，产伤已经愈合，恶露明显减少，这时产妇才可服用人参。一般认为，产后 2 个月，如有气虚症状，可每天服食人参 3 ~5 克，连服 1 个月即可。用前最好能请医生辨别产妇的体质，多用温和的参类，少用红参这类太强的补药。

产后忌多喝茶

多进汤汁固然可增加乳汁分泌，但产妇不宜喝太多茶，因为茶叶中含有的鞣酸会影响肠道对铁的吸收，容易引起产后贫血，进而影响乳腺的血液循环，抑制乳汁的分泌，造成奶水分泌不足。而且，茶水中还含有咖啡因，产妇饮用茶水后不仅难以入睡，影响体力恢复，咖啡因还可通过乳汁进入婴儿的身体内，间接影响婴儿，常可导致婴儿发生肠痉挛或无故啼哭，对婴儿的身体健康不利。

产后忌多吃红糖

中医认为，红糖有益气补中、健脾暖胃、化食解痛之功，又有活血化淤之效。红糖营养丰富，释放能量快，营养吸收利用率高，具有温补性质。产妇在分娩时，由于精力和体力消耗非常大，加之失血，产后还要哺乳，因此需要大量快速补充铁、钙、锰、锌等微量元素和蛋白质。据研究测定，300 克红糖含有钙质 450 毫克、铁质 20 毫克及一些微量元素等。红糖水非常适合产后第一餐食用，不仅能活血化淤，还能补血，还可以促进子宫收缩，排出产后宫腔内淤血，促使子宫早日复原，并促进产后恶露排出，同时还可以通过乳汁供给新生儿丰富的养料。

但是，产妇切不可因红糖有如此多的益处，就一味多吃，误认为吃得越多越好。因为目前多数初产妇子宫收缩一般都较好，恶露的颜色和量一般都比较正常，如果食用红糖时间过长，会使恶露增多，导致慢性失血性贫血，影响子宫恢复以及产妇的身体健康。

过多饮用红糖水，还会损坏牙齿；红糖性温，如果产妇在夏季过多喝了红糖水，必定加速出汗，使身体更加虚弱，甚至中暑。

喝红糖水时应煮开后饮用，不要用开水一冲即用，因为红糖在贮藏、运输等过程中，容易滋生细菌，易引发疾病。因此，产妇食用红糖最好控制在 10 ~ 12 天之内，以后则应多吃各种营养丰富的食物。

产后忌吸烟喝酒

有的妇女在妊娠期能停止吸烟、喝酒，怕吸烟给胎儿带来损害，可是分娩后则又恢复吸烟、喝酒，以为婴儿已经生下来，吸烟、喝酒不会伤害孩子了，这种想法是不对的。

烟酒都是刺激性很强的东西。吸烟可使乳汁减少，烟中的尼古丁等多种有毒物质还会浸入乳汁中。婴儿吃了这样的乳汁，生长发育会受到影响，而且吸烟时呼出的烟雾、气体也会直接危害婴儿的健康。酒中含有酒精，酒精可进入乳汁。大量饮酒可引起婴儿沉睡、深呼吸、触觉迟钝、多汗等，有损婴儿健康。所以，为了孩子的健康，产妇不要吸烟、饮酒。

产后忌吃炖老母鸡

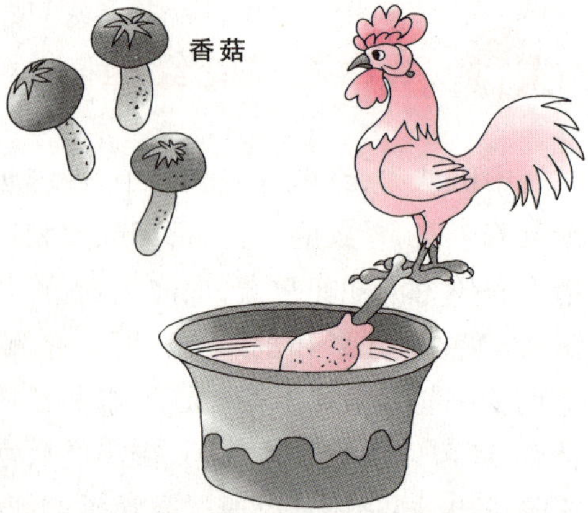

很多产妇产后尽管营养很好，但奶水不足，达不到用母乳喂养婴儿的要求。产后奶水不足的原因很多，其中一个重要方面是产后吃了炖老母鸡。

产妇在分娩中，当胎儿和胎盘脱离母体后，血液中雌激素和孕激素的浓度，会随胎盘的脱出而大幅度降低。此时，催乳素开始发挥泌乳作用，促进乳汁的生成和分泌。但是产妇产后食炖老母鸡，由于母鸡的卵巢和蛋衣中含有一定量的雌激素，会使产妇血液中的雌激素水平再度上升，抑制催乳素发挥泌乳作用，造成产妇乳汁不足甚至无奶。

那么该如何吃鸡呢？由于雄激素具有对抗雌激素的作用，公鸡睾丸中含有少量的雄激素。因此，产妇产后若吃一只清炖的大公鸡，就能促进乳汁分泌增多。而且，公鸡的脂肪较少，产妇吃了不容易发胖，有助于哺乳期保持较好的身材，也不容易引起婴儿发生腹泻。但如发现乳头不通，即乳房发胀而无奶时，切勿吃公鸡发奶，否则会引起乳腺炎。

产后忌多吃香菇

香菇有很高的营养价值，含丰富的蛋白质、钙、铁、维生素、氨基酸，是高血压、肾炎、糖尿病患者的首选食疗佳品。常吃香菇，有益于身体健康。

中医认为，产妇不宜多吃香菇。这是因为香菇味甘、性寒，多吃会影响生殖器官的恢复，不利于产妇的康复。再者，香菇中含有一种叫甲壳质的物质，易引起腹泻，从而影响营养物质的消化吸收，不利于产后身体恢复，还会影响母乳质量，对婴儿的生长发育不利。因此，产妇不宜多吃香菇。

产后忌多吃苦瓜

苦瓜也叫凉瓜，有股特别的甘凉苦味。苦瓜可素可荤，可生吃，也可熟食。

苦瓜含有丰富的维生素B、维生素C、钙、铁等，具有清热解毒之功效，但产妇不宜多吃。因为苦瓜熟食性温，多吃可助内火，对产妇、婴儿不利；生食性寒，可引起胃肠不适，严重的导致腹泻，还会影响产妇生殖器官的修复。

产后忌喝麦乳精

有的产妇为了补充营养，就在产后大量饮用麦乳精，一些亲友去看产妇，也会带麦乳精去，希望产妇吃了有利于健康。其实，产妇在哺乳期间常喝麦乳精是不科学的。

麦乳精的主要成分是麦芽糖、乳制品和糖精，其中麦芽糖多由麦芽中提取而得。而麦芽可以抑制乳腺分泌乳汁，中医历来把麦芽作为“回乳”的主要用药，产妇常喝麦乳精会使乳腺分泌的乳汁量明显减少，这对婴儿的健康发育十分不利。另外，麦乳精含蛋白质很低，只有5%～7%，但却含有大量的蔗糖和麦芽糖，产生的热量高，而营养价值还没有大米粥高。

所以，产妇在哺乳期间不宜常饮麦乳精，熟麦芽加工制成的食品也应尽量少吃或不吃。

>> 专家指南

韭菜中含有丰富的胡萝卜素、维生素B、维生素C，有杀菌的功效。但是产妇却不宜多吃韭菜。这是因为：韭菜属于辛辣之物，多吃可动火、耗血，引起内热、口舌生疮；韭菜中含有大量的草酸，影响钙的吸收，不利于产妇康复；韭菜中还含有大量的硝酸盐，炒熟后存放时间一长，硝酸盐则可转化为亚硝酸盐，人吃了会中毒，出现头晕、恶心、呕吐、腹泻等症状；另外中医认为，韭菜还具有回奶的作用。因此，产妇不宜多吃韭菜。

第三章

产褥期饮食营养食谱

产褥期营养主要是补偿妊娠和分娩时的消耗，促进母体组织修复和件内各器官尽快恢复到非妊娠状态，改善肌体营养状况，提高肌体抗病能力，预防产褥期各种并发症，提高乳汁分泌的营养素。

糖醋卷心菜

【原料】

卷心菜250克。

植物油15克，白糖20克，醋、酱油各10克，精盐3克，花椒5粒。

【做法】

(1)卷心菜洗干净，切成小块。

(2)炒锅上火，放入植物油烧热，下花椒炸出香味，倒入卷心菜，煸炒至半熟，加酱油、白糖、醋、精盐，急炒几下，盛入盘内即成。

孕妇在分娩过程中消耗大量热量，这必须由产褥期的膳食予以补充。此外，产褥期妇女各组织器官的修复和退行性变化及乳汁分泌也需要热量。因而产妇比非妊娠妇女对热量的需求量高，必须由膳食供给。

孕妇分娩出婴儿，流出羊水，娩出胎盘后，本来就有大量的体液排出，因此，刚分娩完毕，体内水分损失较大。另外，因胎儿和胎盘娩出，可能使产妇出现头昏、眼花、乏力等症状，所以在分娩完毕后，需要补充高热量汤汁和饮料。产妇补充高热量的汤汁和饮料，在整个产褥期都需要，这样才有利于身体恢复和乳汁分泌。

油焖茭白

【原料】

净茭白 300 克。

香油 10 克，精盐 3 克，白糖 10 克，酱油 15 克，植物油 500 克（约耗 50 克）。

【做法】

（1）茭白切成条块。

（2）炒锅上旺火，加入植物油，烧至六成热，下茭白炸约 1 分钟，捞出沥油。

（3）炒锅置火上，放入茭白，加酱油、精盐、白糖、味精和少许清水，再烧 1 ~2 分钟，淋入香油，起锅装盘即成。

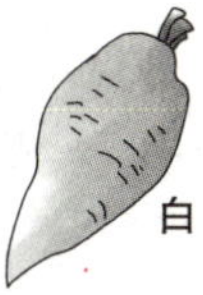
白萝卜

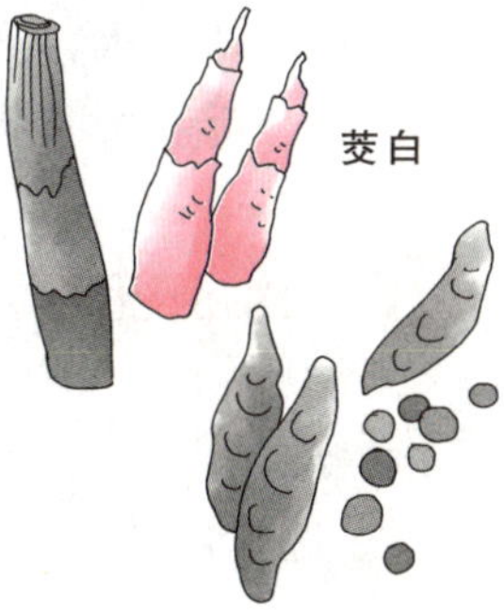
茭白

蜜饯萝卜

【原料】

鲜白萝卜 500 克。

蜂蜜 150 克。

【做法】

（1）白萝卜洗净，削去头、尾，切丁，放入沸水锅内煮沸即捞出，沥干水分，晾晒半日。

（2）将白萝卜丁放入锅内，加入蜂蜜，用小火煮沸、调匀后离火，晾凉装瓶。随意服食，饭后食用，效果尤佳。

>> 营养知识大讲堂

花生果具有很高的营养价值，内含丰富的脂肪和蛋白质。据测定花生果内脂肪含量为 44% ~45%，蛋白质含量为 24 ~36%，含糖量为 20% 左右。并含有硫胺素、核黄素、尼克酸等多种维生素。矿物质含量也很丰富，特别是含有人体必需的氨基酸，有促进脑细胞发育，增强记忆的功能。

鲜蘑炒豌豆

【原料】

鲜口蘑 100 克，鲜嫩豌豆角 200 克。

植物油 15 克，酱油 15 克，精盐 3 克。

【做法】

（1）豌豆去壳，鲜蘑洗净切丁。

（2）炒锅上火，放入植物油烧热，下鲜蘑丁、豌豆煸炒几下，加酱油、精盐，用旺火快炒，炒熟即成。

花生奶酪

【原料】

花生米150克，鲜牛奶250克。

白糖50克，玉米粉适量。

【做法】

（1）花生米用沸水烫后去皮，用温油炸至酥脆，捣成碎末，盛入碗内，用清水少许调成糊状。

（2）锅置火上，倒入牛奶烧开；玉米粉放碗内，加入适量清水，调成稀糊。

（3）另起锅上火，先倒入牛奶，再倒入花生糊，用微火烧开，加白糖，用玉米淀粉勾芡，烧开后盛入汤碗内即成。

荔枝红枣汤

【原料】

荔枝（丹荔）干7只，红枣7只。

红糖适量。

【做法】

荔枝去壳，与红枣一起放入小锅内，加水上火，焖煮成汤，再加红糖稍煮即成，饮汤食果。

猪蹄汤

【原料】

猪蹄、猪排骨、鸡骨架共1500克，白菜适量，海米少许。

精盐、味精、料酒、葱、姜、花椒各少许。

【做法】

（1）猪蹄、猪排骨、鸡骨架用温水洗净，放入锅内，加水烧开，撇去浮沫，放入葱、姜、花椒、料酒，用急火连续煮2～3小时，直至汤汁呈乳白色、浓香扑鼻时捞出骨头。

(2)将浸泡好的海米放入汤锅内,把白菜切成小块,也放入锅内,用旺火翻煮,加精盐、味精,搅匀即成。

火腿冬瓜汤

【原料】

火腿肉 50 克,冬瓜 250 克,火腿皮 100 克,植物油,精盐,味精,葱各适量。

【做法】

(1)冬瓜去皮,去瓤洗净,切成 0.5 厘米厚的片。

(2)炒锅置火上,放油烧热,下葱花炸香,放入火腿皮及适量清水,沸后撇去浮沫,焖煮 30 分钟后下冬瓜片;煮至酥软,加火腿片、精盐,继续煮 3～5 分钟,放味精,盛入汤碗内即成。

羊肉冬瓜汤

【原料】

瘦羊肉 50 克,冬瓜 250 克。

香油 6 克,酱油、精盐各 3 克,味精 2 克,葱、姜各 2.5 克,植物油 15 克。

【做法】

(1)羊肉切成薄片,用酱油、精盐、味精、葱、姜拌好;冬瓜去皮洗净,切成片。

(2)炒锅上火,放入植物油烧热,下冬瓜片略炒;加少量清水,加盖烧开,再放入拌好的羊肉片,煮熟即成。

>> 营养知识大讲堂

羊肉能补虚劳,祛寒冷,温补气血;益肾气,补形衰,开胃健力;补益产妇,通乳治带,助元阳,益精血。还能对肾虚腰疼,阳痿精衰,形瘦怕冷,病后虚寒,产妇产后大虚或腹痛,产后出血,产后无乳或带下有极好的功效。

清炒虾仁

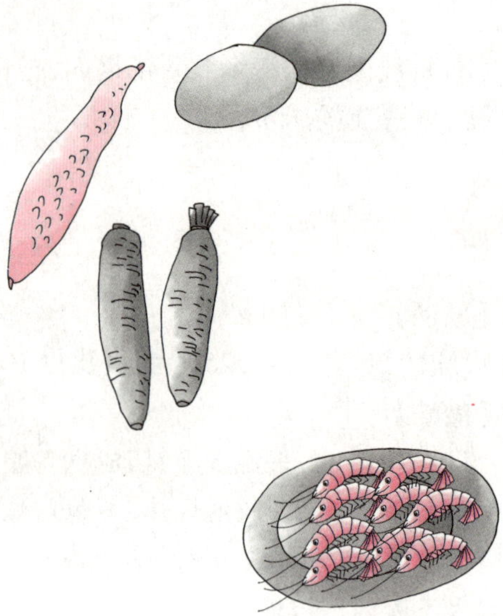

【原料】

青虾仁 400 克，鸡蛋 2 个，黄瓜、胡萝卜、冬笋各 50 克。

香油 25 克，精盐、味精各 3 克，料酒 20 克，醋 2 克，淀粉 10 克，葱、姜各 5 克，花生油 500 克（约耗 50 克）。

【做法】

(1) 虾仁洗净，放入碗内，加精盐、淀粉、鸡蛋清，拌匀上浆。

(2) 黄瓜洗净，从中劈开，去籽；冬笋洗净；胡萝卜去皮洗净；将上述三种原料均切成菱形片，并将胡萝卜片放入沸水锅内稍焯一下。

(3) 炒锅上火，放入花生油，烧至五六成热，下虾仁滑透捞出，再下冬笋、胡萝卜片稍炸捞出。

(4) 炒锅置火上，放香油烧热，下葱、姜末稍炒，倒入虾仁及其他配料、调料，翻炒均匀，盛入盘内即成。

番茄酿肉

【原料】

番茄 200 克，猪肉、绿色蔬菜各 100 克。

植物油 10 克，精盐 5 克，淀粉 20 克，葱花 10 克，姜汁 6 克。

【做法】

(1) 番茄洗净，挖去蒂、籽和心（留下备用）。

(2) 猪肉剁成末，加葱花、姜汁、适量淀粉、精盐和水搅匀成馅，装入番茄内，上笼蒸 10 分钟取出。

(3) 绿叶蔬菜洗净，切成段；锅内放油烧热，下绿叶蔬菜翻炒，加挖出的番茄籽和心，用水淀粉勾芡，盛入盘底铺平，将蒸好的番茄放在上面即成。

海米紫菜蛋汤

【原料】

紫菜、海米、香菜各 10 克，鸡蛋 1 个。

植物油、精盐、葱各少许。

【做法】

（1）海米用开水泡软，鸡蛋磕入碗内搅匀；香菜洗干净，切成小段；葱切成葱花，紫菜撕碎，放入汤碗内。

（2）炒锅上火，放油烧热，下葱花炝锅，加入适量清水和海米，用小火煮片刻，放精盐，淋入鸡蛋液，放香菜，冲入汤碗内即成。

>> 营养知识大讲堂

紫菜，是在海中互生藻类的统称。紫菜属海产红藻，叶状体由包埋于薄层胶质中的一层细胞组成，深褐色、红色或紫色。同时紫菜还可以入药，制成中药，具有化痰软坚、清热利水、补肾养心的功效。

菠菜鱼片汤

【原料】

净鱼肉 100 克，菠菜 50 克，火腿 15 克。

熟猪油 30 克，精盐 3 克，味精 2 克，料酒 3 克，葱、姜各适量。

【做法】

（1）净鱼肉切成 0.5 厘米厚的薄片，加精盐、料酒腌 30 分钟；菠菜洗干净，切成 2.5 厘米长的段；火腿切末；葱切段；姜切片。

（2）炒锅上火，放入熟猪油，烧至五成热，下葱段、姜片爆香；放鱼片略煎，加水煮沸，用小火焖 20 分钟，投入菠菜段，调好味，撒入火腿末，放味精，盛入汤碗内即成。

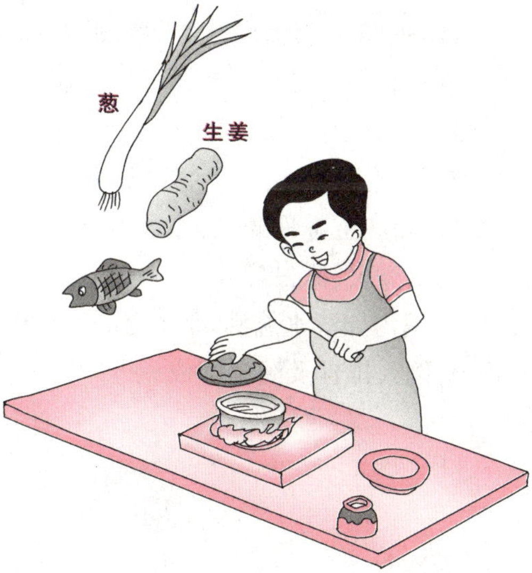

白斩鲤鱼

【原料】

活鲤鱼 500 克。

香油 20 克，酱油 8 克，味精 3 克，料酒 7 克，五香粉 3 克，姜 17 克，鸡汤 50 克。

【做法】

(1)鲤鱼去鳞、鳃、鳍，剖腹去内脏，洗净；姜切丝。

(2)炒锅上火，加水烧沸，把鱼放入；煮熟捞出放鱼盘内。

(3)炒锅置火上，放入香油烧热，下姜丝略煸，烹料酒，加酱油、味精、五香粉、鸡汤。烧开后浇在鱼上即成。

排骨汤面

【原料】

面条 150 克，猪排骨 200 克。

植物油 50 克，精盐 30 克，葱段、姜片、白糖、料酒各 10 克，味精 5 克。

【做法】

(1)排骨洗净，剁成段。

(2)炒锅上火，放入植物油，烧至七成热，下葱段、姜片稍炸，倒入排骨，加料酒、精盐，煸炒至排骨变色，加水 1800 克烧沸，转中火煨至排骨熟透，加白糖、味精调味，端锅离火，拣去葱姜。

(3)锅内加清水烧沸，下面条，待水再烧沸时，点入凉水将面条煮熟，用筷子挑入碗内，倒入排骨及汤汁即成。

牛奶麦片粥

【原料】

牛奶 50 克，麦片 150 克。

白糖适量。

【做法】

(1)干麦片用冷水 450 克泡软。

（2）将泡好的麦片连水放入锅内，置火上烧开，煮两三滚后，加入牛奶，再煮5～6分钟，视麦片酥烂、稀稠适度，盛入碗内，加入白糖，搅匀即成。

>> 营养知识大讲堂

每100克麦片中，所含热量最好在1400千焦上下浮动，碳水化合物含量应控制在65%～70%左右，可溶性膳食纤维在6克左右为佳（一些经过精细加工的麦片，膳食纤维含量往往在4克以下），蛋白质含量则应在10%左右。这样的燕麦片营养损失小，也更均衡。另外，补钙时不要同时食用菠菜、苋菜或竹笋等富含草酸的食品，以免会产生同样的负面影响。如果不怕难吃，嚼服钙片要比吞服效果好，口腔中的唾液可以帮助溶解和分解钙片。

绿豆银耳粥

【原料】

粳米200克，绿豆100克，银耳30克。

白糖、山楂糕各适量。

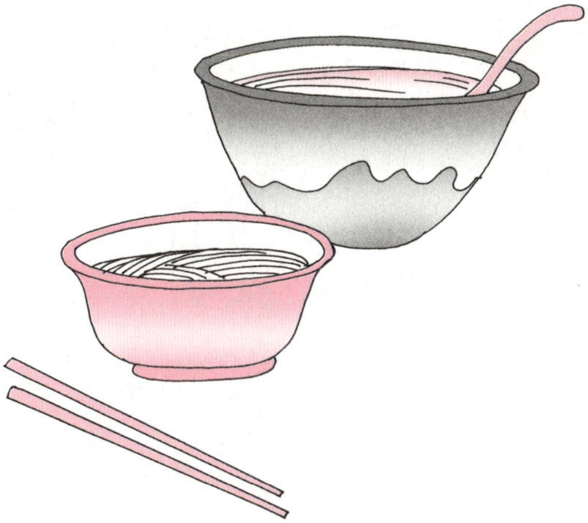

【做法】

（1）绿豆用清水泡4小时，银耳用凉水泡2小时，摘去硬蒂，掰成小瓣；山楂糕切成小丁。

（2）粳米淘洗干净，放入锅内，加适量清水，倒入绿豆、银耳，用旺火煮沸后，转微火煮至豆、米开花，汤水黏稠。

（3）食用时将粥盛入碗内，加白糖、山楂糕丁即成。

挂面卧鸡蛋

【原料】

细挂面 100 克，鸡蛋 2 个，羊肉丝、菠菜叶各 50 克。

香油 10 克，酱油 5 克，精盐 2 克，味精 1 克，葱丝 3 克，姜丝 2 克。

【做法】

(1)羊肉丝放碗内，加酱油、精盐、味精、葱丝、姜丝、香油拌匀。

(2)锅置火上，放水烧开，下挂面后，磕入鸡蛋，待鸡蛋煮熟、挂面断生，倒入拌好的羊肉丝搅匀，再放入菠菜叶，稍煮即成。